# 영상 해부 매뉴얼

Gokan Takehiko

김낙상 · 김함겸 · 마상철
박철수 · 성열훈 · 임재동
장영일 · 조광호 옮김



RADIOLOGY

신흥메드싸이언스

# 영상 해부 매뉴얼

발 행 2014년 4월 10일
지은이 Takehiko Gokan
옮긴이 김낙상, 김함겸, 마상철, 박철수,
성열훈, 임재동, 장영일, 조광호
발행인 홍성혁
발행처 신흥메드싸이언스
편 집 임여주
디자인 이서희
주 소 서울시 영등포구 양평동 3가 15-1번지
월드메르디앙비즈센터 501호
등록번호 제318-2007-000077호
전 화 02-2165-8670
팩 스 02-2165-8675
홈페이지 www.shmed.co.kr
ISBN 978-89-6498-039-2
정 가 38,000원

# 서 문

영상진단의 첫 출발점은 정상적인 영상 해부를 이해하는 것이다. 초보자에게 있어서 CT · MRI 등의 영상과 인체의 내부 구조를 머릿속에서 융합시킨다는 것은 쉽지 않다. 이것을 마스터하기 위해서는 평상시에 영상 해부 교과서를 옆에 두고 불확실한 점을 확인하며 이해하는 과정을 반복하여 수행할 필요가 있다.
본서는 영상해부를 한 권의 책으로 정리하여 의학, 치의학, 약학, 보건의료학 등의 의료계 전체의 학생, 연수의, 간호사, 방사선 기사 등 기본적인 영상 해부를 배우려고 하는 분들에게 유용하게 쓰이도록 편집한 것이다. 실제로 편집을 진행하는 동안에 각 진료과 의사나 방사선과 전문의 등, 이미 영상진단을 시행하고 계신 분들의 일상진료에서도 충분히 활용할 수 있는 내용으로 완성되었다고 생각하고 있다.
본 서적의 특징으로는 이하의 6항목을 들 수 있다.

1. 포켓 사이즈이기 때문에 휴대하기가 편리하다.
2. 머리에서 발끝까지 전신 영상 해부를 망라하였다.
3. CT · MRI의 단층영상이 주되지만, 그 외의 기본적 영상 검사(단순 X선, 소화관 조영, 혈관 조영 등)도 게재하였다.
4. 펼쳤을 때 두 페이지로 구성되어, 왼쪽 페이지에는 영상을, 오른쪽 페이지에는 색을 입힌 영상을 비교하여 이해하기 쉬운 레이아웃으로 구성되었다.
5. 왼쪽 페이지에 독영을 시행하기 위한 기본 영상 해부 체크 포인트나 병변의 영상소견을 기재
6. 오른쪽 페이지에는 왼쪽에 기재한 해설보다 추가 되어야 할 중요한 해부, 병변, 영상 소견 등을 해설

본 서적은 영상 해부의 이해를 필요로 하는 교실이나 병원 등에서 활용되어 여러분에게 유용하게 사용될 수 있기를 바란다.

2012년 2월
쇼와대학 의학부 방사선의학교실 주임교수
Takehiko Gokan

# 목 차

# 일러두기

- 본 서적은 인체를 크게 13부분으로 나누어 그것을 또 양상별로 분류하고, 필요한 위치의 단면을 기재하여 전체 229 항목으로 구성하였다.
- CT, MRI의 단층영상이 많지만, 단순 X선 영상, 소화관 조영, 혈관 조영 등의 기본적인 영상검사도 기재하고 있다.
- 하나의 항목마다 양쪽 두 페이지에 기재하도록 통일하였고, 지면 또한 전항목이 거의 같은 위치에 오도록 기재하였다.

본 페이지의 영상이 어느 위치의 단면인가를 나타내고 있다.

독영을 위해 필요한 영상 해부 체크 포인트, 병변 영상과의 감별점에 대해서 기재하였다.

영상 하나의 크기를 가능한 크게 나타내었다.

## 복부 CT 수평단면상 8

**독영의 요점**

- CT 영상에서는 저농도 중에 물, 지방, 공기는 최저한으로 구별할 필요가 있다.
- 수농도의 대표는 담즙, 뇨, 소화관액, 척수액이다. 이들의 액체에는 조영제나 결석 등이 혼입되어 있지 않은 경우에 이들을 수농도의 기준으로 할 수 있다.
- 이 영상에서는 담낭과 위내의 액체가 거의 같은 저농도인 것을 알 수 있다.
- 지방의 대표는 피하지방, 공기의 대표는 폐, 소화관 가스이다.

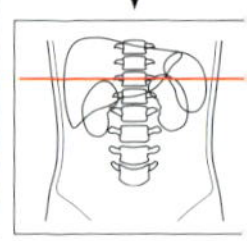

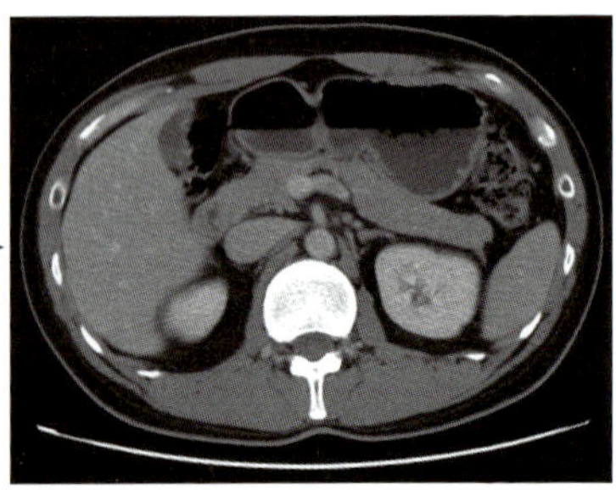

244

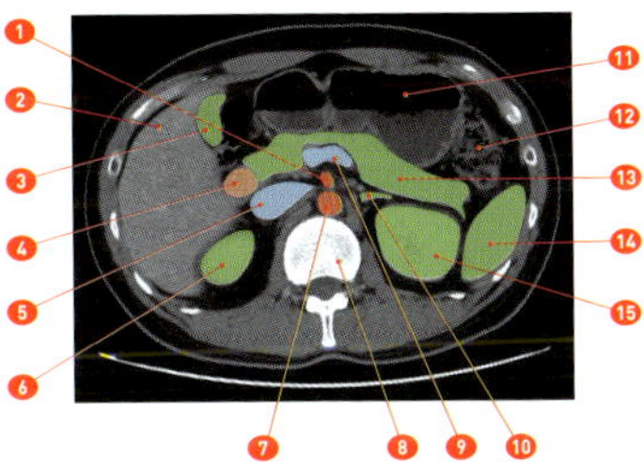

복부

왼쪽 페이지의 영상과 동일한 영상에 알아두어야 할 부위와 번호에 색을 다르게 표시하여 기재하였다.

1. 상장간막동맥 superior mesenteric artery
2. 간장 liver
3. 담낭 gallbladder
4. 십이지장 duodenum
5. 하대정맥 inferior vena cava
6. 우신장 right kidney
7. 복부대동맥 abdominal aorta
8. 요추 lumbar vertebra
9. 비동맥 splenic vein
10. 좌부신 left adrenal gland
11. 위 stomach
12. 좌결장곡 left colic flexure
13. 췌장 pancreas
14. 비장 spleen
15. 좌신장 left kidney

상기 번호 순으로 알아두어야 할 부위명을 한·영 순으로 표기하였다.

**급성 췌염**

췌체미부의 거의 중앙을 주췌관이 가로지르고 있으며, 췌관경 3mm 이상을 주췌관의 확장으로 정의한다. 급성췌염의 영상 진단에 대해서는 췌종대, 췌실질의 변화, 췌장 주위의 염증 파급이 진단의 포인트가 된다. 염증이 문막에서 장관으로 마비성 장폐색에 의한 국한성 가스, 저류가 보이는 경우가 있다(복부 단순 사진에서는 sentinel loop sign이나 colon cut off sign 등으로 보인다).

중요한 해부, 병변, 영상 소견에 대해서 설명을 추가하였다.

245

# 용어 정리 Terminology

| 영문 | 신용어 | 구용어 |
|---|---|---|
| **A** | | |
| abductor digiti minimi muscle | 새끼벌림근 | 소지외전근 |
| abductor hallucis muscle | 엄지벌림근 | 무지외전근 |
| abductor pollicis longus muscle | 긴엄지벌림근 | 장무지외전근 |
| acetabular labrum | 관절테두리 | 관절순 |
| acetabular roof | 볼기뼈절구 | 관골구개 |
| acromion | 어깨뼈봉우리 | 견봉 |
| adductor brevis muscle | 짧은모음근 | 단내전근 |
| adductor longus muscle | 긴모음근 | 장내전근 |
| adductor magnus muscle | 큰모음근 | 대내전근 |
| adductor muscles | 모음근군 | 내전근군 |
| adductor pollicis muscle | 엄지모음근 | 무지내전근 |
| ambient cistern | 중간뇌주위수조 | 우회조 |
| anatomical neck of the humerus | 해부목 | 해부경 |
| anterior arch of atlas | 고리뼈앞고리 | 환추(제1경추)전궁 |
| anterior cerebral artery | 앞대뇌동맥 | 전대뇌동맥 |
| anterior chamber | 앞방 | 전안방 |
| anterior choroidal artery | 앞맥락동맥 | 전맥락총동맥 |
| anterior clinoid process | 앞침대돌기 | 전상돌기 |
| anterior communicating artery | 앞교통동맥 | 전교통동맥 |
| anterior cruciate ligament | 앞십자인대 | 전십자인대 |
| anterior ethmoid sinus | 앞벌집동맥 | 전사골동 |
| anterior inferior cerebellar artery | 앞아래소뇌동맥 | 전하소뇌동맥 |
| anterior longitudinal ligament | 앞세로인대 | 전종인대 |
| anterior longitudinal ligament | 앞세로인대 | 전횡인대 |
| anterior temporal artery | 앞관자엽동맥 | 전측두동맥 |
| anterior tibial artery | 앞정강근동맥 | 전경골동맥 |
| antrum of stomach | 안뜰부위 | 전정부 |
| aortic arch | 대동맥활 | 대동맥궁 |
| aortic bulb | 대동맥팽대 | 대동맥구 |
| apophysis | 뼈돌기 | 골돌기 |
| areola | 젖꽃판 | 유륜 |

| 영문 | 신용어 | 구용어 |
|---|---|---|
| arterial cone | 동맥원뿔 | 동맥원추 |
| artery of angular gyrus | 각이랑동맥 | 각회동맥 |
| artery of lateral geniculate body | 가쪽무릎체동맥 | 외측슬상체동맥 |
| aryepiglottic fold | 모뿔덮개주름 | 피열후두개주름 |
| ascending aorta | 오름대동맥 | 상행대동맥 |
| ascending colon | 오름주름창자 | 상행결장 |
| ascending pharyngeal artery | 오름인두동맥 | 상행인두동맥 |
| atlanto-axial joint | 고리중쇠관절 | 환축관절 |
| atlas | 고리뼈 | 환추(제1경추) |
| atrioventricular nodal branch | 방실결절가지 | 방실결절지 |
| axis | 중쇠뼈 | 축추 |
| azygos vein | 홀정맥 | 기정맥 |

## B

| 영문 | 신용어 | 구용어 |
|---|---|---|
| basal cistern | 뇌바닥수조 | 뇌저조 |
| basilar artery | 뇌바닥동맥 | 뇌저동맥 |
| basilar artery top | 뇌바닥동맥 꼭대기부분 | 뇌저동맥정부 |
| basivertebral vein | 바위정맥 | 추체정맥 |
| biceps brachii muscle | 위팔두갈래근 | 상완이두근 |
| biceps femoris muscle | 넙다리두갈래근 | 대퇴이두근 |
| bile duct | 쓸개관 | 담관 |
| body of sternum | 복장뼈몸통 | 흉골체 |
| brachial artery | 위팔동맥 | 상완동맥 |
| brachial artery and vein | 위팔동정맥 | 상완동정맥 |
| brachial vein | 위팔정맥 | 상완정맥 |
| brachialis muscle | 위팔근 | 상완근 |
| brachiocephalic trunk | 팔머리동맥 | 완두동맥 |
| brachioradialis muscle | 위팔노근 | 상완요골근 |
| broad ligament | 자궁넓은인대 | 자궁광간막 |

## C

| 영문 | 신용어 | 구용어 |
|---|---|---|
| calcaneofibular ligament | 발꿈치종아리인대 | 종비인대 |
| calcaneus | 발꿈치뼈 | 종골 |
| callosomarginal artery | 뇌들보주변동맥 | 뇌량변연동맥 |
| capitate bone | 알머리뼈 | 유두골 |

| 영문 | 신용어 | 구용어 |
|---|---|---|
| capitulum of humerus | 위팔뼈작은머리 | 상완골소두 |
| caput mandibulae | 턱뼈머리 | 하악두 |
| carina | 기관갈림 | 기관분기부 |
| cauda equina | 말총 | 마미 |
| caudate lobe of liver | 간꼬리엽 | 간미상엽 |
| caudate nucleus | 꼬리핵 | 미상핵 |
| cavernous sinus | 해면정맥동굴 | 해면정맥동 |
| central sulcus | 중심고랑 | 중심구 |
| cephalic vein | 노쪽피부정맥 | 요측피정맥 |
| cerebral aqueduct | 중간뇌수도관 | 중뇌수도 |
| cerebral peduncle | 대뇌다리 | 대뇌각 |
| choroid plexus | 맥락얼기 | 맥락총 |
| cisterna interpeduncularis | 다리사이수조 | 각간조 |
| claustrum | 담장 | 전장 |
| clavicle | 빗장뼈 | 쇄골 |
| clivus | 비스듬틀 | 경사대 |
| coccyx | 꼬리뼈 | 미골 |
| colon | 주름창자 | 결장 |
| common bile duct | 온쓸개관 | 총담관 |
| common carotid artery | 온목동맥 | 총경동맥 |
| common hepatic artery | 온간동맥 | 총간동맥 |
| common hepatic duct | 온간관 | 총간관 |
| common iliac artery | 온엉덩동맥 | 총장골동맥 |
| common iliac artery and vein | 온엉덩동정맥 | 총장골동정맥 |
| common interosseous artery | 온뼈사이동맥 | 총골간동맥 |
| confluence of the sinuses | 정맥동굴합류 | 정맥동교회 |
| conus medullaris | 척수원뿔 | 척수원추 |
| coracobrachialis muscle | 부리위팔근 | 오훼완근 |
| coracoid process | 부리돌기 | 오훼돌기 |
| corona radiata | 부챗살관 | 방선관 |
| corpus callosum | 뇌들보 | 뇌량 |
| cranial bone | 머리뼈 | 두개골 |
| cricoid cartilage | 반지연골 | 윤상연골 |
| cuboid bone | 입방뼈 | 입방골 |

| 영문 | 신용어 | 구용어 |
|---|---|---|

## D

| | | |
|---|---|---|
| deep cervical vein | 깊은목정맥 | 심경정맥 |
| deltoid ligament | 세모인대 | 삼각인대 |
| deltoid muscle | 세모근 | 삼각근 |
| descending aorta | 내림대동맥 | 하행대동맥 |
| descending colon | 내림창자 | 하행결장 |
| descending thoracic aorta | 가슴내림대동맥 | 흉부하행대동맥 |
| diaphragm | 가로막 | 횡격막 |
| diaphragmatic surface | 가로막면 | 횡격막면 |
| digastric muscle | 두힘살근 | 악이복근 |
| distal ileum | 먼쪽돌창자 | 원위회장 |
| distal phalanx | 끝마디뼈 | 말절골 |
| dorsal branch | 등쪽가지 | 배측지 |
| dorsal pancreatic artery | 뒤이자동맥 | 후췌동맥 |
| dorsum sellae | 안장등 | 안배 |

## E

| | | |
|---|---|---|
| epidural | 경질바깥막 | 경막 |
| erector spinae muscle | 척주세움근 | 척주기립근 |
| ethmoid sinus | 벌집뼈동굴 | 사골동 |
| extensor carpi radialis longus · brevis muscle | 긴 · 짧은노쪽손목폄근 | 장 · 단요측수근신근 |
| extensor carpi radialis muscle | 노쪽손목폄근 | 요측수근신근 |
| extensor carpi ulnaris muscle | 자쪽손목폄근 | 척측수근신근 |
| extensor digitorum longus muscle | 긴발가락폄근 | 장지신근 |
| extensor digitorum muscle | 손가락폄근 | 지신근 |
| extensor hallucis longus muscle | 긴엄지폄근 | 장무지신근 |
| external auditory canal | 바깥귀길 | 외이도 |
| external carotid artery | 바깥목동맥 | 외경동맥 |
| external iliac artery | 바깥엉덩동맥 | 외장골동맥 |
| external iliac vein | 바깥엉덩정맥 | 외장골정맥 |
| external jugular vein | 바깥목정맥 | 외경정맥 |

| 영문 | 신용어 | 구용어 |
|---|---|---|
| **F** | | |
| facial artery | 얼굴동맥 | 안면동맥 |
| falx cerebri | 대뇌낫 | 대뇌겸 |
| femoral artery | 넙다리동맥 | 대퇴동맥 |
| femoral artery and vein | 넙다리동정맥 | 대퇴동정맥 |
| femoral nerve | 넙다리신경 | 대퇴신경 |
| femoral vein | 넙다리정맥 | 대퇴정맥 |
| femur | 넙다리뼈 | 대퇴골 |
| fibromuscular stroma | 앞섬유근육조직 | 전섬유근조직 |
| fibula | 종아리뼈 | 비골 |
| first diagonal branch | 첫째대각선가지 | 제1대각지 |
| first metacarpal(base) | 첫째손허리뼈 | 제1중수골(저) |
| first rib | 1번 갈비뼈 | 제1늑골 |
| first sacral vertebra(S1) | 1번 엉치뼈 | 제1천추 |
| flexor carpi ulnaris muscle | 자쪽손목굽힘근 | 척측수근굴근 |
| flexor digitorum brevis muscle | 짧은발가락굽힘근 | 단지굴근 |
| flexor digitorum longus muscle | 긴발가락굽힘근 | 장지굴근 |
| flexor digitorum profundus | 깊은손가락굽힘근 | 심지굴근 |
| flexor digitorum superficialis muscle | 얕은손가락굽힘근 | 천지굴근 |
| flexor hallucis longus muscle | 긴엄지굽힘근 | 장무지굴근 |
| flexor tendons | 굽힘근힘줄군 | 굴근건군 |
| foramen magnum | 큰후두구멍 | 대후두공 |
| fornix | 뇌활 | 뇌궁 |
| fornix of stomach | 위천장 | 위원개 |
| forth ventricle | 넷째뇌실 | 제4뇌실 |
| frontal bone | 이마뼈 | 전두골 |
| frontal bone | 이마뼈 | 전두골 |
| frontal horn of lateral ventricle | 가쪽뇌실앞뿔 | 측뇌실전각 |
| frontal lobe | 이마엽 | 전두엽 |
| frontal sinus | 이마굴 | 전두동 |
| **G** | | |
| gallbladder | 쓸개 | 담낭 |
| gastrocnemius muscle | 장딴지근 | 비복근 |
| gastroduodenal artery | 위샘창자동맥 | 위십이지장동맥 |

| 영문 | 신용어 | 구용어 |
|---|---|---|
| genioglossus muscle | 턱끝혀근 | 이설근 |
| geniohyoid muscle | 턱끝목뿔근 | 이설골근 |
| genu of corpus callosum | 뇌들보무릎부위 | 뇌량슬부 |
| glenoid | 관절오목 | 관절와 |
| globus pallidus | 창백핵 | 담창구 |
| gluteus maximus muscle | 큰볼기근 | 대둔근 |
| gluteus medius muscle | 중간볼기근 | 중둔근 |
| gluteus minimus muscle | 작은볼기근 | 소둔근 |
| gracilis muscle | 두덩정강근 | 박근 |
| great saphenous vein | 큰두렁정맥 | 대복재정맥 |
| greater curvature of stomach | 큰굽이 | 대만 |
| greater trochanter | 큰돌기 | 대전자 |
| greater tubercle | 큰결절 | 대결절 |

## H

| | | |
|---|---|---|
| hamate bone | 갈고리뼈 | 유구골 |
| hard palate | 단단입천장 | 경구개 |
| head of caudate nucleus | 꼬리핵머리 | 미상핵두 |
| head of femur | 넙다리뼈머리 | 대퇴골두 |
| hemiazygos vein | 반홀정맥 | 반기정맥 |
| horizontal fissure | 수평틈새 | 수평열 |
| humeral head | 위팔뼈머리 | 상완골두 |
| humerus | 위팔뼈 | 상완골 |
| hyoid bone | 목뿔뼈 | 설골 |
| hypopharynx | 아래인두 | 하인두 |

## I

| | | |
|---|---|---|
| ileal arteries | 돌창자동맥 | 회장동맥 |
| ileocolic artery | 돌주름창자동맥 | 회결장동맥 |
| iliacus muscle | 엉덩근 | 장골근 |
| iliopsoas muscle | 엉덩허리근 | 장요근 |
| ilium | 엉덩뼈 | 장골 |
| inferior alveolar artery | 아래이틀동맥 | 하치조동맥 |
| inferior articular process | 아래관절돌기 | 하관절돌기 |
| inferior epigastric artery and vein | 아래배벽동정맥 | 하복벽동정맥 |

| 영문 | 신용어 | 구용어 |
|---|---|---|
| inferior horn of lateral ventricle | 가쪽뇌실아래뿔 | 측뇌실하각 |
| inferior marginal plate of L1 | 1번 허리뼈아래모서리의 종판 | 제1요추하연의 종판 |
| inferior mesenteric artery | 아래창자간막동맥 | 하장간막동맥 |
| inferior nasal concha | 아래코선반 | 하비갑개 |
| inferior oblique muscle | 아래빗근 | 하사근 |
| inferior pharyngeal constrictor muscle | 아래인두수축근 | 하인두수축근 |
| inferior rectus muscle | 아래곧은근 | 하직근 |
| inferior right hepatic vein | 아래뒤간정맥 | 후하간정맥 |
| inferior sagittal sinus | 아래시상정맥동굴 | 하시상정맥동 |
| inferior suprarenal artery | 아래부신동맥 | 하부신동맥 |
| inferior tarsus palpebrae | 아래눈꺼풀판 | 하안검판 |
| inferior vena cava | 아래대정맥 | 하대정맥 |
| inferior vertebral endplate | 바위아래모서리종말판 | 추체하연종판 |
| inferior vertebral endplate of L2 | 2번 허리뼈아래모서리 종지 | 제2요추하연종지 |
| inferior vertebral notch | 아래척추뼈패임 | 하추절흔 |
| infraorbital foramen | 눈확아래구멍 | 안와하공 |
| infraspinatus muscle | 가시아래근 | 극하근 |
| intermediate cuneiform bone | 중간쐐기뼈 | 중간설상골 |
| internal acoustic meatus | 속귀길 | 내이도 |
| internal capsule | 속섬유막 | 내포 |
| internal capsule (anterior crus) | 속섬유막(앞다리) | 내포(전각) |
| internal capsule (posterior crus) | 속섬유막(뒤다리) | 내포(후각) |
| internal carotid artery | 속목동맥 | 내경동맥 |
| internal carotid artery top | 속목동맥 꼭대기부분 | 내경동맥정부 |
| internal cerebral vein | 속대뇌정맥 | 내대뇌정맥 |
| internal iliac artery | 속엉덩동맥 | 내장골동맥 |
| internal iliac artery and vein | 속엉덩동정맥 | 내장골동정맥 |
| internal iliac vein | 속엉덩정맥 | 내장골정맥 |
| internal jugular | 속목정맥 | 내경정맥 |
| internal thoracic artery | 속가슴동맥 | 내흉동맥 |
| interosseous muscle | 뼈사이근 | 골간근 |
| interventricular septum | 심실사이막 | 심실중격 |
| intervertebral disk | 척추사이원반 | 추간판 |
| intervertebral disk(annulus fibrosus) | 척추사이원반(섬유고리) | 추간판(섬유륜) |
| intervertebral disk(nucleus pulposus) | 척추사이원반(속질핵) | 추간판(수핵) |

| 영문 | 신용어 | 구용어 |
|---|---|---|
| intervertebral foramen | 척추뼈사이구멍 | 추간공 |
| intervertebral space(disc space) | 추간공간 | 추간강 |
| intestine | 창자 | 장관 |
| ischial spine | 궁둥뼈가시 | 좌골극 |
| ischial tuberosity | 궁둥뼈결절 | 좌골결절 |
| ischium | 궁둥뼈 | 좌골 |

## J - K

| | | |
|---|---|---|
| jejual arteries | 빈창자동맥 | 공장동맥 |
| jugular vein | 목정맥 | 경정맥 |
| kidney | 콩팥 | 신장 |

## L

| | | |
|---|---|---|
| lacrimal gland | 눈물샘 | 누선 |
| lambdoid suture | 시옷봉합 | 람다상봉합 |
| lambdoid suture | 시옷봉합 | 삼각봉합 |
| laryngeal vestibule | 후두안뜰 | 후두전정 |
| lateral atlanto-axial joint | 가쪽고리중쇠관절 | 외측환축관절 |
| lateral collateral ligament | 가쪽곁인대 | 외측측부인대 |
| lateral condyle of femur | 넙다리뼈가쪽관절융기 | 대퇴골외측과 |
| lateral condyle of tibia | 정강뼈가쪽관절융기 | 경골외측과 |
| lateral cuneiform bone | 가쪽쐐기뼈 | 외측실상골 |
| lateral epicondyle | 가쪽위관절융기 | 외측상과 |
| lateral head of gastrocnemius muscle | 장딴지근가쪽머리 | 비복근외측두 |
| lateral intercondylar tubercle | 가쪽융기사이결절 | 외측과간결절 |
| lateral malleolus | 가쪽복사 | 외과 |
| lateral mass of atlas | 고리뼈가쪽덩이 | 환추외측괴 |
| lateral meniscus | 가쪽반달 | 외측반월 |
| lateral pterygoid muscle | 가쪽날개근 | 외측익돌근 |
| lateral rectus muscle | 가쪽곧은근 | 외측직근 |
| lateral sulcus | 가쪽고랑 | 외측구 |
| lateral ventricle | 가쪽뇌실 | 측뇌실 |
| left adrenal gland | 왼부신 | 좌부신 |
| left anterior descending coronary artery | 왼관동맥앞내림가지 | 좌관동맥전하행지 |

| 영문 | 신용어 | 구용어 |
|---|---|---|
| left anterior descending coronary artery | 왼심장동맥앞내림가지 | 좌관상동맥전하행지 |
| left atrium | 왼심방 | 좌심방 |
| left auricle | 왼심방귀 | 좌심이 |
| left border of descending aorta | 내림대동맥왼모서리가지 | 하행대동맥좌연 |
| left brachiocephalic vein | 왼팔머리정맥 | 좌완두정맥 |
| left branch of portal vein | 문맥왼가지 | 문맥좌지 |
| left circumflex coronary artery | 왼심장동맥회돌이가지 | 좌관상동맥회선지 |
| left colic artery | 왼주름창자동맥 | 좌결장동맥 |
| left colic flexure | 왼창자굽이 | 좌결장곡 |
| left common carotid artery | 왼온목동맥 | 좌총경동맥 |
| left common iliac artery | 왼온엉덩동맥 | 좌총장골동맥 |
| left common iliac vein | 왼온엉덩정맥 | 좌총장골정맥 |
| left coronary artery | 왼심장동맥 | 좌관상동맥 |
| left coronary sinus | 왼심장동맥동굴 | 좌관상동맥동 |
| left external iliac artery | 왼외장골동맥 | 좌외장골동맥 |
| left gastric artery | 왼위동맥 | 좌위동맥 |
| left hepatic artery | 왼간동맥 | 좌간동맥 |
| left hepatic duct | 왼간관 | 좌간관 |
| left inferior lobar bronchus | 왼아래엽기관지 | 좌하엽기관지 |
| left inferior pulmonary vein | 아래왼허파정맥 | 좌하폐정맥 |
| left internal iliac artery | 왼속엉덩동맥 | 좌내장골동맥 |
| left internal jugular vein | 왼속목정맥 | 좌내경정맥 |
| left lingual bronchus | 왼혀구역기관지 | 좌설구기관지 |
| left lobe | 왼엽 | 좌엽 |
| left lung | 왼허파 | 좌폐 |
| left main bronchus | 왼기관지 | 좌기관지 |
| left main bronchus | 왼주기관지 | 좌주기관지 |
| left main trunk coronary artery(LMT) | 왼심장동맥주요줄기부위 | 좌관상동맥주간부 |
| left ovary | 왼난소 | 좌난소 |
| left pulmonary artery | 왼허파동맥 | 좌폐동맥 |
| left pulmonary vein | 왼허파정맥 | 좌폐정맥 |
| left renal vein | 왼콩팥정맥 | 좌신정맥 |
| left subclavian artery | 왼빗장밑동맥 | 좌쇄골하동맥 |
| left superior pulmonary vein | 위왼허파정맥 | 좌상폐정맥 |

| 영문 | 신용어 | 구용어 |
|---|---|---|
| left ventricle | 왼심실 | 좌심실 |
| left ventricular anterior wall | 왼심실앞벽쪽 | 좌심실전벽측 |
| left ventricular apex cordis | 왼심실심장끝 | 좌심실심첨부 |
| left ventricular septal wall | 좌실벽사이막 | 좌실벽중격 |
| left ventricular wall | 좌실벽가쪽벽 | 좌실벽측벽 |
| lesser curvature of stomach | 작은굽이 | 소만 |
| lesser trochanter | 작은돌기 | 소전자 |
| lesser wing of sphenoid | 나비뼈작은날개 | 접형골소익 |
| levator ani muscle | 항문올림근 | 항문거근 |
| levator palpebrae superioris | 눈꺼풀올림근 | 상안검거근 |
| levator scapulae muscle | 어깨올림근 | 견갑거근 |
| ligamentum flavum | 황색인대 | 황색인대 |
| lingual artery | 혀동맥 | 설동맥 |
| liver | 간 | 간장 |
| long head | 긴머리 | 장두 |
| longitudial fissure | 대뇌세로틈새 | 대뇌종렬 |
| longitudinal lingual muscle | 혀세로근 | 설종근 |
| longus capitis muscle | 긴머리근 | 두장근 |
| longus colli muscle | 긴목근 | 경장근 |
| longus colli muscle | 척추앞근육(경장근) | 추전근(경장근) |
| lumbar vertebra | 허리뼈 | 요추 |

## M

| 영문 | 신용어 | 구용어 |
|---|---|---|
| main pancreatic duct | 주이자관 | 주췌관 |
| mammary gland | 젖샘 | 유선 |
| mandible | 위턱뼈 | 상악골 |
| mandible | 아래턱뼈 | 하악골 |
| mandibular angle | 턱뼈각 | 하악각 |
| manubrium of sternum | 복장뼈자루 | 흉골병 |
| masseter muscle | 깨물근 | 교근 |
| mastoid air cell | 꼭지벌집 | 유돌봉소 |
| mastoid process | 꼭지돌기 | 유양돌기 |
| maxillary artery | 위턱동맥 | 상악동맥 |
| maxillary artery | 턱동맥 | 악동맥 |
| maxillary sinus | 위턱뼈동굴 | 상악동 |

| 영문 | 신용어 | 구용어 |
|---|---|---|
| maxillary vein | 턱정맥 | 악정맥 |
| medial condyle of femur | 넙다리뼈안쪽관절융기 | 대퇴골내측과 |
| medial condyle of tibia | 정강뼈안쪽관절융기 | 경골내측과 |
| medial cuneiform bone | 안쪽쐐기뼈 | 내측설상골 |
| medial epicondyle | 안쪽위관절융기 | 내측상과 |
| medial head of gastrocnemius muscle | 장딴지근안쪽머리 | 비복근내측두 |
| medial intercondylar tubercle | 안쪽융기사이결절 | 내측과간결절 |
| medial ligament | 안쪽인대 | 내측인대 |
| medial malleolus | 안쪽복사 | 내과 |
| medial meniscus | 안쪽반달 | 내측반월 |
| medial pterygoid muscle | 안쪽날개근 | 내측익돌근 |
| medial rectus muscle | 안쪽곧은근 | 내측직근 |
| median cubital vein | 팔오금중간정맥 | 주정중피정맥 |
| medulla oblongata | 숨뇌 | 연수 |
| metacarpal bone | 손허리뼈 | 중수골 |
| metatarsal bone | 발허리뼈 | 중족골 |
| midbrain | 중간뇌 | 중뇌 |
| middle and inferior cerebellar peduncle | 중간 · 아래소뇌다리 | 중 · 하소뇌각 |
| middle cerebellar peduncle | 중간소뇌다리 | 중소뇌각 |
| middle cerebral artery | 중간대뇌동맥 | 중대뇌동맥 |
| middle cerebral artery inferior trunk | 중간대뇌동맥내림가지 | 중대뇌동맥하행지 |
| middle cerebral artery superior trunk | 중간대뇌동맥오름가지 | 중대뇌동맥상행지 |
| middle colic artery | 중간결장동맥 | 중결장동맥 |
| middle lobar bronchus | 중간엽가지 | 중엽지 |
| middle meningeal artery | 중간뇌막동맥 | 중경막동맥 |
| middle nasal concha | 중간코선반 | 중비갑개 |
| middle phalanx | 중간마디뼈 | 중절골 |
| mitral annulus | 승모판고리 | 승모판륜 |
| mylohyoid muscle | 턱목뿔근 | 악설골근 |

## N

| | | |
|---|---|---|
| nasal cavity | 코안 | 비강 |

| 영문 | 신용어 | 구용어 |
|---|---|---|
| nasal pharynx | 코인두 | 비강인두 |
| nasal septum | 코중격 | 비중격 |
| nasolacrimal duct | 코눈물관 | 비루관 |
| navicular bone | 발배뼈 | 주상골(발) |
| neck of femur | 넙다리뼈목 | 대퇴골경 |
| nervus octavus | 속귀신경 | 내이신경 |
| no coronary sinus | 무심장동맥동굴 | 무관상동맥동 |
| nuchal ligament | 목덜미인대 | 항인대 |

## O

| 영문 | 신용어 | 구용어 |
|---|---|---|
| obturator externus muscle | 바깥폐쇄근 | 외폐쇄근 |
| obturator foramen | 폐쇄구멍 | 폐쇄공 |
| obturator internus muscle | 속폐쇄근 | 내폐쇄근 |
| obtuse marginal branch | 둔한 경계 가지 | 둔연지 |
| occipital artery | 뒤통수동맥 | 후두동맥 |
| occipital bone | 뒤통수뼈 | 후두골 |
| odontoid process of axis | 중쇠뼈(치아돌기) | 축추(치돌기) |
| olecranon | 팔꿈치머리 | 주두 |
| olecranon apophysis | 팔꿈치머리뼈돌기 | 주두골돌기 |
| olecranon fossa | 팔꿈치오목 | 주두와 |
| olfactory sulcus | 뒤구역 | 후구 |
| ophthalmic artery | 눈동맥 | 안동맥 |
| orbicularis oculi muscle | 눈둘레근 | 안륜근 |
| orbit | 눈확 | 안와 |
| orbital septum | 눈확사이막 | 안와격막 |
| oviduct | 자궁관 | 난관 |

## P

| 영문 | 신용어 | 구용어 |
|---|---|---|
| palatine tonsil | 목구멍편도 | 구개편도 |
| palatopharyngeus muscle | 입천장인두근 | 구개인두근 |
| pancreas | 이자 | 췌장 |
| paraspinal line | 옆척추선 | 방척추선 |
| parietal bone | 마루뼈 | 두정골 |
| parietooccipital sulcus | 마루뒤통수고랑 | 두정후두구 |
| parotid gland | 귀밑샘 | 이하선 |

| 영문 | 신용어 | 구용어 |
|---|---|---|
| patella | 무릎뼈 | 슬개골 |
| patellar ligament | 무릎인대 | 슬개인대 |
| pectineus muscle | 두덩근 | 치골근 |
| pectoralis major muscle | 큰가슴근 | 대흉근 |
| pedicile of vertebral arch | 척추뼈고리뿌리 | 추궁근 |
| peroneal artery | 종아리동맥 | 비골동맥 |
| peroneus brevis muscle | 짧은종아리근 | 단비골근 |
| peroneus longus muscle | 긴종아리근 | 장비골근 |
| phalanx prima | 첫마디뼈 | 기절골 |
| pineal body | 솔방울샘 | 송과체 |
| piriform recess | 조롱박오목 | 이상함요 |
| pituitary gland | 뇌하수체 | 하수체 |
| platysma muscle | 넓은목근 | 광경근 |
| pons | 다리뇌 | 교뇌 |
| popliteal artery | 오금동맥 | 슬와동맥 |
| postcentral gyrus | 중심뒤이랑 | 중심후회 |
| postcentral sulcus | 중심뒤고랑 | 중심후구 |
| posterior arch of atlas | 고리뼈뒤고리 | 환추(제1경추)후궁 |
| posterior cerebral artery | 뒤대뇌동맥 | 후대뇌동맥 |
| posterior clinoid process | 뒤침대돌기 | 후상돌기 |
| posterior communicating artery | 뒤교통동맥 | 후교통동맥 |
| posterior cruciate ligament | 뒤십자인대 | 후십자인대 |
| posterior descending branch | 내림뒤가지 | 후하행지 |
| posterior ethmoid sinus | 뒤벌집뼈동굴 | 후사골동 |
| posterior fossa | 뒤머리뼈우묵 | 후두개와 |
| posterior inferior cerebellar artery | 뒤아래소뇌동맥 | 후하소뇌동맥 |
| posterior longitudinal ligament | 뒤세로인대 | 후종인대 |
| posterior tibial artery | 뒤정강동맥 | 후경골동맥 |
| posterolateral artery | 뒤가쪽가지 | 후측벽지 |
| pouch of Douglas | 곧창자자궁오목 | 직장자궁와(더글라스와) |
| precentral gyrus | 중심앞이랑 | 중심전회 |
| precentral sulcus | 중심앞고랑 | 중심전구 |
| promontory of sacrum | 엉치뼈곶 | 천골갑각 |
| pronator teres muscle | 원엎침근 | 원회내근 |
| prostate | 전립샘 | 전립선 |

| 영문 | 신용어 | 구용어 |
|---|---|---|
| psoas major muscle | 큰허리근 | 대요근 |
| pterygopalatine fossa | 날개입천장오목 | 익구개와 |
| pubic tubercle | 두덩뼈결절 | 치골결절 |
| pubis | 두덩뼈 | 치골 |
| pubis symphysis | 두덩결합 | 치골결합 |
| pulmonary trunk | 허파동맥줄기 | 폐동맥간 |
| pulmonary vein | 허파정맥 | 폐정맥 |
| putamen | 조가비핵 | 피각 |

## Q - R

| | | |
|---|---|---|
| quadratus femoris muscle | 넙다리네모근 | 대퇴방형근 |
| quadratus plantae muscle | 발바닥네모근 | 족저방형근 |
| quadriceps tendon | 넙다리네갈래근힘줄 | 대퇴사두근건 |
| quadrigeminal cistern | 사구체수조 | 사구체조 |
| radial artery | 노뼈동맥 | 요골동맥 |
| radial artery and vein | 노뼈동정맥 | 요골동정맥 |
| radial head | 노뼈머리 | 요골두 |
| radial recurrent artery | 노쪽되돌이동맥 | 요측반회동맥 |
| radius | 노뼈 | 요골 |
| ramus of mandible | 턱뼈가지 | 하악지 |
| rectum | 곧창자 | 직장 |
| rectus abdominis muscle | 배곧은근 | 복직근 |
| rectus capitis posterior major muscle | 큰뒤머리곧은근 | 대후두직근 |
| rectus capitis posterior minor muscle | 작은뒤머리곧은근 | 소후두직근 |
| rectus femoris muscle | 넙다리곧은근 | 대퇴직근 |
| renal artery | 콩팥동맥 | 신동맥 |
| renal calyx | 콩팥술잔 | 신배 |
| renal pelvis | 콩팥깔때기 | 신우 |
| retromammary space | 젖샘뒤공간 | 유선후극 |
| retromandibular vein | 아래턱뒤정맥 | 하악후정맥 |
| retropharyngeal space | 인두뒤공간 | 인두후극 |
| rhomboid major muscle | 큰마름근 | 대능형근 |
| rib | 갈비뼈 | 늑골 |

| 영문 | 신용어 | 구용어 |
|---|---|---|
| right adrenal gland | 오른부신 | 우부신 |
| right atrium | 오른심방 | 우심방 |
| right auricle | 오른심방귀 | 우심이 |
| right brachiocephalic vein | 오른팔머리정맥 | 우완두정맥 |
| right colic artery | 오른주름창자동맥 | 우결장동맥 |
| right colic flexure | 오른주름창자굽이 | 우결장곡 |
| right common carotid artery | 오른온목동맥 | 우총경동맥 |
| right common iliac artery | 오른온엉덩동맥 | 우총장골동맥 |
| right common iliac vein | 오른온엉덩정맥 | 우총장골정맥 |
| right coronary artery | 오른심장동맥 | 우관상동맥 |
| right coronary sinus | 오른심장동맥동굴 | 우관상동맥동 |
| right external iliac artery | 오른바깥엉덩동맥 | 우외장골동맥 |
| right external iliac vein | 오른바깥엉덩정맥 | 우외장골정맥 |
| right hepatic artery | 우른간동맥 | 우간동맥 |
| right hepatic duct | 오른간관 | 우간관 |
| right inferior lobar bronchus | 아래오른간 | 우하간 |
| right inferior pulmonary vein | 아래오른허파정맥 | 우하폐정맥 |
| right internal iliac artery | 오른속엉덩동맥 | 우내장골동맥 |
| right internal iliac vein | 오른속엉덩정맥 | 우내장골정맥 |
| right internal jugular vein | 오른속목정맥 | 우내경정맥 |
| right kidney | 오른콩팥 | 우신장 |
| right lobe | 오른엽 | 우엽 |
| right lung | 오른허파 | 우폐 |
| right main bronchus | 오른기관지 | 우기관지 |
| right ovary | 오른난소 | 우난소 |
| right pulmonary artery | 오른허파동맥 | 우폐동맥 |
| right pulmonary vein | 오른허파정맥 | 우폐정맥 |
| right renal vein | 오른콩팥정맥 | 우신정맥 |
| right subclavian artery | 오른빗장밑동맥 | 우쇄골하동맥 |
| right superior lobar bronchus | 오른위엽기관지 | 우상엽기관지 |
| right superior pulmonary vein | 오른위허파정맥 | 우상폐정맥 |
| right superior trunk pulmonary artery | 오른위간허파동맥 | 우상간폐동맥 |
| right ventricle | 오른심실 | 우심실 |

| 영문 | 신용어 | 구용어 |
|---|---|---|
| **S** | | |
| sacral foramen | 엉치뼈구멍 | 천추공 |
| sacroiliac joint | 엉치엉덩관절 | 천장관절 |
| sacrum | 엉치뼈 | 천골 |
| sartorius muscle | 넙다리빗근 | 봉공근 |
| scaphoid bone | 손배뼈 | 주상골(손) |
| scapula | 어깨뼈 | 견갑골 |
| sciatic nerve | 궁둥신경 | 좌골신경 |
| second diagonal branch | 둘째대각선가지 | 제2대각지 |
| second rib | 2번 갈비뼈 | 제2늑골 |
| segmental artery | 구역동맥 | 구동맥 |
| sella turcica | 안장 | 터어키안 |
| semilunar bone | 반달뼈 | 월상골 |
| semimembranosus muscle(tendon) | 반막모양근(힘줄) | 반막모양근(건) |
| semitendinosus muscle(tendon) | 반힘줄모양근(힘줄) | 반건양근(건) |
| septal branch | 중격가지 | 중격지 |
| septum pellucidum | 투명사이막 | 투명중격 |
| shaft of tibia | 정강뼈몸통 | 경골체 |
| short head | 짧은머리 | 단두 |
| sigmoid arteries | 구불주름창자동맥 | S상결장동맥 |
| sigmoid colon | 구불주름창자 | S상결장 |
| sigmoid sinus | 구불정맥동굴 | S상정맥동 |
| soft palate | 물렁입천장 | 연구개 |
| sphenoidal sinus | 나비뼈동굴 | 접형골동 |
| spinous process | 가시돌기 | 극돌기 |
| spinous process of axis | 중쇠뼈(가시돌기) | 축추(극돌기) |
| spinous process of C7 | 7번 목뼈가시돌기 | 제7경추극돌기 |
| spinous process of L1 | 1번 허리뼈가시돌기 | 제1요추극돌기 |
| spleen | 지라 | 비장 |
| splenic artery | 지라동맥 | 비동맥 |
| splenic flexure | 지라굽이 | 비장굴곡 |
| splenic vein | 지라정맥 | 비정맥 |
| splenium of corpus callosum | 뇌들보팽대 | 뇌량팽대 |
| sternocleidomastoid muscle | 목빗근 | 흉쇄유돌근 |
| sternohyoid muscle | 복장목뿔근 | 흉골설골근 |

| 영문 | 신용어 | 구용어 |
|---|---|---|
| sternum | 복장뼈 | 흉골 |
| straight sinus | 곧은정맥동굴 | 직정맥동 |
| styloglossus muscle | 붓혀근 | 경돌설근 |
| subacromial bursa | 어깨아래주머니 | 견봉하활액낭 |
| sublingual gland | 혀밑샘 | 설하선 |
| submandibular gland | 턱밑샘 | 악하선 |
| submental artery | 턱끝밑동맥 | 이하동맥 |
| subscapularis muscle | 어깨밑근 | 견갑하근 |
| subtalar joint | 목말밑관절 | 거골하관절 |
| sulcus cinguli | 띠고랑 | 대상구 |
| superficial temporal artery | 얕은관자동맥 | 천측두동맥 |
| superficial temporal artery frontal branch | 얕은관자동맥이마가지 | 천측두동맥전두지 |
| superficial temporal artery parietal branch | 얕은관자동맥마루가지 | 천측두동맥두정지 |
| superior articular process | 위관절돌기 | 상관절돌기 |
| superior cerebellar artery | 위소뇌동맥 | 상소뇌동맥 |
| superior cerebellar cistern | 위소뇌수조 | 상소뇌조 |
| superior frontal sulcus | 위이마고랑 | 상전두구 |
| superior marginal plate of L1 | 1번 허리뼈위모서리의 종판 | 제1요추상연의 종판 |
| superior mesenteric artery | 위창자간막동맥 | 상장간막동맥 |
| superior mesenteric vein | 위창자간막정맥 | 상장간막정맥 |
| superior oblique muscle | 위빗근 | 상사근 |
| superior ophthalmic vein | 위눈정맥 | 상안정맥 |
| superior rectal artery | 위곧창자동맥 | 상직장동맥 |
| superior rectal artery and vein | 위곧창자동정맥 | 상직장동정맥 |
| superior rectus | 위곧은근 | 상직근 |
| superior sagittal sinus | 위시상정맥동굴 | 상시상정맥동 |
| superior tarsus palpebrae | 위눈꺼풀판 | 상안검판 |
| superior vena cava | 위대정맥 | 상대정맥 |
| superior vertebral endplate | 바위위모서리종말판 | 추체상연종판 |
| superior vertebral endplate of L2 | 2번 허리뼈위모서리 종지 | 제2요추상연종지 |
| superior vertebral notch | 위척추뼈패임 | 상추절흔 |
| supinator muscle | 뒤침근 | 회외근 |
| supraspinatus muscle | 가시위근 | 극상근 |
| supraspinous ligament | 가시끝인대 | 극상인대 |

| 영문 | 신용어 | 구용어 |
|---|---|---|
| **T** | | |
| talocrural joint | 발목관절 | 거퇴관절 |
| talus | 목말뼈 | 거골 |
| temporal lobe | 관자엽 | 측두엽 |
| temporal muscle | 관자근 | 측두근 |
| temporomandibular joint | 턱관절 | 악관절 |
| tendon | 힘줄 | 건 |
| tendon of extensor digitorum longus muscle | 긴발가락폄근힘줄 | 장지신근건 |
| tendon of flexor digitorum longus muscle | 긴발가락굽힘근힘줄 | 장지굴근건 |
| tendon of flexor hallucis longus muscle | 긴엄지굽힘근힘줄 | 장무지굴근건 |
| tendon of tibialis anterior muscle | 앞정강근힘줄 | 전경골근건 |
| tendon of tibialis posterior muscle | 뒤정강근힘줄 | 후경골근건 |
| tensor facsciae latae muscle | 넙다리근막긴장근 | 대퇴근막장근 |
| tensor veli palatini muscle | 입천장긴장근 | 구개범장근 |
| teres major muscle | 큰원근 | 대원근 |
| teres minor muscle | 작은원근 | 소원근 |
| terminal ileum | 돌창자말단 | 회장말단 |
| thenar muscle | 엄지두덩근 | 무지구근 |
| third lumbar vertebra(L3) | 3번 허리뼈 | 제3요추 |
| third ventricle | 셋째뇌실 | 제3뇌실 |
| thoracic spinal cord | 가슴막삼출액 | 흉수 |
| thoracic vertebra | 등뼈 | 흉추 |
| thymus | 가슴샘 | 흉선 |
| thyroid cartilage | 방패연골 | 갑상연골 |
| thyroid gland | 갑상샘 | 갑상선 |
| tibia | 정강뼈 | 경골 |
| tibial collateral ligament | 안쪽곁인대 | 내측측부인대 |
| tibialis anterior muscle | 앞정강근 | 전경골근 |
| tibialis posterior muscle | 뒤정강근 | 후경골근 |
| torus tubarius | 귀인두관융기 | 이관융기 |
| transverse colon | 가로주름창자 | 횡행결장 |
| transverse lingual muscle | 혀가로근 | 설횡근 |

| 영문 | 신용어 | 구용어 |
|---|---|---|
| transverse process | 가로돌기 | 횡돌기 |
| transverse process of atlas | 고리뼈가로돌기 | 환추횡돌기 |
| transverse process of axis | 중쇠뼈(가로돌기) | 축추(횡돌기) |
| transverse process of Th1 | 1번 등뼈가로돌기 | 제1흉추횡돌기 |
| transverse sinus | 가로정맥동굴 | 횡정맥동 |
| trapezium bone | 큰마름뼈 | 대능형골 |
| trapezius muscle | 등세모근 | 승모근 |
| trapezoid bone | 작은마름뼈 | 소능형골 |
| triceps brachii muscle | 위팔세갈래근 | 상완삼두근 |
| trigon of lateral ventricle | 가쪽뇌실세모부분 | 측뇌실삼각부 |
| triquetrum | 세모뼈 | 삼각골 |
| trochlea of humerus | 위팔뼈도르래 | 상완골활차 |
| tuberosity of tibia | 정강뼈거친면 | 경골조면 |

## U

| | | |
|---|---|---|
| ulna | 자뼈 | 척골 |
| ulnar artery | 자동맥 | 척골동맥 |
| ulnar artery and vein | 자동정맥 | 척골동정맥 |
| uterine cavity | 자궁공간 | 자궁강 |
| uterus(endometrium) | 자궁(속막) | 자궁(내막) |
| uterus(endometrium) | 자궁속막 | 자궁내막 |
| uterus(fundus) | 자궁저부 | 자궁저 |
| uterus(myometrium) | 자궁(근육층) | 자궁(근층) |

## V

| | | |
|---|---|---|
| valve of pulmonary trunk | 허파동맥판 | 폐동맥판 |
| vastus intermedius muscle | 중간넓은근 | 중간광근 |
| vastus lateralis muscle | 가쪽넓은근 | 외측광근 |
| vastus medialis muscle | 안쪽넓은근 | 내측광근 |
| ventral branch | 배쪽가지 | 복측지 |
| vermiform appendix | 막창자꼬리 | 충수 |
| vermis cerebelli | 소뇌벌레 | 소뇌충부 |
| vertebrae sacrales | 엉치척추뼈 | 천추 |
| vertebral arch | 척추뼈고리 | 추궁 |
| vertebral artery | 척추동맥 | 추골동맥 |

| 영문 | 신용어 | 구용어 |
|---|---|---|
| vertebral body | 목뼈몸통 | 경추추체 |
| vertebral body | 척추뼈몸통 | 추체 |
| vertebral body of axis | 중쇠뼈몸통 | 축추(제2경추)추체 |
| vertebral body of C3 | 2번 목뼈몸통 | 제2경추추체 |
| vertebral body of C5 | 5번 목뼈몸통 | 제5경추추체 |
| vertebral body of L1 | 1번 허리뼈몸통 | 제1요추추체 |
| vertebral body of L2 | 2번 허리뼈몸통 | 제2요추추체 |
| vertebral body of thoracic vertebra | 등뼈몸통 | 흉추추체 |
| vestibule of larynx | 후두안뜰 | 후두전정 |
| vitreous body | 유리체 | 초자체 |

## X - Z

| | | |
|---|---|---|
| xiphoid process | 칼돌기 | 검상돌기 |
| zygapophysial joint | 돌기사이관절 | 추간관절 |
| zygomatic bone | 볼기뼈 | 관골 |

## 기 타

| | | |
|---|---|---|
| 12th rib | 12번 갈비뼈 | 제12늑골 |

# 영상 해부 매뉴얼

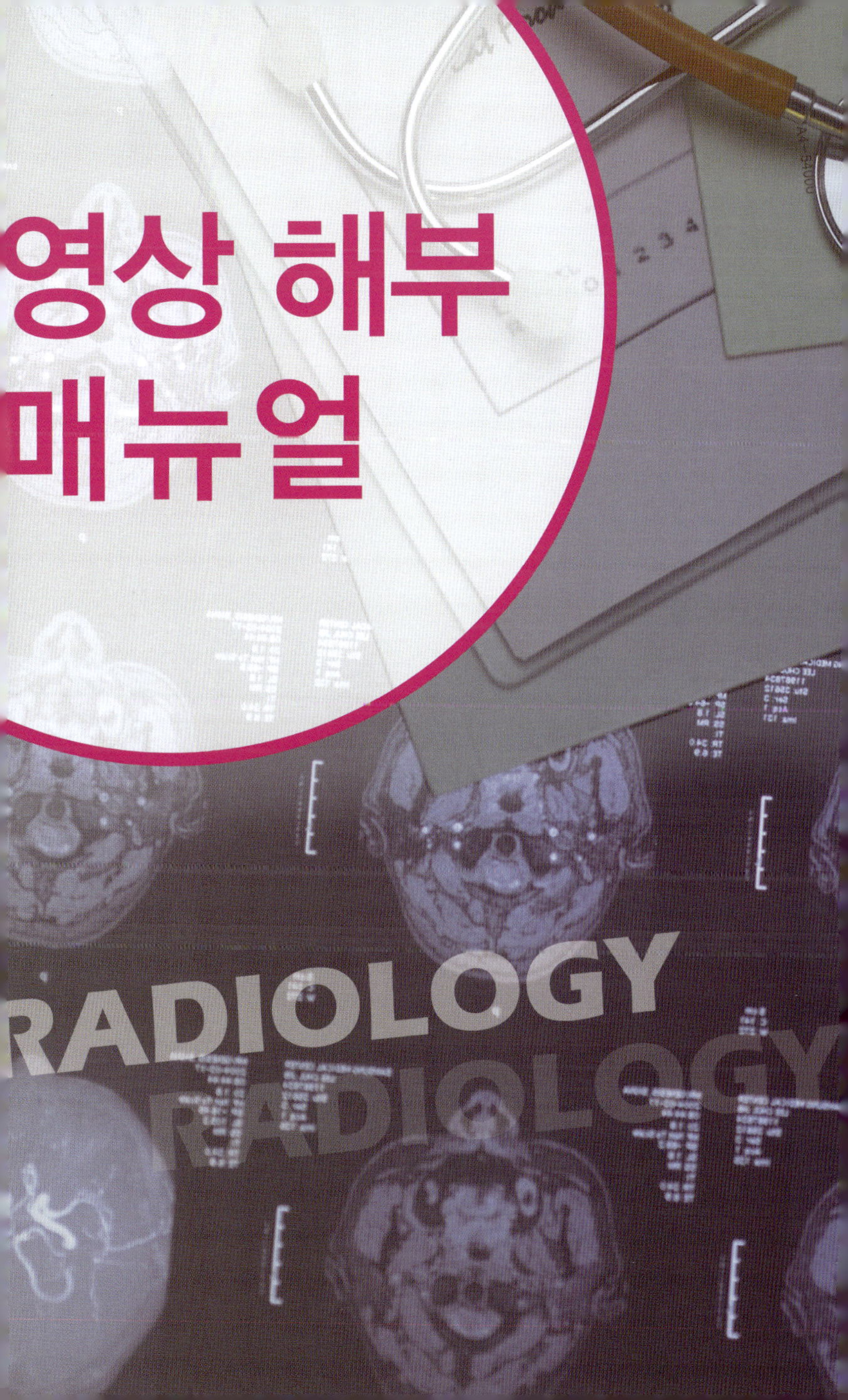

# 두부 XP 정면상

## 독영의 요점

- 두개골의 크기와 형상에 대해서는 머리지수를 계측하는 것이 유용하다.
- 머리지수란 전후상의 최대 지름을 측면상의 최대 지름으로 나누어 100을 곱한 것으로 75~85가 정상 수치이다. 측면상의 최대 지름은 보통 미간과 외후두골융기를 연결하는 지름이다.

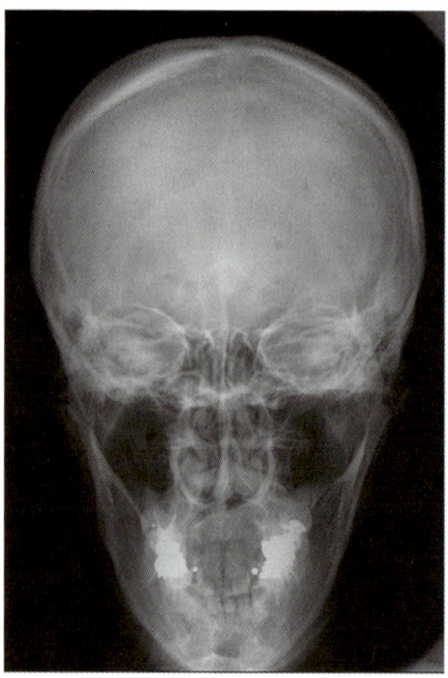

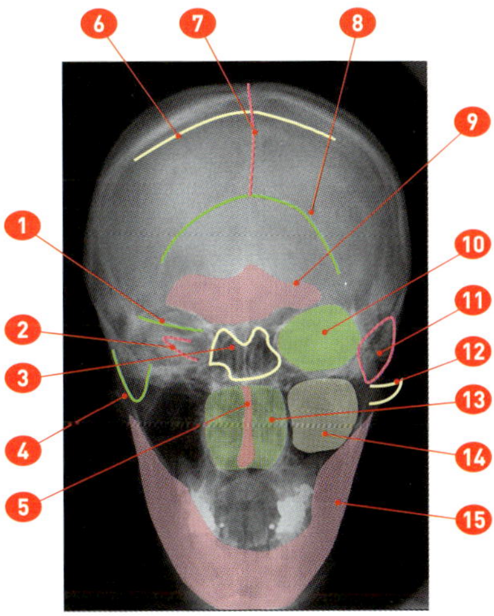




❶ 접형골소익 lesser wing of sphenoid
❷ 내이도 internal acoustic meatus
❸ 사골동 ethmoid sinus
❹ 유양돌기 mastoid process
❺ 비중격 nasal septum
❻ 관상봉합 coronal suture
❼ 시상봉합 sagittal suture
❽ 삼각봉합 lambdoid suture
❾ 전두동 frontal sinus
❿ 안와 orbit
⓫ 유동봉소 mastoid air cell
⓬ 관골 zygomatic bone
⓭ 비강 nasal cavity
⓮ 상악동 maxillary sinus
⓯ 하악골 mandible

**두개골 단순 X선 촬영 정면상**

옆으로 누운 자세에서 안와 외이공 기준선[안와 중앙과 외이공 중앙을 연결하는 선을 말하는 것, orbitomeatal basal line(OM line)이라고도 한다], 또는 독일 수평선(안와 하연과 외이공 상연을 연결하는 선으로 프랑크푸르트선, 인류학상 기준선, Reid 기준선이라고도 한다)을 필름과 수직으로 하여 촬영한 것. 골절이나 골비후, 석회화 등의 상태를 파악하는 데 유용하다.

# 두부 XP 측면상

## 독영의 요점

- 두개골에는 혈관구가 있어 중경막동맥, 중경막정맥, 판간정맥, 도출정맥이 중요하다. 두부외상 진찰에서 자주 골절선과 혈관구 감별을 필요로 하는 경우가 있다. 혈관구의 주행과 형상을 파악하여 둘 필요가 있다.

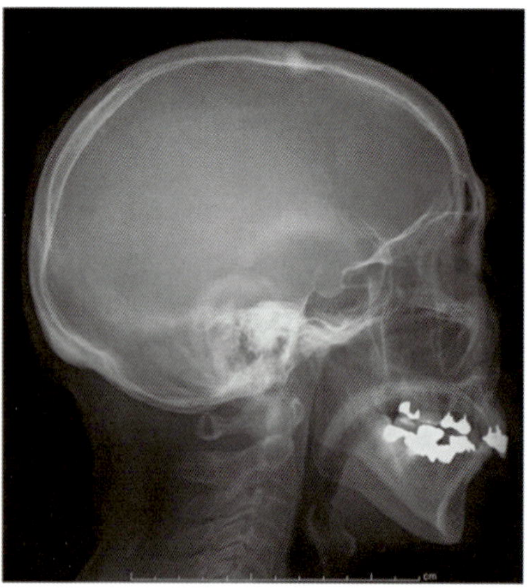

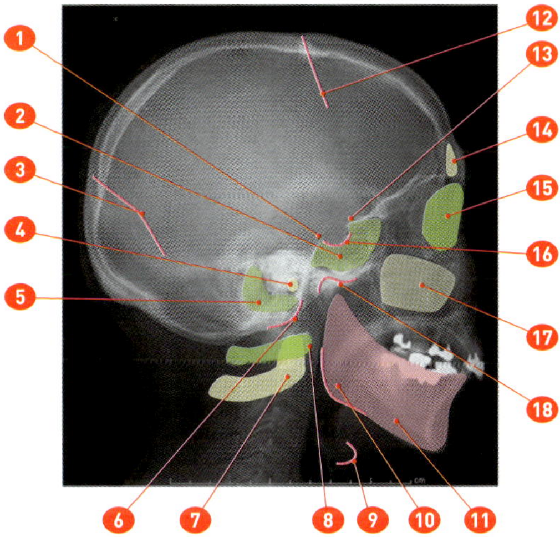


❶ 후상돌기 posterior clinoid process
❷ 접형골동 sphenoidal sinus
❸ 삼각봉합 lambdoid suture
❹ 외이도 external auditory meatus
❺ 유돌봉소 mastoid air cell
❻ 유양돌기 mastoid process
❼ 축추(제2경추) axis
❽ 환추(제1경추) atlas
❾ 설골 hyoid bone
❿ 하악각 mandibular angle
⓫ 하악골 mandible
⓬ 관상봉합 coronal suture
⓭ 전상돌기 anterior clinoid process
⓮ 전두동 frontal sinus
⓯ 안와 orbit
⓰ 터어키안 sella turcica
⓱ 상악동 maxillary sinus
⓲ 악관절 temporomandibular joint

**두개골 단순 X선 촬영 측면상**

환부를 필름면에 대고, 양쪽 내이공을 연결하는 선이 필름과 수직이 되도록 촬영한 것. 골절이나 골비후, 석회화 등의 상태를 파악하는데 유용하다. 측두골이나 악관절, 후두골 등은 정면상만으로는 파악하기 어렵다. 정면상과 측면상은 동시에 촬영하여 3차원적으로 파악하면 좋다.

# 두부 XP Towne상

## 독영의 요점

- 두개골의 지표로 비근부(nasion), 관상봉합과 시상봉합의 교차점(bregma), 시상봉합과 람다상봉합의 교차점(lamda), 접형골 · 두정골, 측두골의 접합부(pterion), 외후두골융기(inion)가 있다. 이들은 외표면상에서 촉지로 특정할 수 있다.

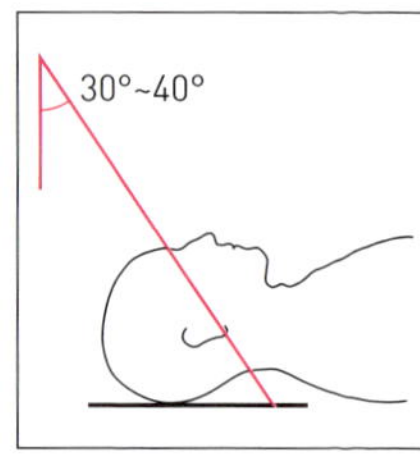


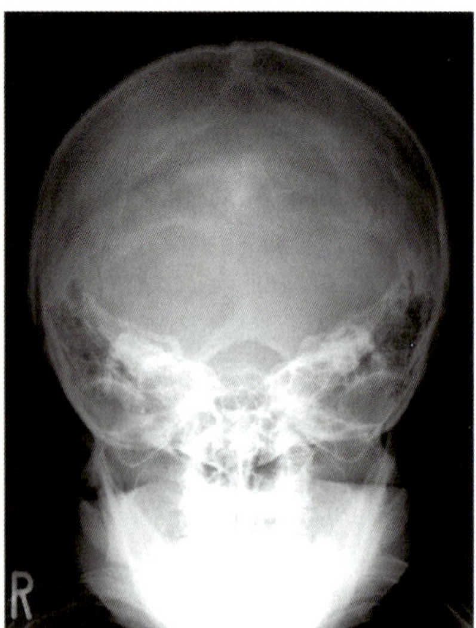

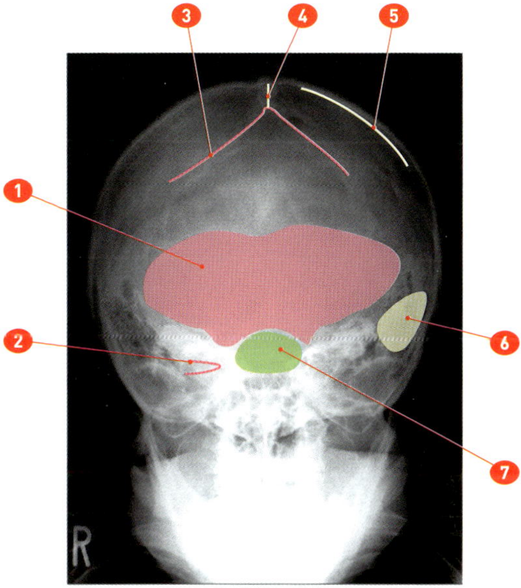


❶ 후두개와 posterior fossa
❷ 내이도 internal acoustic meatus
❸ 람다상봉합 lambdoid suture
❹ 시상봉합 sagittal suture
❺ 관상봉합 coronal suture
❻ 유돌봉소 mastoid air cell
❼ 대후두공 foramen magnum

**두개골 단순 X선 촬영 Towne상**

옆으로 누운 자세에서 전후상과 같이 필름 위치에 대고, 중심 X선은 독일 수평선보다 30°~40° 두정 방향에서 다리 방향으로 향하여 입사한다. 후두개와, 추체, 대후두공을 관찰하는데 좋다. 정면상에서 골절선이 전두골에 있는지 후두골에 있는지 알 수 없는 경우에는 Towne상에서 판단한다.

# 두부 CT 수평단면상 1

## 독영의 요점

- 영상을 볼 때 반드시 좌우를 확인한다.
- 뇌는 좌우가 대칭인 장기이다. 좌우 차에 주의하여 독영을 시행한다.
- 이 슬라이스에서는 중심구를 동정(생물의 분류학상의 소속을 정하는 일)한다.
- 두개골과 두개골보다 더 바깥쪽의 연부 조직도 확인하자. 전이소나 타박 피하출혈 등이 보이는 경우가 있다.

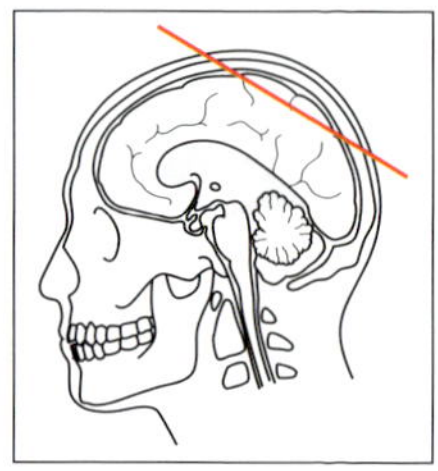

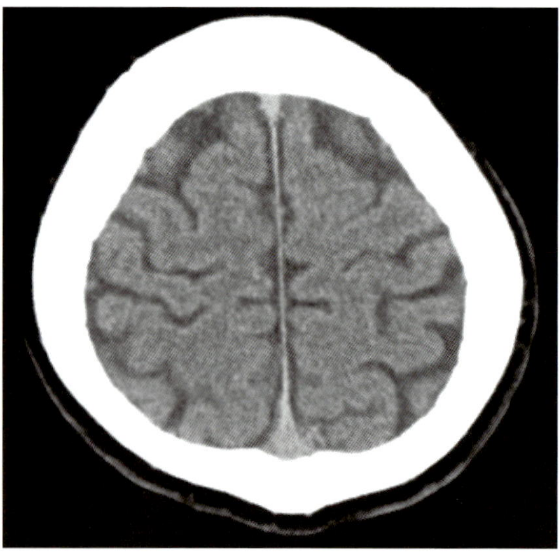

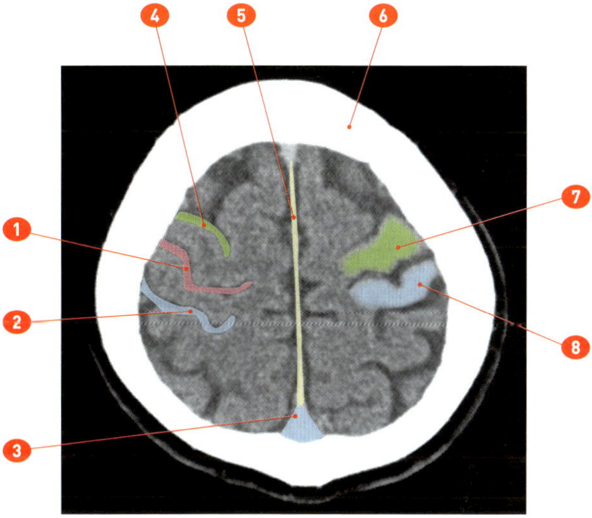


❶ 중심구 central sulcus
❷ 중심후구 postcentral sulcus
❸ 상시상정맥동 superior sagittal sinus
❹ 중심전구 precentral sulcus
❺ 대뇌겸 falx cerebri
❻ 두개골 cranial bone
❼ 중심전회 precentral gyrus
❽ 중심후회 postcentral gyrus

### 두부 CT 영상 ①

두정부에서는 중심구가 동정된다. 중심구에 의해 운동야와 감각야가 구분된다. CT에서도 MRI에서도 영상의 「단」슬라이스는 그냥 지나치기 쉽다. 외상에서는 두정부의 미세한 출혈, 원개부의 종양 등을 지나치지 않도록 유의하여 독영한다. 영상을 처음 보면 CT와 MRI의 다른 점을 모르는 경우도 많다. 두개골 추출의 다른 점에 주목하여 우선은 영상이 어떠한 양상을 이용하여 촬영되었는지를 확실히 확인하자.

# 두부 CT 수평단면상 2

## 독영의 요점

- 뇌구의 좌우 차에 주목하여 병변을 놓치지 않도록 한다.
- 정상이라면 피질(회백질)과 수질(백질)의 경계가 유지되어 있다. 경계가 불명확한 경우에는 병변이 의심되는 소견이다. 피수경계가 유지되어 있는지에 주의하자.
- 피질은 세포체의 집합, 수질은 신경섬유의 집합이며, 반란원중심은 구심성, 원심성 섬유의 집합을 보고 있다고 말할 수 있다.
- 정맥동교회(confluens of the sinus)의 혈액은 횡정맥동에 유입되는데, 좌우가 같은 경우는 드물다. 횡정맥동에는 좌우 차가 있어도 즉시 병변이라고는 할 수 없다.

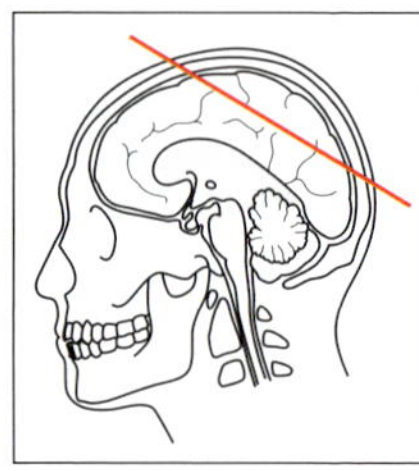

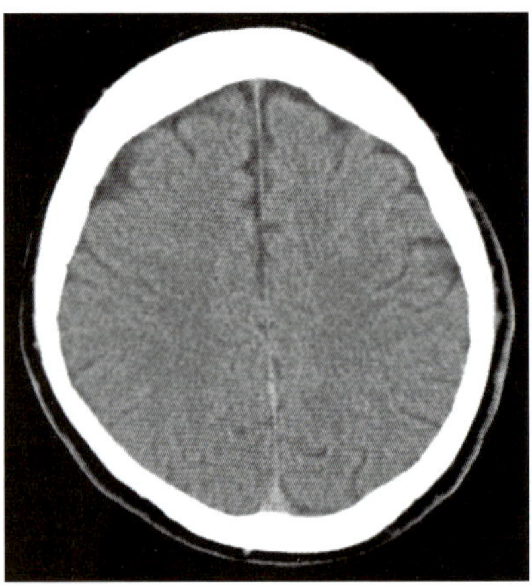

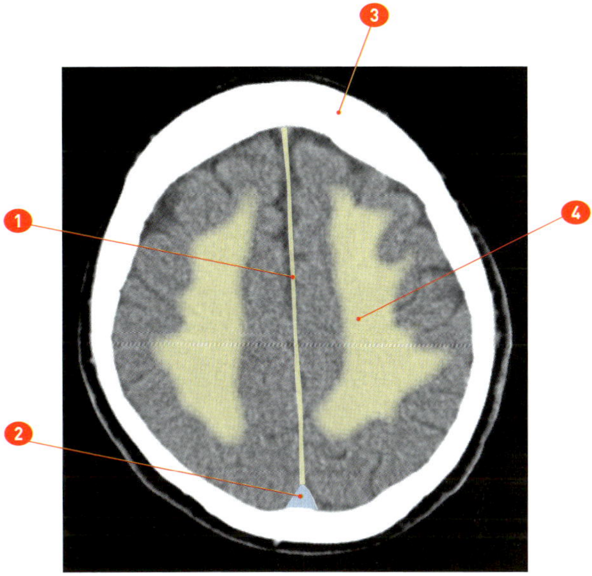


❶ 대뇌겸 falx cerebri
❷ 상시상정맥동 superior sagittal sinus
❸ 두개골 cranial bone
❹ 반란원중심 centrum semiovale

**두부 CT 영상 ②**

CT는 X선을 이용하여 물 0, 공기 −1,000으로 설정한 CT 수치(단위는 HU)의 상대치를 이용하여 컴퓨터 처리로 영상을 구성한다. CT 수치가 큰 것은 백색(=고흡수), CT 수치가 작은 것은 검게(=저흡수) 표시된다. 뇌 단순 CT 수평단면상에서는 원칙적으로 영상 오른쪽이 환자의 왼쪽이 된다. 뇌는 좌우대칭성이 강한 장기로, 좌우 차를 찾는 것이 병변 검출에 중요하다. 뇌구의 좌우 차에 주목하여 뇌구를 따르는 지주막하출혈을 놓치지 않도록 주의한다.

# 두부 CT 수평단면상 3

## 독영의 요점

- 측뇌실 및 측뇌실 내의 맥락총이 보인다.
- 맥락총은 생리적 석회화의 호발부위 중 하나이다(본 영상에서는 보이지 않는다).
- 맥락총은 제3뇌실, 제4뇌실, 측뇌실 내에서 보인다.
- 반란원중심과 연속하여 투사섬유가 방선관을 형성하고 있다.

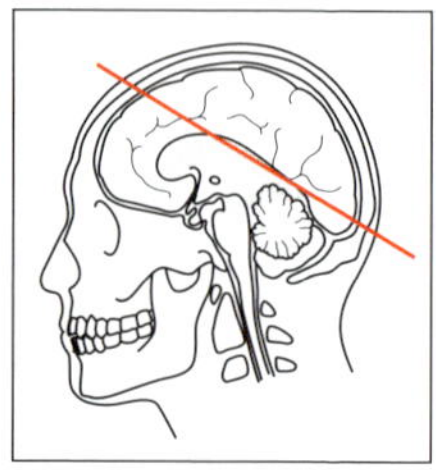

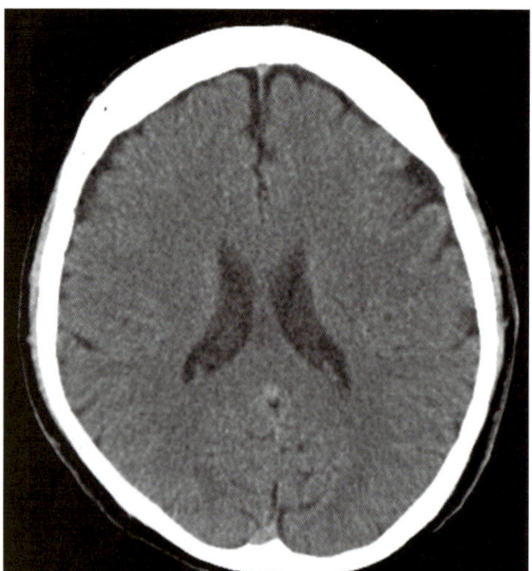

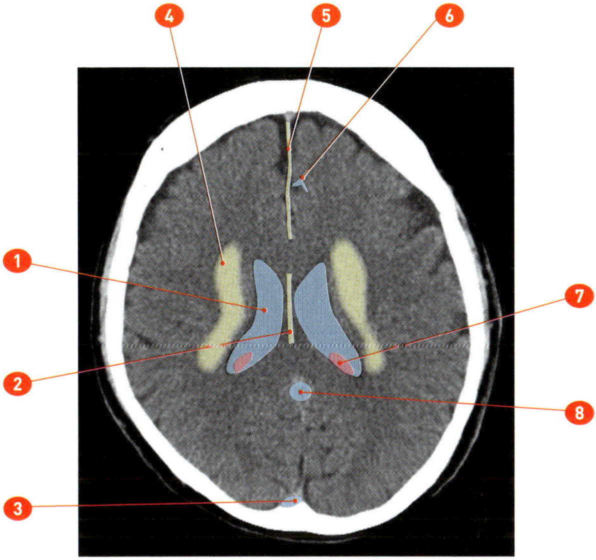


❶ 측뇌실 lateral ventricle
❷ 뇌궁 fornix
❸ 상시상정맥동 superior sagittal sinus
❹ 방선관 corona radiata
❺ 대뇌겸 falx cerebri
❻ 대상구 sulcus cinguli
❼ 맥락총 choroid plexus
❽ 갈렌대정맥 great vein of Galen

### 고흡수

뇌실질은 회색조를 띤다. 회백질과 백질은 대조적이며, 회백질이 조금 더 고흡수를 띤다. 단순 CT로 확실한 고흡수를 띠는 것은 ① 석회화, ② 급성기 출혈이다. 단순 CT는 MRI보다 신체 동작에 강하고 촬영시간도 짧기 때문에 뇌졸중이나 외상 등 급성기 질환 감별에 매우 유용하다. 다시 한 번 출혈의 호발 부위, 생리적 석회화를 일으키는 부위를 알아 둘 필요가 있다.

두부

# 두부 CT 수평단면상 4

### 독영의 요점

- 내포, 기저핵, 제3뇌실, 측뇌실이 확인된 단면이다.
- 기저핵이란 미상핵, 피각, 측좌핵, 담창구, 흑질, 시상하핵을 말한다.
- 피각, 담창구를 합쳐서 렌즈핵이라고 말하기도 한다.

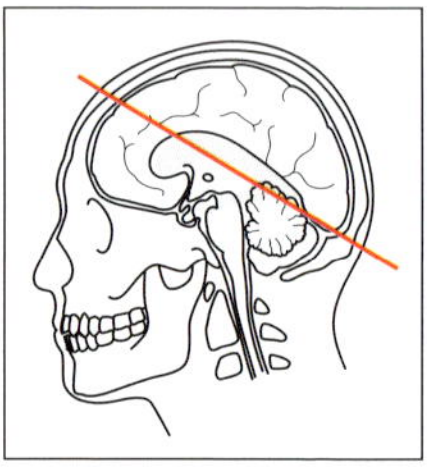

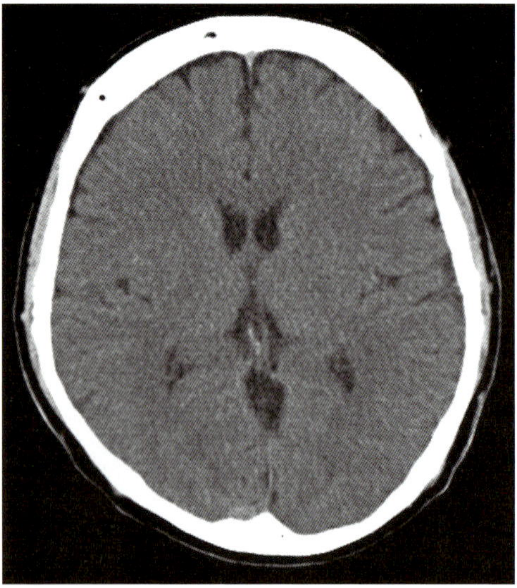

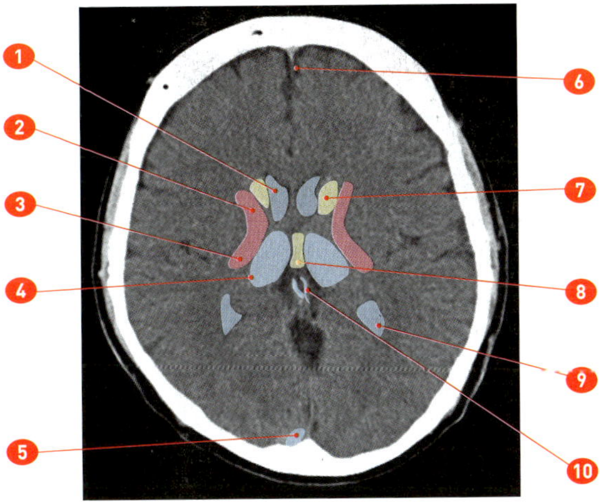


❶ 측뇌실전각 frontal horn of lateral ventricle

❷ 내포(전각) internal capsule(inferior crus)

❸ 내포(후각) internal capsule(posterior crus)

❹ 시상 thalamus

❺ 상시상정맥동 superior sagittal sinus

❻ 대뇌겸 falx cerebri

❼ 미상핵두 head of caudate nucleus

❽ 제3뇌실 third ventricle

❾ 측뇌실삼각부 trigon of lateral ventricle

❿ 내대뇌정맥 internal cerebral vein

**석회화, 종대**

생리적인 석회화를 일으킬 수 있는 부위에는 송과체, 맥락막, 담창구, (성인의) 대뇌겸, 동맥벽이 있다. 송과체는 자주 종양의 발생 모지가 된다. 빈도가 높은 것으로는 배세포종양, 배아종, 기형종, 태아성 암 등이 있다. 송과체의 종대에 의해 중뇌수도의 압력을 일으켜 수두증을 일으키거나 중뇌사구체나 중뇌장애를 일으켜 Argyll Robertson동공, Parinaud증후군, 중구성 난청 등이 임상증상으로 일어날 수 있다.

# 두부 CT 수평단면상 5

## 독영의 요점

- 측뇌실전각, 실비우스열, 기저핵, 횡정맥동을 확인할 수 있다.
- 젊은 사람들은 정상일 때도 고령자보다 횡정맥동이 눈에 띌 수도 있다. 단, 두통을 호소하는 환자가 병적으로 흡수치가 상승했다면 정맥동혈전증도 감별증상으로 들 수 있다.
- 기저핵, 내포장애는 신경증상을 일으킨다. 정상 영상과 장애 시의 신경탈락증상을 파악하는 것도 독영에 중요하다.

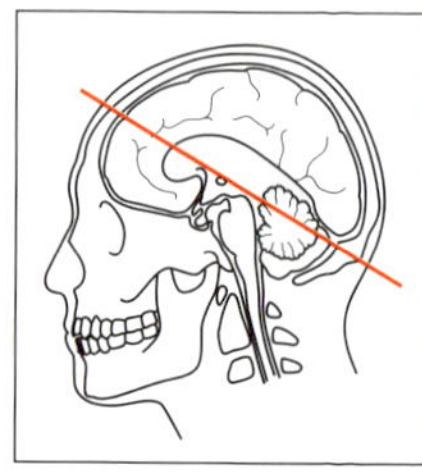

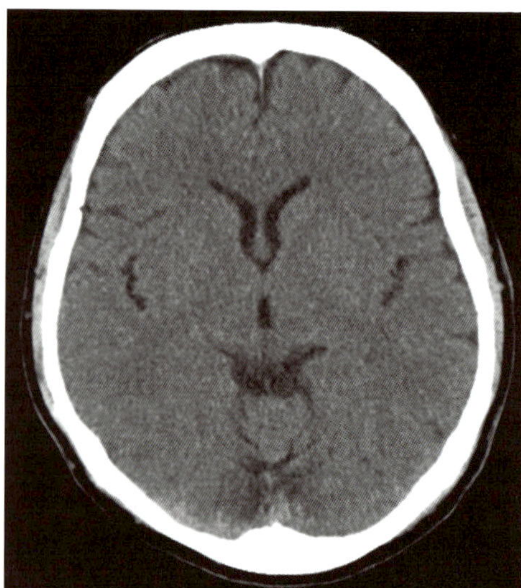

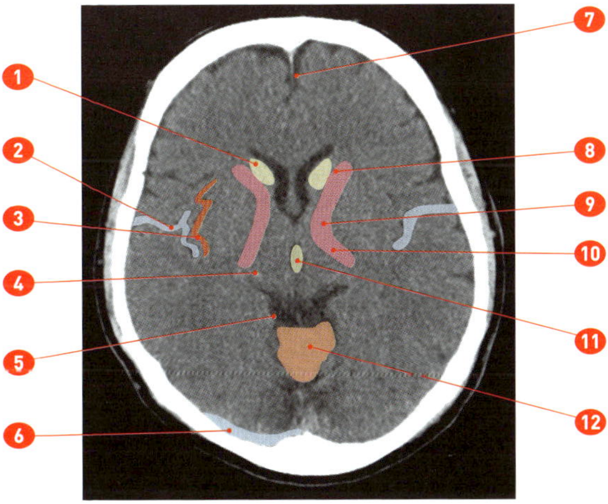


❶ 미상핵두 head of caudate nucleus
❷ 외측구(실비우스열) lateral sulcus(sylvian fissure)
❸ 도피질 insular cortex
❹ 시상 thalamus
❺ 사구체조 quadrigeminal cistern
❻ 횡정맥동 transverse sinus
❼ 대뇌겸 falx cerebri
❽ 내포(전각) internal capsule (anterior crus)
❾ 내포(무릎) internal capsule (genu)
❿ 내포(후각) internal capsule (posterior crus)
⓫ 제3뇌실 third ventricle
⓬ 소뇌충부 vermis cerebelli

**Early CT sign**

석회화 및 출혈 이외의 병변은 대부분이 저흡수이다. 혈관 지배와 일치하는 저호흡 영역은 경색을 의심하며, 혈관 지배와 일치하지 않는 경우에는 뇌종양에 의한 유종이나 뇌염을 의심한다. 경색소가 명확한 저흡수를 일으키려면 시간을 필요로 하며 발증 후 1~3시간의 급성기에는 early CT sign이라고 불리는 사인이 단서가 된다. Early CT sign에는 뇌허혈 부위를 가리키는 「렌즈핵 구조 소실」, 「도피질 소실」, 「피수경계 불선명화」, 「뇌구 소실」과 혈관폐색부위를 가리키는 「hyperdense MCA sign(중대뇌동맥 주간부 폐색)」, 「dot sign(중대뇌동맥 분지 폐색」이 있다(일본 뇌졸중 학회「rt-PA 정주요법 적정치료방침(2005)」에서).

# 두부 CT 수평단면상 6

## 독영의 요점

- 내포는 「く」자(좌내포)형을 띠며, 신피질 투사섬유는 모두 내포를 통과한다.
- 그렇기 때문에 내포장애나 내포 근방의 병변(혈종 등)에서 내포에 장애가 생기면 마비증상이 출현할 수 있다. 운동장애 환자를 진단한다면 주목해야할 영역 중 하나이다.

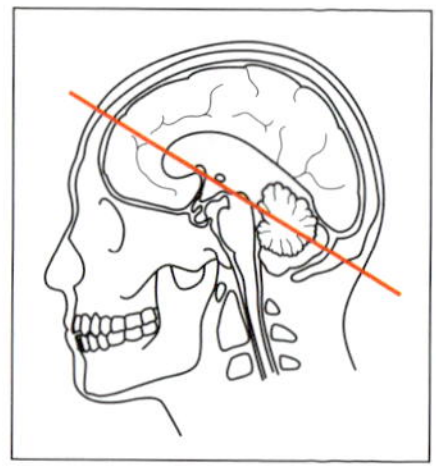

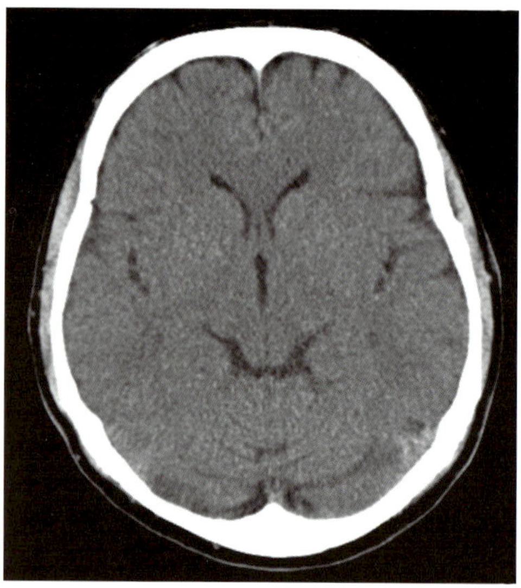

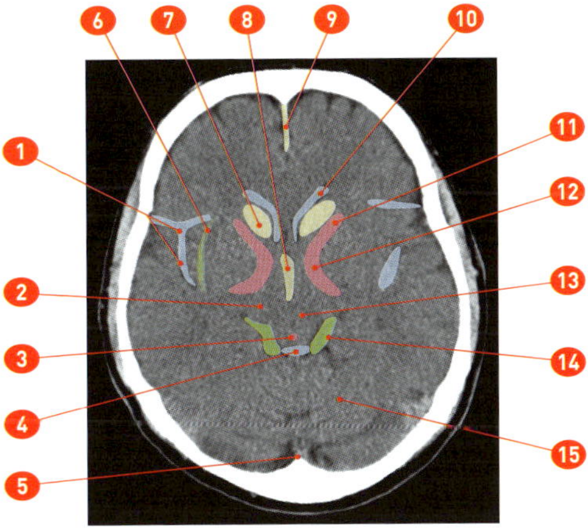


❶ 외측구(실비우스열) lateral sulcus(sylvian fissure)
❷ 대뇌각 cerebral peduncle
❸ 중뇌수도 cerebral aqueduct
❹ 사구체조 quadrigeminal cistern
❺ 상시상정맥동 superior sagittal sinus
❻ 전장 claustrum
❼ 미상핵두 head of caudate nucleus
❽ 제3뇌실 third ventricle
❾ 대뇌겸 falx cerebri
❿ 측뇌실전각 frontal horn of lateral ventricle
⓫ 내포(전각) internal capsule (anterior crus)
⓬ 내포(무릎) internal capsule (genu)
⓭ 중뇌 midbrain
⓮ 우회조 cisterna ambiens
⓯ 소뇌반구 cerebellar hemisphere

**두통**

응급 외래에서 주의해야 하는 증상 중 하나가 두통이다. 두통 감별은 여러 갈래로 나뉘는데, 「급성으로 발증이 강한 두통」은 출혈성 뇌혈관장애를 의심해야 하는 키워드이다. 뇌출혈의 원인은 80%가 고혈압 증상이다. 호발부위는 피각이 최대로 피질하, 시상, 소뇌, 뇌간이 그 뒤를 잇는다. 두통이 확실하지 않고, 신경탈락증상만 보일 경우, 뇌경색과의 감별이 필요하며, 검사시간 및 출혈에 대한 감도라는 측면에서 CT가 제1선택이 된다.

# 두부 CT 수평단면상 7

## 독영의 요점

- 뇌저조, 이른바 「펜타곤」이 저흡수(검게)로 확인된다.
- 거미막하출혈에서 뇌저조의 흡수치가 상승하는 것은 유명하지만, 빈혈 환자에서는 뇌실질과 같은 흡수를 띠는 경우도 있으며 주의를 요한다.
- 중뇌도 관찰할 수 있다. 중뇌가 편이되고 있는 것은 뇌 헤르니아를 의심해야 할 소견이다. 긴급성을 파악하여 진료, 상담을 한다.

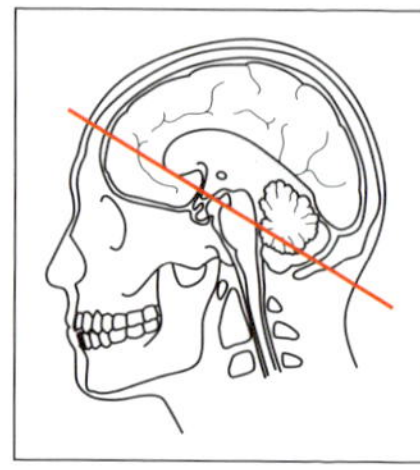

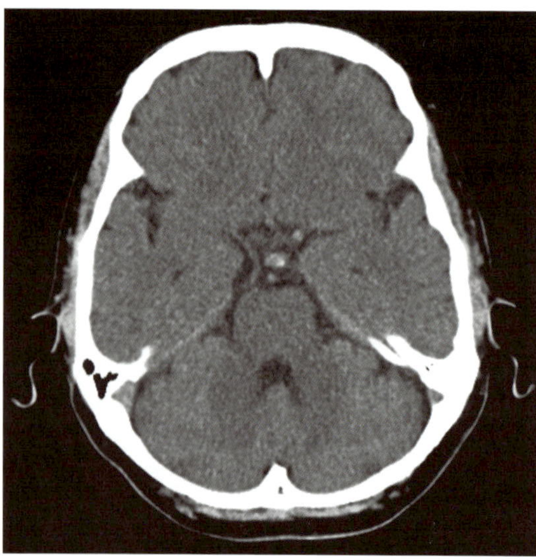

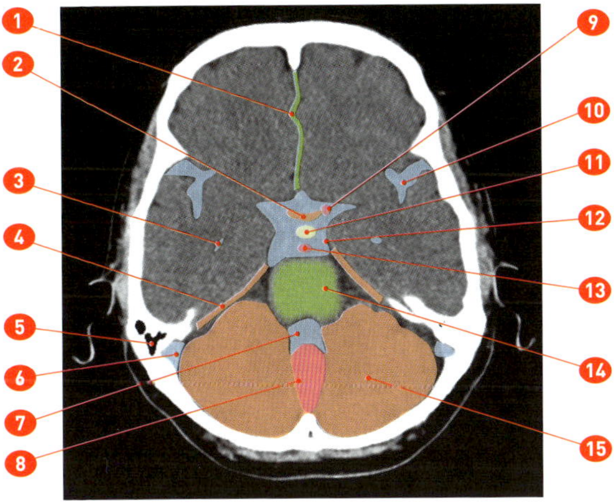


❶ 대뇌종렬 longitudial fissure
❷ 시신경교차 optic chiasm
❸ 측뇌실하각 temporal horn of lateral ventricle
❹ 소뇌천막 tentorium cerebelli
❺ 유돌봉소 mastoid air cell
❻ S상정맥동 sigmoid sinus
❼ 제4뇌실 fourth ventricle
❽ 소뇌충부 vermis cerebelli
❾ 내경동맥 internal carotid artery
❿ 외측구(실비우스열) lateral sulcus(sylvian fissure)
⓫ 안배 dorsum sellae
⓬ 뇌저조 cisterna basalis
⓭ 뇌저동맥 basilar artery
⓮ 교뇌 pons
⓯ 소뇌반구 cerebellar hemisphere

**거미막하출혈(subarachnoid hemorrhage), 뇌동맥류(cerebral aneurysm)**

이 슬라이스에서는 뇌저조, 실비우스열이 확인된다. 거미막하출혈 시 고흡수를 띠는 경우가 많은 부분으로 유명하다. 거미막하출혈의 제1원인은 동맥류의 파열이 약 70%, 다음으로 뇌동맥기형(AVM)이 있다. 뇌동맥류는 Willis 동맥륜 전반부에서 호발하며, 호발부위는 전교통동맥(AcoM), 중대뇌동맥(MCA)의 제1분기부, 내경동맥-후교통동맥(IC-PS) 분기부, 뇌저동맥 항부이다.

# 두부 CT 수평단면상 8

**독영의 요점**

- 전두엽, 측두엽, 교뇌, 소뇌충부, 소뇌반구를 확인할 수 있다.
- 소뇌에 장애가 일어나면, 체간실조나 운동협조실조 등이 일어난다. 두정부와 마찬가지로 임상 영상과 비교하면서 잊지 말고 후두개와의 독영도 시행한다.

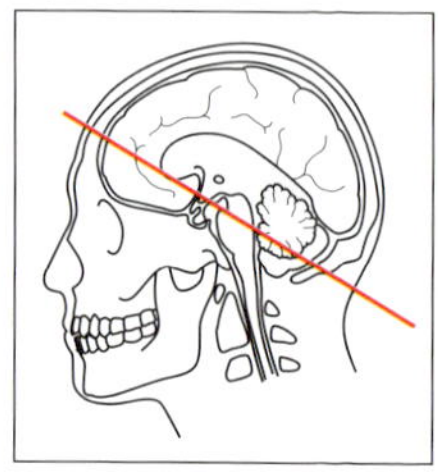

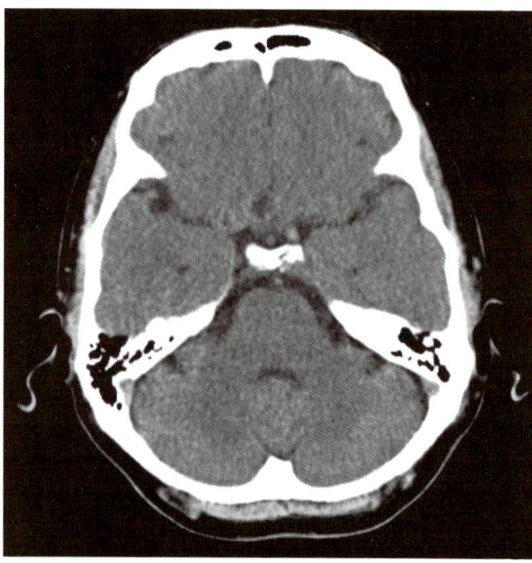

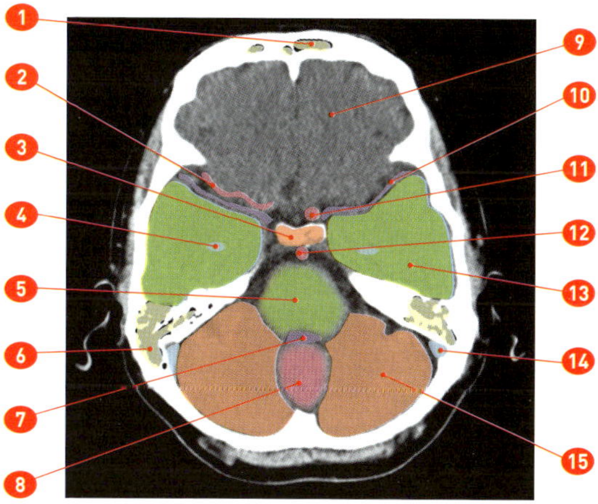


❶ 전두동 frontal sinus
❷ 중대뇌동맥 middle cerebral artery
❸ 안배 dorsum sellae
❹ 측뇌실하각 temporal horn of lateral ventricle
❺ 교뇌 pons
❻ 유돌봉소 mastoid air cell
❼ 제4뇌실 fourth ventricle
❽ 소뇌충부 vermis cerebelli
❾ 전두엽 frontal lobe
❿ 외측구(실비우스열) lateral sulcus(sylvian fissure)
⓫ 내경동맥 internal carotid artery
⓬ 뇌저동맥 basilar artery
⓭ 측두엽 temporal lobe
⓮ S상정맥동 sigmoid sinus
⓯ 소뇌반구 cerebellar hemisphere

**뇌종양**

뇌종양 감별 시에는 연령, 발생부위의 특징을 알아 둔다. 소아의 뇌종양은 5~10세에 가장 많고, 2세 이하에서는 비교적 드물다. 유아는 천막상, 2~7세 경까지는 천막하에서 호발한다. 소뇌반구에서는 성세포종, 충부로부터는 수아종, 제4뇌실에는 상의종이나 수아종이 많다. 그 중에서도 수아종은 소뇌충부에서 호발하며, 소뇌충부로부터 제4뇌실 방향으로 돌출, 압박 소견이 보이는 경우도 있다.

# 두부 CT 수평단면상 9

**독영의 요점**

- 측두엽, 전두엽의 저부, 교뇌, 소뇌를 확인할 수 있다.
- 뇌간부는 주위가 두개골로 둘러싸여 있어 인공물이 출현하기 쉬운 영역이다. CT에서 뇌간부의 급성기 경색 소견을 지적하는 것이 곤란하다는 것을 알고 임상 소견과 비교하는 것이 중요하다.

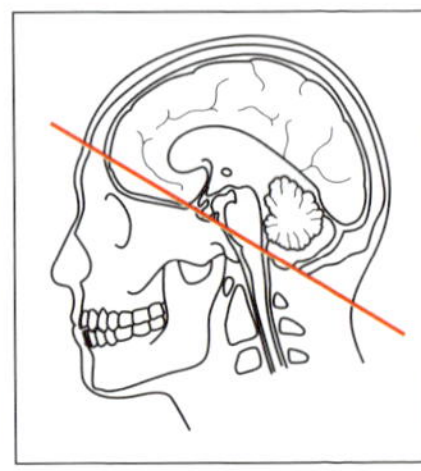

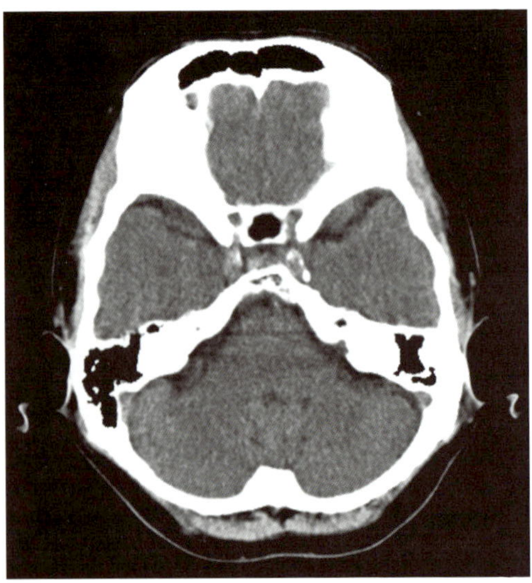

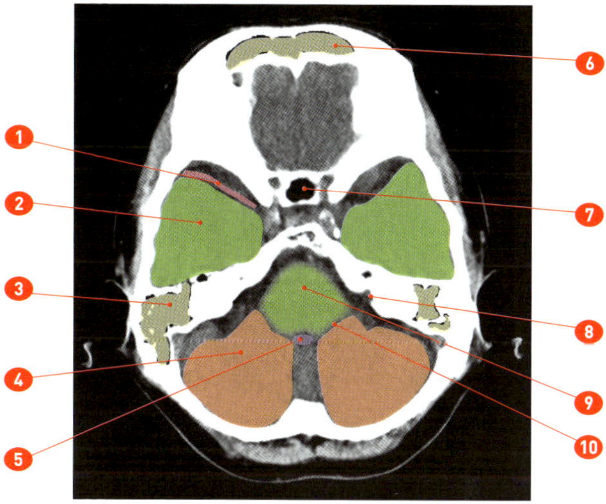


❶ 중대뇌동맥 middle cerebral artery
❷ 측두엽 temporal lobe
❸ 유돌봉소 mastoid air cell
❹ 소뇌반구 cerebellar hemisphere
❺ 제4뇌실 forth ventricle
❻ 전두동 frontal sinus
❼ 접형골동 sphenoidal sinus
❽ 내이도 internal acoustic meatus
❾ 교뇌 pons
❿ 중 · 하소뇌각 middle and inferior cerebellar peduncle

**소뇌교각부종양**

소뇌교각부종양의 감별에는 전정신경초종은 난청으로 초발하며, 내이도의 확대를 인정하는 경우가 있다. 양쪽성 전정신경초종에서는 신경섬유종상 3형(NF2)의 유무를 확인한다. 수막종은 두통, 현기증 등의 증상을 띠는 경우가 있다. 수막종에서는 자주 석회화를 띠는 반면, 전정신경초종에서는 석회화가 적다.

# 두부 CT 수평단면상 10

### 독영의 요점

- 이 단면에서는 뇌실질 외에 부비강, 유돌동, 안와의 일부를 확인할 수 있다.
- 부비강, 유돌법봉소의 액체저류에서 함기의 저하는 염증 등의 존재를 의심할 수 있는 소견이다.
- 유돌봉소는 저형성인 경우가 있다.
- 상악동의 점막수술 후, 상악동의 축소나 비후를 보이는 경우가 있다.

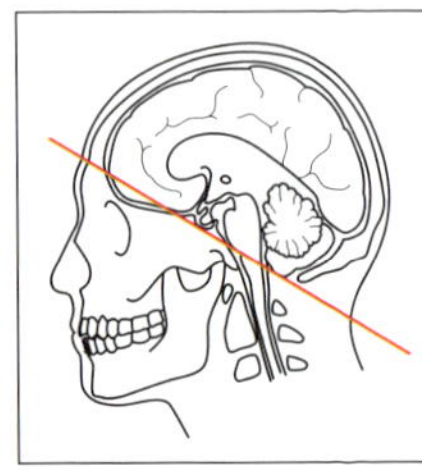

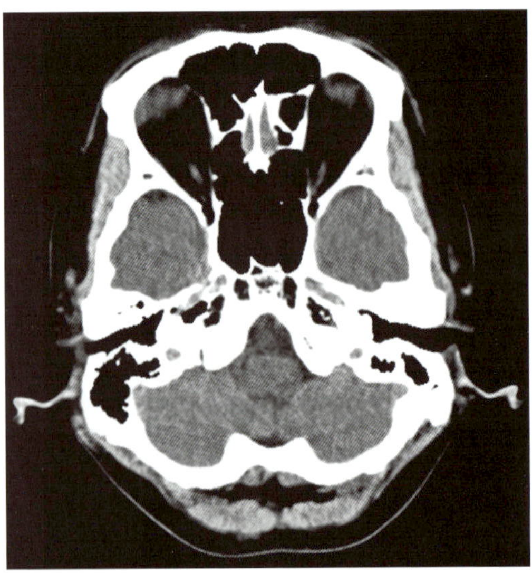

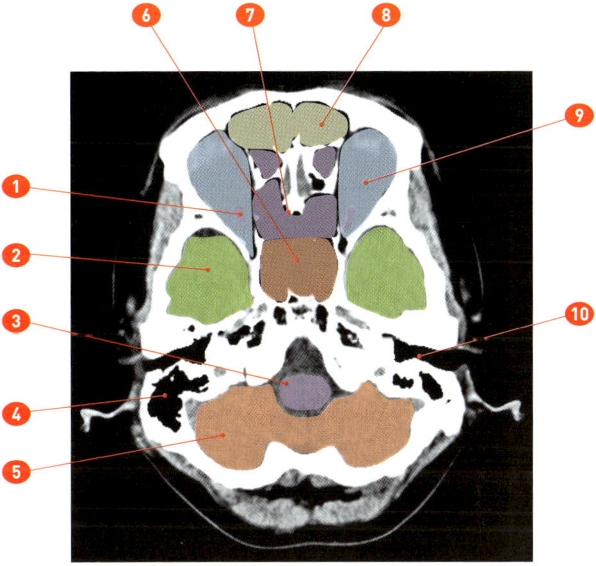


두부

❶ 시신경 optic nerve
❷ 측두엽 temporal lobe
❸ 연수 medulla oblongata
❹ 유돌봉소 mastoid air cell
❺ 소뇌반구 cerebellar hemisphere
❻ 접형골동 sphenoidal sinus
❼ 사골동 ethmoid sinus
❽ 전두동 frontal sinus
❾ 안와 orbit
❿ 외이도 external auditory meatus

**혈관아종, 소뇌성 세포종**

젊은 성인의 소뇌반구에 낭포와 벽재결절이 보이는 경우, 혈관아종이 의심된다. 마찬가지로 낭포와 벽재결절을 띠는 종양에는 소뇌반구에 발생하는 소뇌성 세포종이 있다. 후자의 호발연령은 소아~젊은 성인이며, 호발연령이 겹치고 있어 감별 증상으로 들 수 있다. 감별에는 조영 검사가 유용하며, 혈관아종은 벽재결절이 부혈성, 성세포종은 빈혈성인 것으로 감별된다.

## 두부 MRI 수평단면상 1

### 독영의 요점

- 이 단면에서는 중심구를 시작으로 동정하면, 그 전후에 중심전회, 중심후회가 보인다.
- MRI에서는 촬영법에 의해 신호가 변화한다. 어떠한 촬영법(순서)으로 촬영된 것인지 모르면, 병변을 지적하기가 어렵다. 뇌 MRI에서는 처음에는 p.30처럼 생각하면 쉽다.

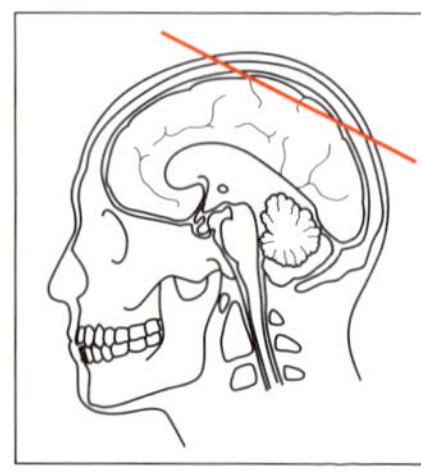

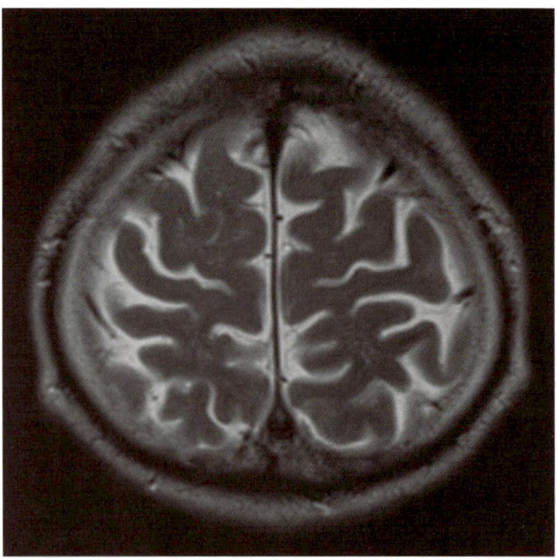

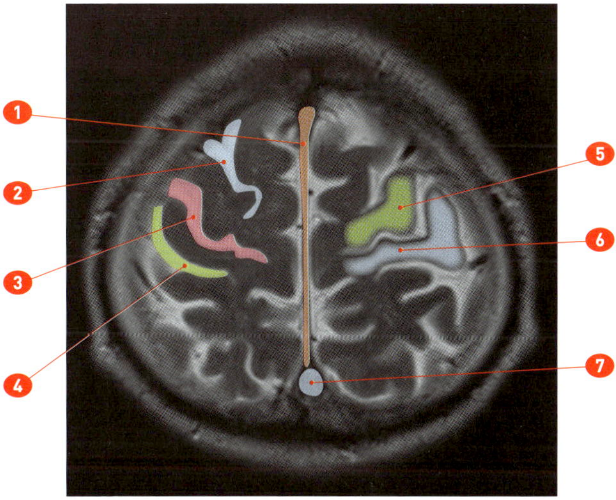


❶ 대뇌겸 falx cerebri
❷ 중심전구 precentral sulcus
❸ 중심구 central sulcus
❹ 중심후구 postcentral sulcus
❺ 중심전회 precentral gyrus
❻ 중심후회 postcentral gyrus
❼ 상시상정맥동 superior sagittal sinus

### 두부 MRI 영상

MRI의 기본이 되는 촬영법은 T2 강조영상, T1 강조영상이다. 이번에 수평단면에서 사용한 것은 T2 강조영상이다. T2 강조영상에서 고신호를 띠는 것은 「물(CSF)」, 많은 병변이 아급성 혈종이다. T1 강조영상에서는 지방, 하수체 후엽, 고단백 용액, 상자성체, 아급성기 혈종이 고신호를 띤다. 병변의 대부분이 T2 강조영상에서 고신호를 띤다. 이 영상은 CSF에 주목하면 T2 강조영상인 것을 알 수 있다.

# 두부 MRI 수평단면상 2

## 독영의 요점

- 성인 뇌실질은 T1 강조영상에서 백질이 고신호, 회백질이 중간신호를 띠고, 뇌척수액이 저신호를 나타낸다.
- T2 강조영상에서는 백질이 저신호, 회백질이 중간신호를 띠며, 뇌척수액이 고신호를 나타낸다.
- FLAIR 기법은 T2 강조영상 신호로부터 자유수(≒뇌척수액)의 신호를 떨어뜨린 것이다. 뇌척수액이 검게 추출되어 T1 강조영상과 유사하지만, T1 강조영상과 백질, 회백질의 신호가 역전되어 있다.
- 태아기, 신생아기의 뇌는 수분함유량이 많고, 성인과 신호강도가 다르다. 신호의 변화에 대해서는 생략하고, 우선은 성인의 정상 영상과 신호 강도를 파악하자.

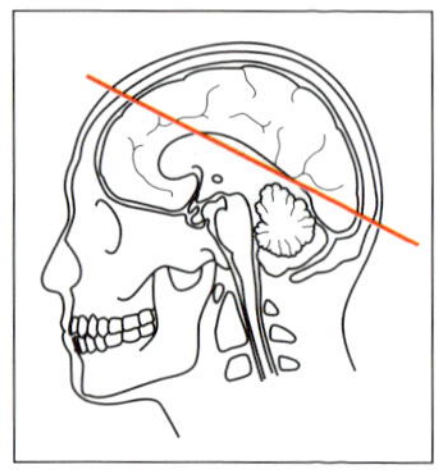

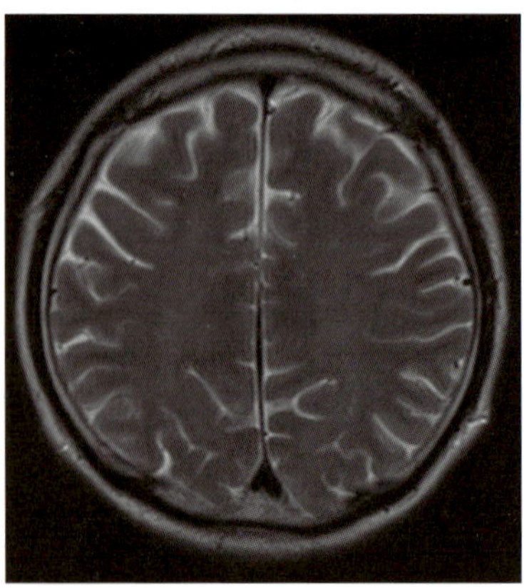

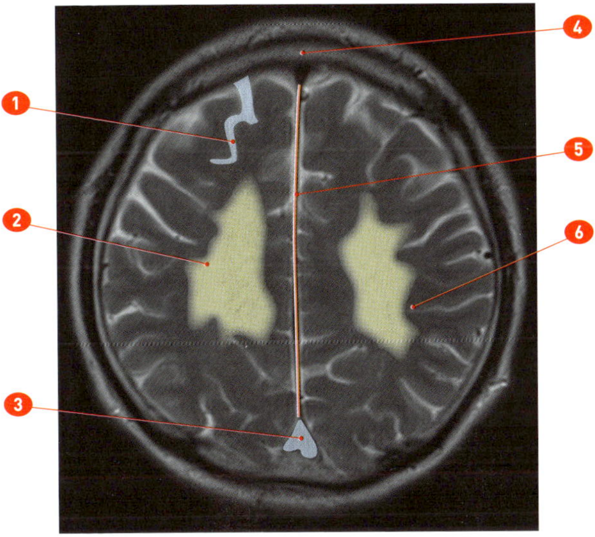


❶ 상전두구 superior frontal sulcus
❷ 반란원중심 centrum semiovale
❸ 상시상정맥동 superior sagittal sinus
❹ 두개골(전두골) frontal bone
❺ 대뇌겸 falx cerebri
❻ 중심구 central sulcus

**대뇌 ①**

대뇌는 기능국재(localization of cerebrum)가 있는 장기이다. 여러 가지 신경탈락증상이 보일 때, 증상으로부터 장애부위 추정이 가능하다. 중심구는 전두엽의 후연과 두정엽의 전연을 경계 짓는다. 중심전회는 일차 운동야, 중심후회는 일차 감각야이기 때문에 운동야와 감각야의 경계로서도 중심구의 동정은 매우 중요하다. 중심구 동정에는 두정부에서 역 오메가형의 뇌구를 찾아 전후 슬라이스를 확인하고 어떤 뇌구와도 교차되지 않는 뇌구를 찾는다.

# 두부 MRI 수평단면상 3

## 독영의 요점

- 측뇌실 및 측뇌실 내의 맥락총이 보인다.
- 뇌량팽대부 및 뇌량에 대해서는 p.62와 비교하자.
- 맥락총은 생리적 석회화의 호발부위이다. 또한, 우발적으로 맥락총포가 보이기도 하지만, 증상을 띠지 않는 경우는 경과 관찰만으로도 괜찮다.

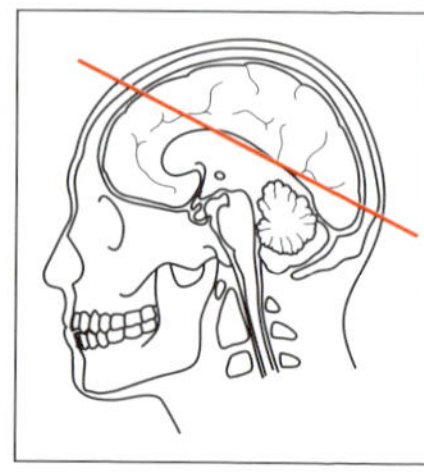

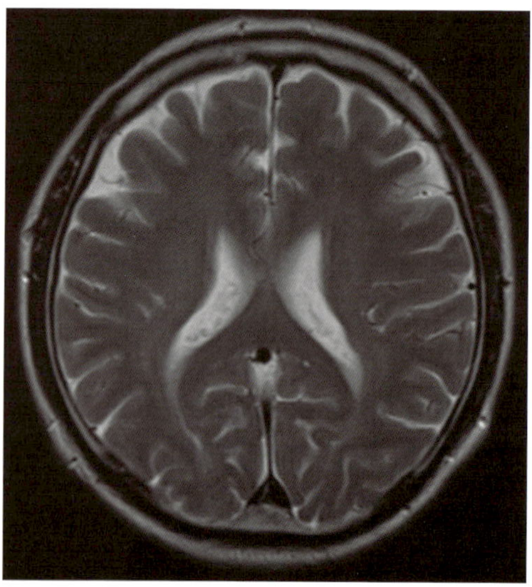

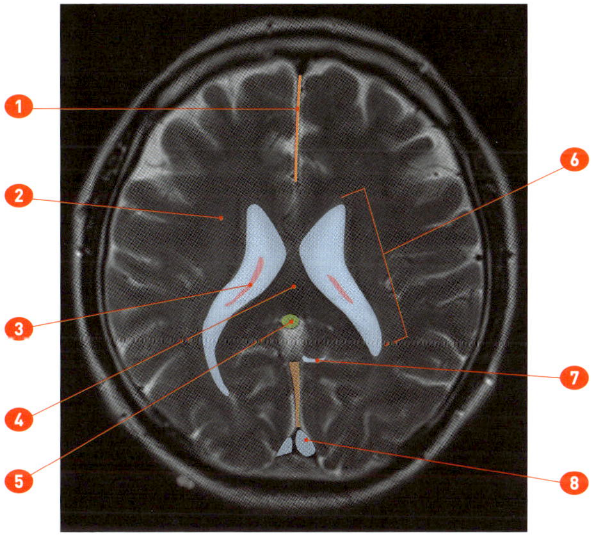


❶ 대뇌겸 falx cerebri
❷ 방선관 corona radiata
❸ 맥락총 choroid plexus
❹ 뇌량팽대 splenium of corpus callosum
❺ 갈렌대정맥 great vein of Galen
❻ 측뇌실 lateral ventricle
❼ 두정후두구 parietooccipital sulcus
❽ 상시상정맥동 superior sagittal sinus

**대뇌 ②**

대뇌의 뇌표 해부에 기초하여 연속단면에서 세심하게 단면을 따라가면 MRI에서도 동정은 가능하다. 전두엽후연은 중심구, 하후방은 외측구이다. 측뇌실 내에 종양을 띠는 감별 질환에는 중추신경세포종, 상의종, 성세포종, 수막종, 맥락총유두종 등을 들 수 있다. 맥락총유두종에서는 폐색성 수두증의 발생 원인이 될 수도 있다.

# 두부 MRI 수평단면상 4

## 독영의 요점

- 양쪽 측뇌실 사이에 내대뇌정맥이 보인다.
- 경막정맥동은 혈관내피세포로 받쳐진 경막 외층과 내층 사이의 공간으로, 뇌의 혈액은 경막정맥동으로 유입된다.
- 정맥동교회에는 상시상정맥동, 직정맥동, 후두정맥동, 좌우 횡정맥동이 모인다.
- 횡정맥동 중 좌우가 동등한 것은 드물다. 횡정맥동에 관해서는 좌우 차가 있어도 즉시 병변이라고는 볼 수 없다.

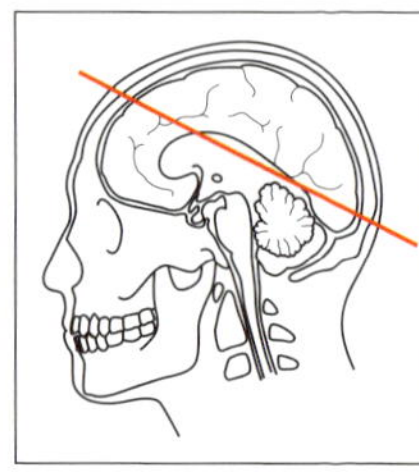

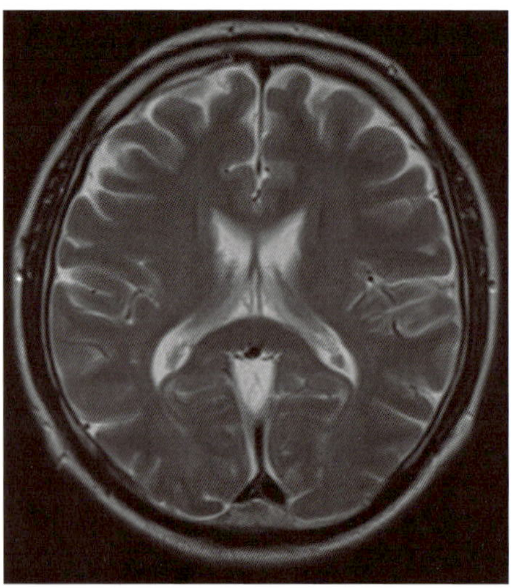

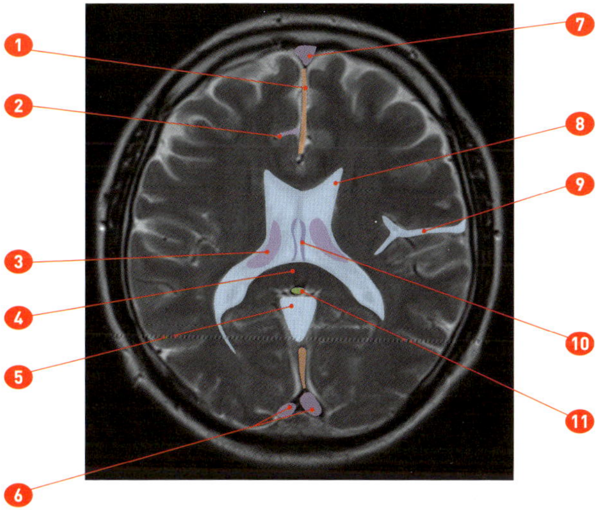




❶ 대뇌겸 falx cerebri
❷ 대상구 sulcus cinguli
❸ 맥락총 choroid plexus
❹ 뇌량팽대 splenium of corpus callosum
❺ 상소뇌조 superior cerebellar cistern
❻ 정맥동교회 confluence of the sinuses
❼ 상시상정맥동 superior sagittal sinus
❽ 측뇌실 lateral ventricle
❾ 외측구(실비우스열) lateral sulcus(sylvian fissure)
❿ 내대뇌정맥 internal cerebral vein
⓫ 갈렌대정맥 great vein of Galen

### 전이성 뇌종양

전이성 뇌종양은 피수경계에 호발하는 것으로 알려져 있다. 전이성 뇌종양이 의심되는 경우에는 주목한다. T2 강조영상에서는 주위 유종성 변화를 반영한 고신호 영역이 보이는 경우가 있다. 조영 T1 강조영상에서는 링 상태의 증강 효과를 가지는 병변으로서 교아종, 뇌농양이 유명하다.

# 두부 MRI 수평단면상 5

## 독영의 요점

- 투명중격은 2층이 유합되어 형성되어 있는데, 이 사이에 공동이 보이는 경우가 있다. 투명중격이라고 불리며, 정상변이로, 병적 소견이 아니다. 형성에 대해서는 많은 설이 있다.
- 투명중격강의 후방 연장상에 Verga강이 보이는 경우가 있지만, 투명중격강이 없는 경우에는 보통 Verga강이 단독으로 보이는 경우는 적다.

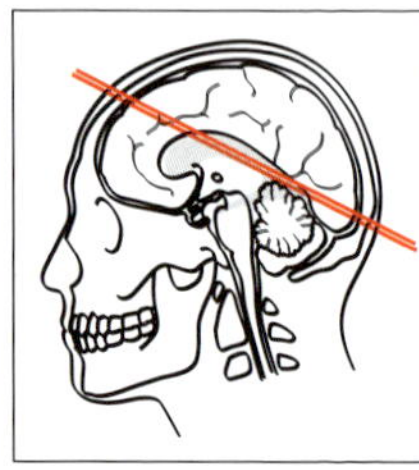

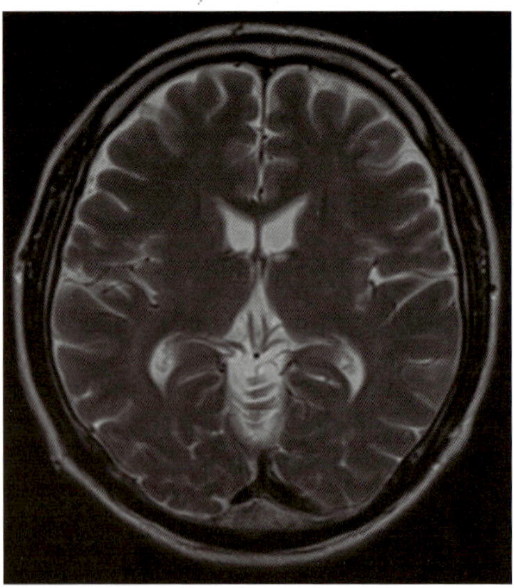

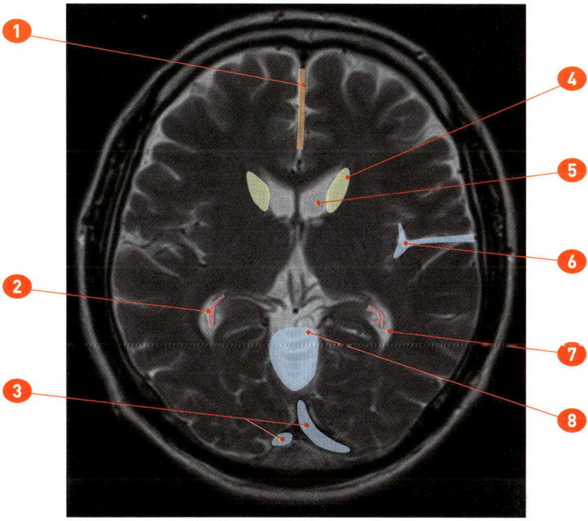




❶ 대뇌겸 falx cerebri
❷ 맥락총 choroid plexus
❸ 정맥동교회 confluence of the sinuses
❹ 미상핵두 head of caudate nucleus
❺ 측뇌실전각 frontal horn of lateral ventricle
❻ 외측구(실비우스열) lateral sulcus(sylvian fissure)
❼ 측뇌실삼각부 trigon of lateral ventricle
❽ 상소뇌조 superior cerebellar cistern

### Flow void

공기, 골피질, 빠른 흐름의 동맥(flow void)은 T1 강조영상, T2 강조영상 모두 저신호를 띤다. Flow void의 소실은 혈류의 저하나 혈관의 폐색을 시사한다. 정맥동의 신호 소실은 정맥동혈전증의 가능성이 시사되어, 젊은 층의 두통 감별 증상으로 반드시 확인하자. 모야모야병에서는 내경동맥 기시부 이후의 앞, 중대뇌동맥의 flow void가 보이지 않고, 대신에 기저핵부에 신생혈관을 반영한 flow void가 보인다.

# 두부 MRI 수평단면상 6

## 독영의 요점

- 기저핵이나 제3뇌실, 중뇌, 중뇌수도, 소뇌의 일부가 보인다.
- 내측 측뇌실과 제3뇌실을 연결하는 실간공(몬로공)도 관찰된다.
- 피각의 내측, 내포의 외측에는 염창구가 위치한다(이 영상에서는 피각과 염창구를 명확하게 구분하기가 어렵기 때문에 생략하고 있다).

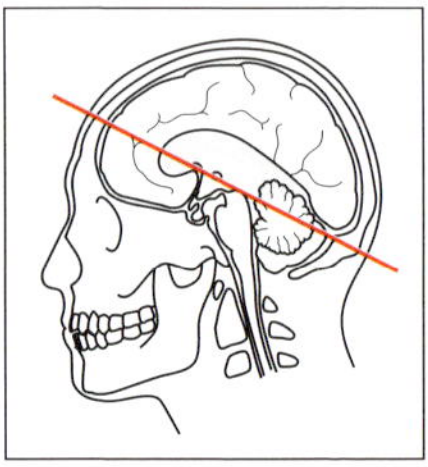

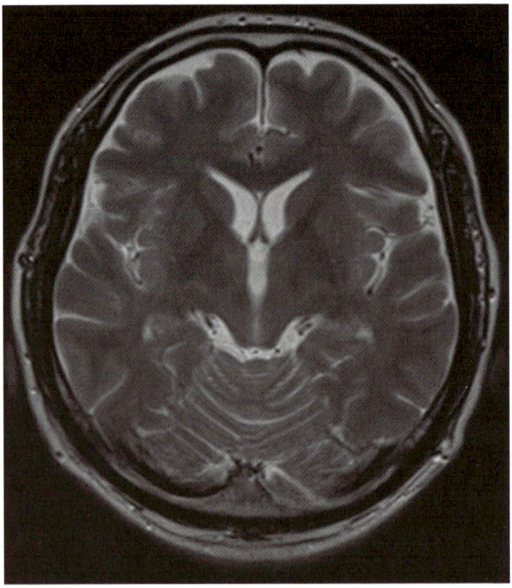

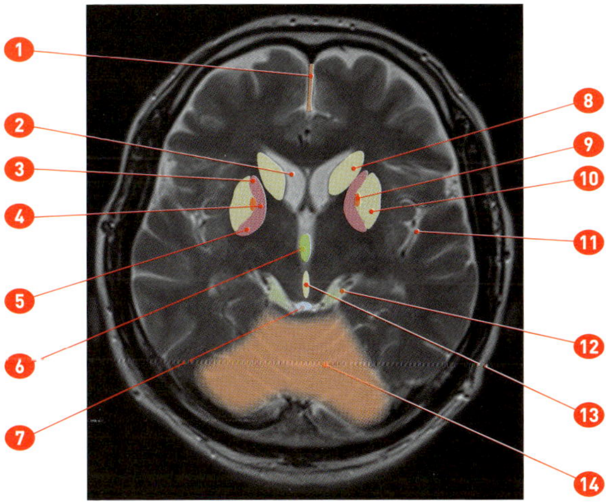


❶ 대뇌겸 falx cerebri

❷ 측뇌실전각 frontal horn of lateral ventricle

❸ 내포(전각) internal capsule (anterior crus)

❹ 내포(무릎) internal capsule (genu)

❺ 내포(후각) internal capsule (posterior crus)

❻ 제3뇌실 third ventricle

❼ 사구체조 quadrigeminal cistern

❽ 미상핵두 head of caudate nucleus

❾ 담창구 globus pallidus

❿ 피각 putamen

⓫ 외측구(실비우스열) lateral sulcus(sylvian fissure)

⓬ 우회조 cisterna ambiens

⓭ 중뇌수도 cerebral aqueduct

⓮ 소뇌반구 cerebellar hemisphere

### Wernicke뇌증

이 단면에서는 기저핵이나 제3뇌실, 중뇌수도가 보인다. 대뇌기저핵의 장애에서는 주로 추체외로계의 장애가 생긴다. Wernicke뇌증은 비타민 B1의 상대 결핍에 의해 안구운동장애, 돌연의식장애 등을 띤다. 우두체, 시상 배내측핵, 제3, 제4뇌실 및 중뇌수도 주변의 급성괴사, 소출혈을 일으키며, 병변부에 T2 강조영상 및 FAIR 기법에서 이상신호가 보인다. 특히 FAIR 기법이 유용하다.

# 두부 MRI 수평단면상 7

## 독영의 요점

- 양쪽 대뇌반구를 잇는 뇌량의 슬부를 확인할 수 있다.
- 기저핵, 내포에 영양을 주는 동맥은 천통지가 되었으며, 경색의 호발부위이다.
- 열공경색증 외에 혈관주위강 확대가 T2 강조영상에서 고신호로 보이는 경우가 있다. 혈관주위강의 확대 자체에 병적 의의는 없지만, 다른 촬영 조건이나 임상증상을 참조하지 않으면 감별은 조금 어렵다.

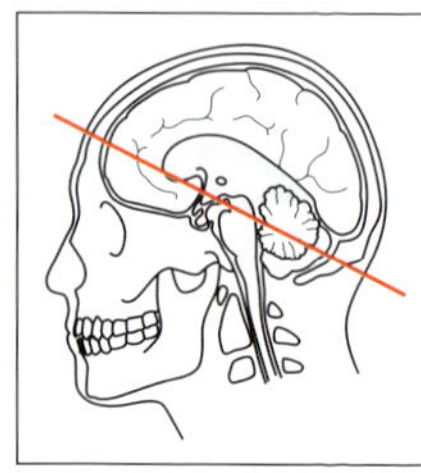

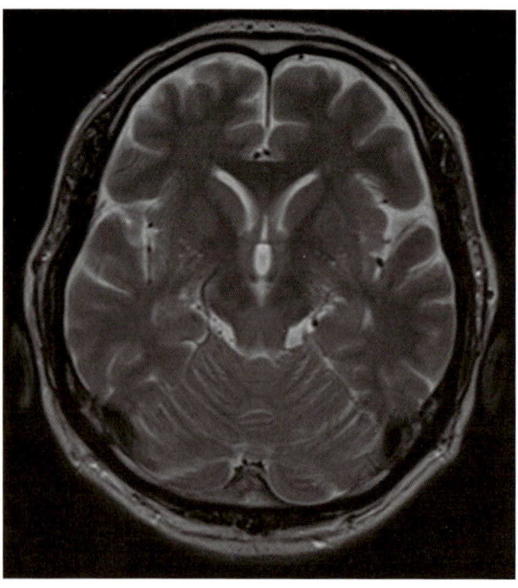

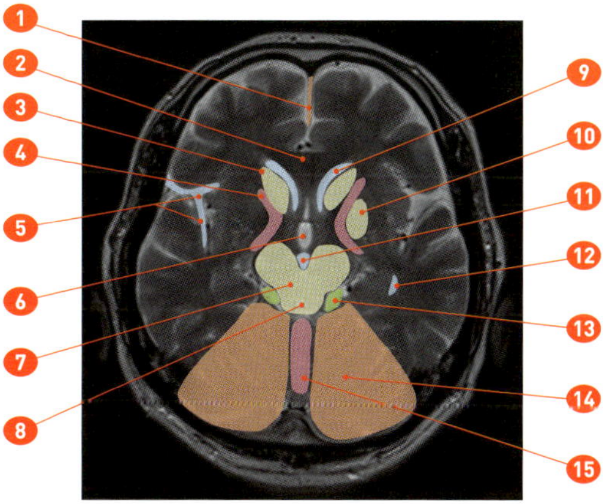


1 대뇌겸 falx cerebri
2 뇌량슬부 genu of corpus callosum
3 미상핵두 head of caudate nucleus
4 내포 internal capsule
5 외측구(실비우스열) lateral sulcus(sylvian fissure)
6 제3뇌실 third ventricle
7 중뇌 midbrain
8 중뇌수도 cerebral aqueduct
9 측뇌실전각 frontal horn of lateral ventricle
10 피각 putamen
11 각간조 cisterna interpeduncularis
12 측뇌실 lateral ventricle
13 우회조 cisterna ambiens
14 소뇌반구 cerebellar hemisphere
15 소뇌충부 vermis cerebelli

**동안신경마비**

중뇌상구 레벨에는 동안신경핵이 있다. 동안신경의 마비로는 복시, 내전장애, 안검하수, 내안근 조절장애, 산동, 대광반사 소실과 같은 증상이 보인다. 동안신경마비를 일으킬 수도 있는 대표적 질환은 IC-PC의 동맥류, 진행성 핵상성 마비, Wernicke뇌증, 당뇨병 등을 들 수 있다. 복시를 호소하는 환자를 진단할 때 반드시 안구운동 진료를 수행하며, 이 질환들을 감별 증상으로 들어 영상 체크를 할 필요가 있다.

# 두부 MRI 수평단면상 8

## 독영의 요점

- 뇌저조, 실비우스열의 연속성을 확인할 수 있다.
- Willis동맥륜의 일부를 형성하는 전대뇌동맥, 중대뇌동맥, 후대뇌동맥, 뇌저동맥을 나타내는 flow void가 확인된다. Willis동맥륜에 대해서는 혈관조영, MRA 항목 (p.66~p.71)을 참조하길 바란다.
- 소뇌천막이 확인된다.

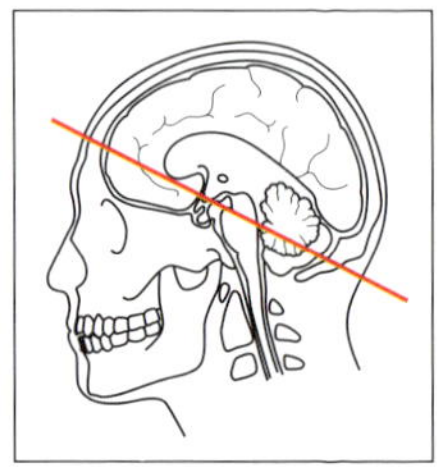

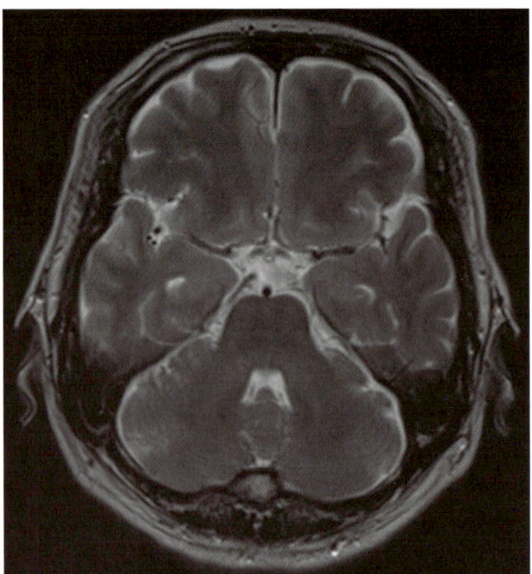

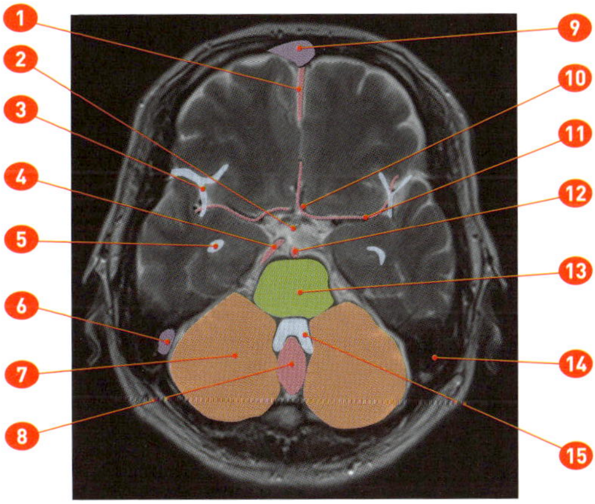




❶ 대뇌겸 falx cerebri
❷ 뇌저조 basal cistern
❸ 외측구(실비우스열) lateral sulcus(sylvian fissure)
❹ 후대뇌동맥 posterior cerebral artery
❺ 측뇌실하각 temporal horn of lateral ventricle
❻ 횡정맥동 transverse sinus
❼ 소뇌반구 cerebellar hemisphere
❽ 소뇌충부 vermis cerebelli
❾ 전두동 frontal sinus
❿ 전대뇌동맥 anterior cerebral artery
⓫ 중대뇌동맥 middle cerebral artery
⓬ 뇌저동맥 basilar artery
⓭ 교뇌 pons
⓮ 유돌봉소 mastoid air cell
⓯ 제4뇌실 fourth ventricle

### 올리브다리소뇌위축증

올리브다리소뇌위축증은 다계통 위축증 중 하나이다. 중년 이후에 발증하여 소뇌 증상, 추체로 증상, 추체외로 증상, 자율신경 증상이나 지능 저하를 일으킨다. 소뇌와 교뇌가 위축을 나타내며 교뇌의 위축은 교저부에서 강하다. T2 강조영상에서 교뇌 횡주섬유의 변성에 의한 십자 상태의 고신호 영역(hot cross bun sign)이 특징적이다. 소뇌의 위축을 반영하여 소뇌구의 확대나 제4뇌실의 확대를 영상에서 볼 수 있다.

# 두부 MRI 수평단면상 9

## 독영의 요점

- 전두엽, 측두엽 저부가 확인된다. 같은 부위는 뇌좌상으로 장애를 입기 쉬운 부분으로, 외상 후의 MRI에서는 주의하여 관찰할 필요가 있다.
- 내이동 및 내이동에 침입하는 내이신경이 확인된다. 청신경초종의 간접 소견으로 내이동의 확대가 좌우 차로 보이는 경우가 있다.
- 터어키안에는 하수체가 존재하여 확대는 하수체 병변을 의심한다.

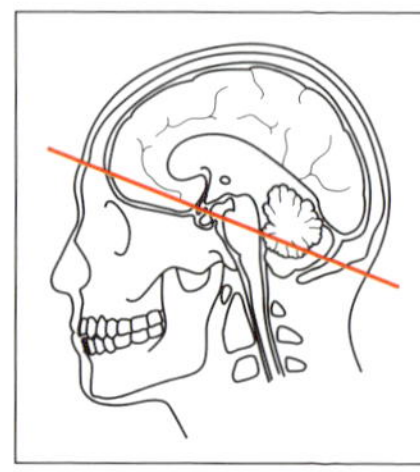

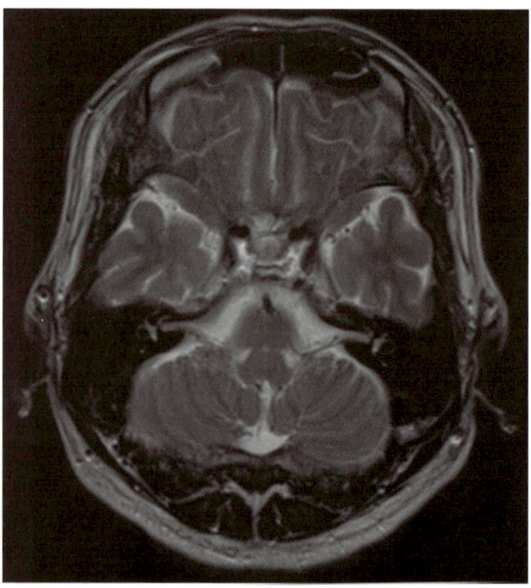

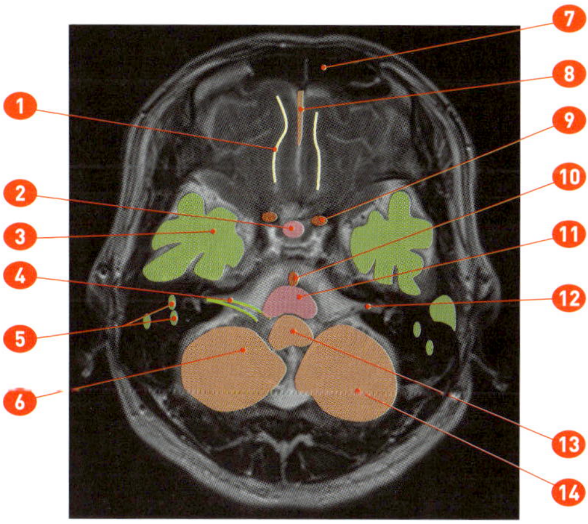


❶ 후구 olfactory sulcus
❷ 터어키안 sella turcica
❸ 측두엽 temporal lobe
❹ 내이신경 nervus octavus
❺ 유돌봉소 mastoid air cell
❻ 소뇌반구 cerebellar hemisphere
❼ 전두동 frontal sinus
❽ 대뇌겸 falx cerebri
❾ 내경동맥 internal carotid artery
❿ 뇌저동맥 basilar artery
⓫ 교뇌 pons
⓬ 내이도 internal acoustic meatus
⓭ 연수 medulla oblongata
⓮ 소뇌반구 cerebellar hemisphere

### 소뇌교각부

거미막낭종의 호발부위의 하나가 소뇌교각부이다. 증상이 없는 경우에는 치료 대상이 되지 않는다. 뇌실질의 압배에 의한 소증상이나 간질발작, 수두증 등의 증상을 나타나는 경우에는 치료를 적용한다. 소뇌교각부에 발생하는 종양성 병변의 약 2/3가 청신경종양(대부분이 신경초종)이며, 감별로서는 수막종, 유표피종을 들 수 있다. 내측 청신경종양을 발견하면 신경섬유종증 2형을 감별증상으로 든다.

# 두부 MRI 수평단면상 10

**독영의 요점**

- 부비강 중에 사골동, 접형골동을 확인할 수 있다. 다른 단면에서 전두동, 상악동도 체크하자.
- 안와 내에는 안구, 시신경, 근군이 확인된다.
- 외상 후의 내경동맥 해면정맥동루에서는 안와 내에 사행한 이상 혈관을 볼 수도 있다.
- 연수 및 그 내측에 추골동맥을 나타내는 flow void가 확인된다.

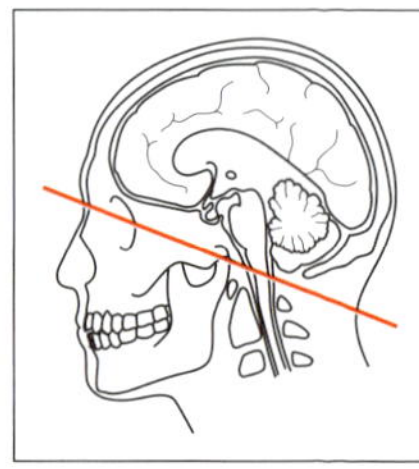

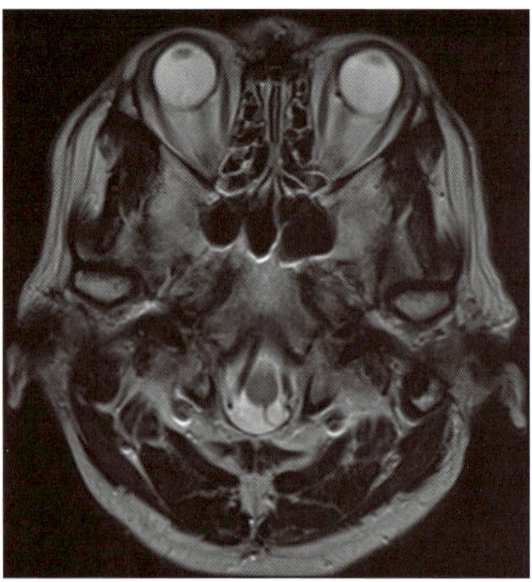

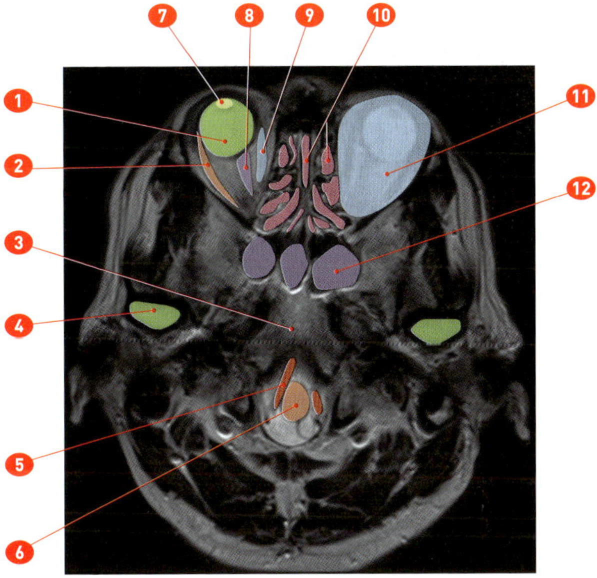


❶ 안구 eyeball
❷ 외측직근 lateral rectus muscle
❸ 경사대 clivus
❹ 하악두 caput mandibulae
❺ 추골동맥 vertebral artery
❻ 연수 medulla oblongata
❼ 수정체 crystalline lens
❽ 시신경 optic nerve
❾ 내측직근 medial rectus muscle
❿ 사골동 ethmoid sinus
⓫ 안와 orbit
⓬ 접형골동 sphenoidal sinus

### Wallenberg증후군(연수외측 증후군)

Wallenberg증후군(연수외측 증후군)은 후하뇌동맥(PICA), 추골뇌정동맥계의 폐색에 의한다. 폐색에는 혈전성 외에 추골동맥해리가 중요하다. 중년 남성에서 후두부에서 후경부의 편측성 돌연 발증의 통증을 주증상으로 호소하며 내원한 경우, 감별해야할 질환이다. 조영 3DT1 강조영상이 진단에 유용하다.

# 두부 MRI 관상단면상 1

## 독영의 요점

- 안와 및 안와 내의 구조, 부비강이 확인된다.
- MRI를 촬영할 때 반드시 안와 · 안구 내 이물질이 없는지 확인한다.
- MRI의 관상단면에서는 안와 내 종양, 시신경이나 근의 이상을 파악하기가 쉽다.
- 부비강, 특히 상악동의 병변이나 병변의 확대, 연속성을 확인하는 데 유용하다.
- CT의 관상단면상은 안와골절을 확인하는 데 매우 유용하다. 이 경우, 지양판의 골 결손과의 감별을 필요로 하는 경우가 있다.

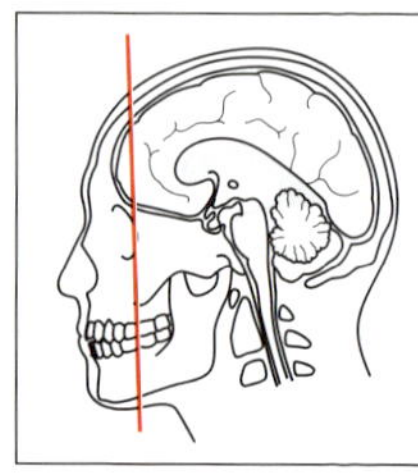

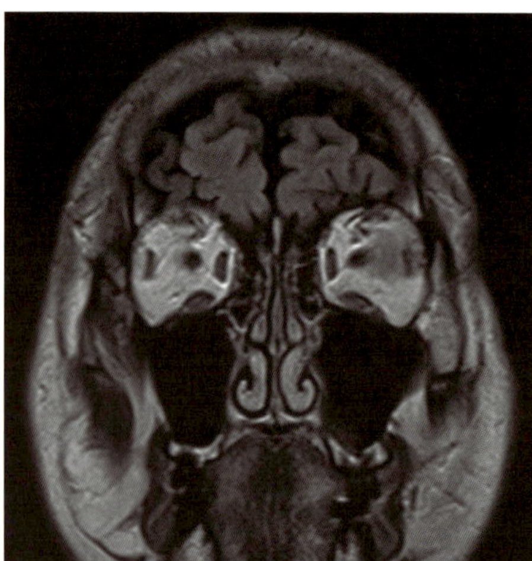

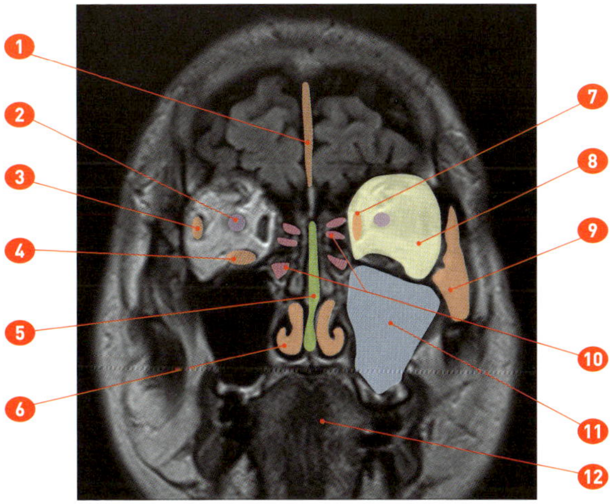


❶ 대뇌겸 falx cerebri

❷ 시신경 optic nerve

❸ 외측직근 lateral rectus muscle

❹ 하직근 및 하사근 inferior rectus muscle and inferior oblique muscle

❺ 비중격 nasal septum

❻ 하비갑개 inferior nasal concha

❼ 내측직근 medial rectus muscle

❽ 안와 orbit

❾ 관골 zygomatic bone

❿ 사골동 ethmoid sinus

⓫ 상악동 maxillary sinus

⓬ 혀 tongue

### 부비강(nasosinusitis)

부비강은 전두동, 사골동, 접형골동, 상악동이 있다. 부비강의 전막비후나 액체 저류는 염증이 의심된다. 사골동은 안와벽 내벽을, 상악동은 안와저의 일부를 구성하고 있다. 안와외파열골절에서는 골이 얇은 내벽 및 안와저부 골절이 많은 안와 결합조직이 골절부위에 떨어져 안구운동장애가 생긴다. 저부의 외파열 골절에서는 상전에 장애를 받는다. 골절부위 확인에는 CT가 적합하다.

# 두부 MRI 관상단면상 2

**독영의 요점**

- 내경동맥과 외전신경은 해면정맥동 내를 통과하고 있다.
- 하수체병의 편이는 하수체의 병변을 시사하는 소견 중의 하나이다.
- 골수 신호는 연령과 함께 변화한다. 경사대도 골수신호를 반영하여 신생아기까지는 T1 강조영상에서 저신호를 띠며, 3세까지는 반상 고신호가 출현하며, 사춘기 이후에서 골수 전체가 고신호화된다.

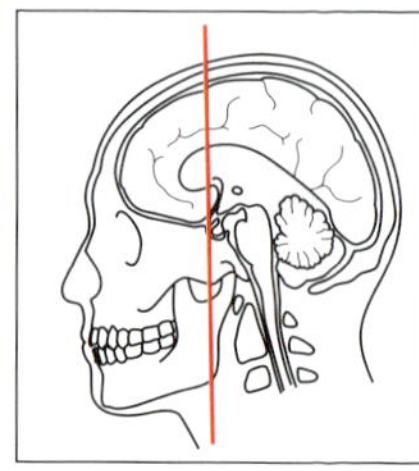

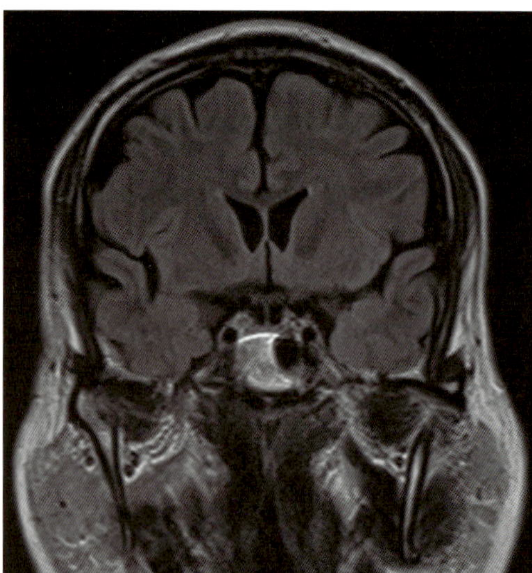

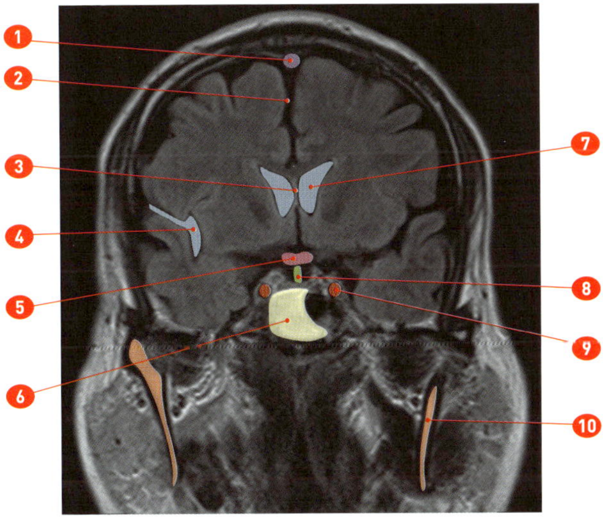


❶ 상시상정맥동 superior sagittal sinus
❷ 대뇌겸 falx cerebri
❸ 투명중격 septum pellucidum
❹ 외측구(실비우스열) lateral sulcus(sylvian fissure)
❺ 시신경교차 optic chiasm
❻ 경사대 clivus
❼ 측뇌실 lateral ventricle
❽ 뇌하수체줄기 pituitary stalk
❾ 내경동맥 internal carotid artery
❿ 하악지 ramus of mandible

**해면정맥동**

내경동맥과 외전신경은 해면정맥동의 중간에서 주행한다. 정맥동의 외측벽에는 동안신경, 골차신경, 삼차신경의 가지인 안신경과 상악신경이 존재한다. 경동맥 해면정맥동루(CCF)에서는 해면정맥동에 동맥압이 가해짐으로서 정맥압이 상승하고 임상증상을 일으킨다. 증상은 안구돌출, 두통, 안와부의 박동성 잡음, 결막출혈, 유종, 외안근마비 등이 일어난다. 외안근마비는 복시나 안검하수를 일으킨다.

# 두부 MRI 관상단면상 3

## 독영의 요점

- 뇌척수액은 측뇌실, 제3뇌실, 제4뇌실의 맥락총에 존재하는 맥락상피세포로부터 분비, 생산된다.
- 뇌척수액의 순환은 p.57을 참조할 것.
- 이 단면에서는 측뇌실, 실간공(몬로공), 제3뇌실이 연속되는 것을 볼 수 있다.
- 해마가 확인된다. 정상인에서는 좌우 방향에 타원형으로 부푼 곳이 있다.
- 해마가 위축되면 측뇌실의 확대가 보이는 경우가 있다.

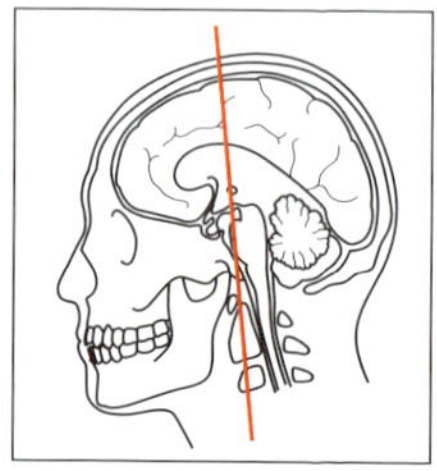

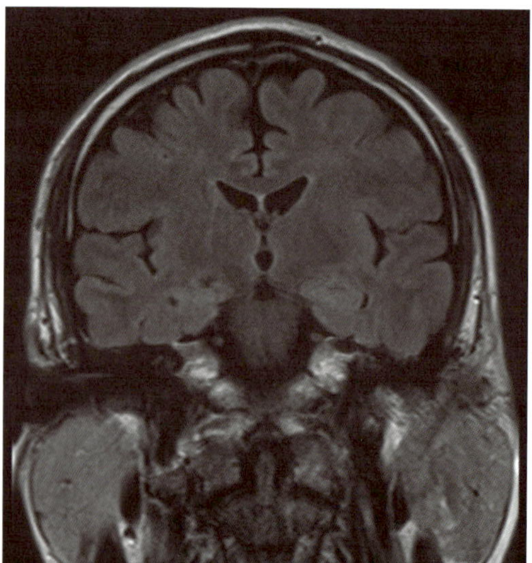

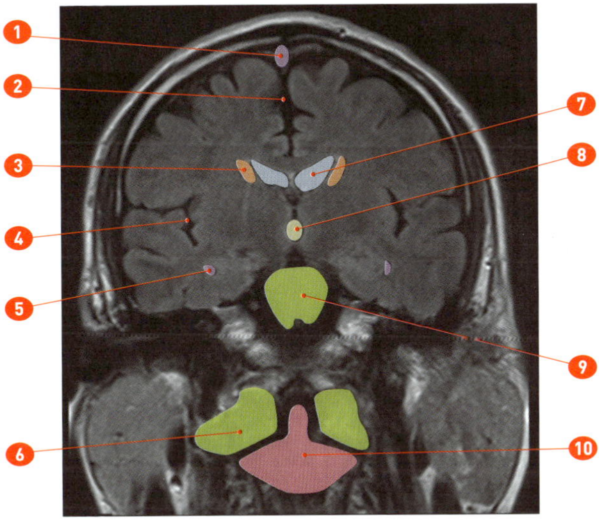


❶ 상시상정맥동 superior sagittal sinus
❷ 대뇌겸 falx cerebri
❸ 미상핵두 head of caudate nucleus
❹ 외측구(실비우스열) lateral sulcus(sylvian fissure)
❺ 측뇌실하각 temporal horn of lateral ventricle
❻ 환추(제1경추) atlas
❼ 측뇌실 lateral ventricle
❽ 제3뇌실 third ventricle
❾ 중뇌 midbrain
❿ 축추(제2경추) axis

**해마, 신피질**

새로운 정보는 해마를 경유하고서 신피질에 축적된다고 알려져 있다. 따라서 단기기억은 해마로, 장기기억은 신피질에 의존하고 있다고 생각할 수 있다. 또한 감정의 제어, 시상하부 기능의 제어에도 관여하는 것으로 생각되고 있다. Alzheimer병에서는 해마 · 해마방회의 위축, 편모체, 측두엽, 두정엽의 위축을 볼 수 있다. 단, 시간적인 위축을 평가하는 것은 어렵기 때문에 정확한 평가에는 VSRAD 등의 해석이 필요하다.

# 두부 MRI 관상단면상 4

**독영의 요점**

- 중뇌수도, 뇌궁이 확인된다.
- Wernicke뇌증에서는 FAIR 기법, T2 강조 영상에서 유두체, 중구수도 주위, 제3뇌실에 따른 시상 · 시상하부의 좌우대칭성의 고신호가 보인다.
- 뇌궁은 해마체로부터 생겨서 유두체에 이르는 섬유다발이다. 발생학적으로 오래된 추사섬유로 내포를 통과하지 않는다.

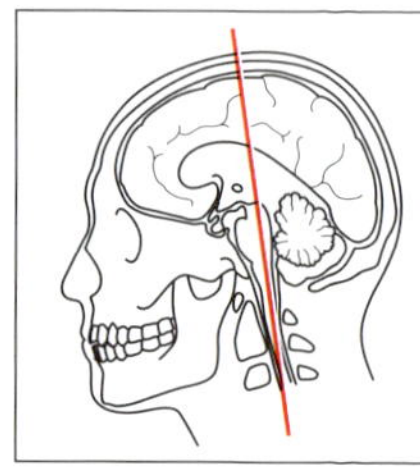

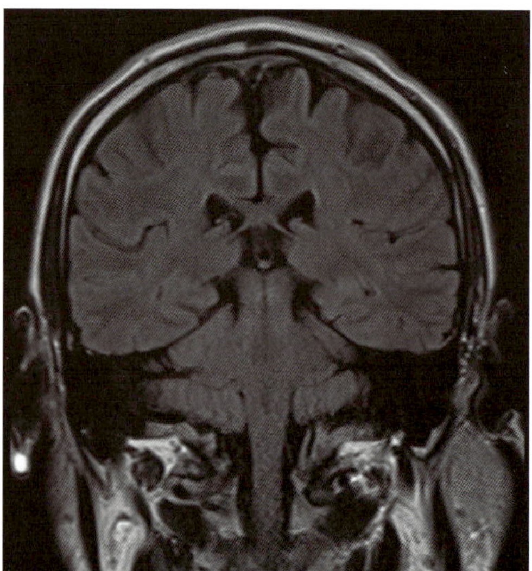

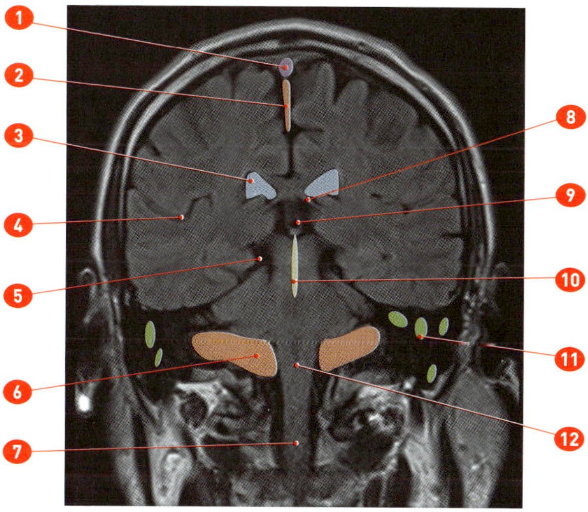


❶ 상시상정맥동 superior sagittal sinus
❷ 대뇌겸 falx cerebri
❸ 측뇌실 lateral ventricle
❹ 외측구(실비우스열) lateral sulcus(sylvian fissure)
❺ 우회조 ambient cistern
❻ 소뇌반구 cerebellar hemisphere
❼ 척수 spinal cord
❽ 뇌궁 fornix
❾ 송과체 pineal body
❿ 중뇌수도 cerebral aqueduct
⓫ 유돌봉소 mastoid air cell
⓬ 연수 medulla oblongata

**FLAIR 기법**

관산단면상의 순서는 FLAIR 기법을 따른다. FLAIR 기법은 T2 강조영상에서 뇌척수액(CSF)의 신호를 제어한 것이다. 뇌실질 내의 병변 검출이나 병변(경색)의 시기 판단, 물이나 CSF에 접하고 있거나 내부에 존재하는 병변을 검출하는 데 유용하다. 급성기 출혈에서는 CT가 MRI보다 뛰어나지만, 조금 시간이 경과한 경막하혈종이나 거미막하혈종의 검출에는 FLAIR 기법이 유용하다.

## 두부 MRI 관상단면상 5

**독영의 요점**

- 뇌량은 좌우 대뇌반구의 신피질을 결합하는 섬유의 집합이다.
- 뇌량은 팽대부, 체부(간), 슬부, 문부로 구성되며, 이 영상에서 볼 수 있는 범위는 뇌량팽대부(splenium of corpus callosum)에 해당한다.
- 선천 이상으로 뇌량 형성 이상이 존재하는 경우도 있다.
- 뇌량 팽대부는 두부외상에서 비만성 축소 손상의 호발부위 중 하나이다. 그 밖에 피수경계, 뇌간 배측도 호발부위이다.

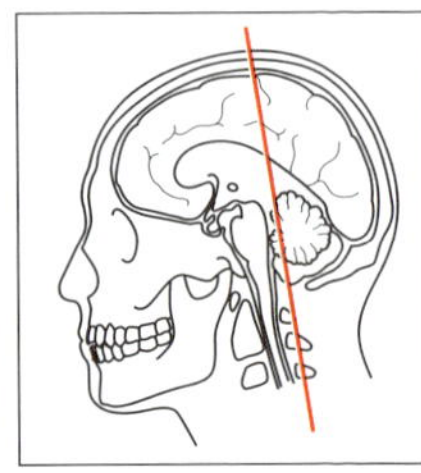

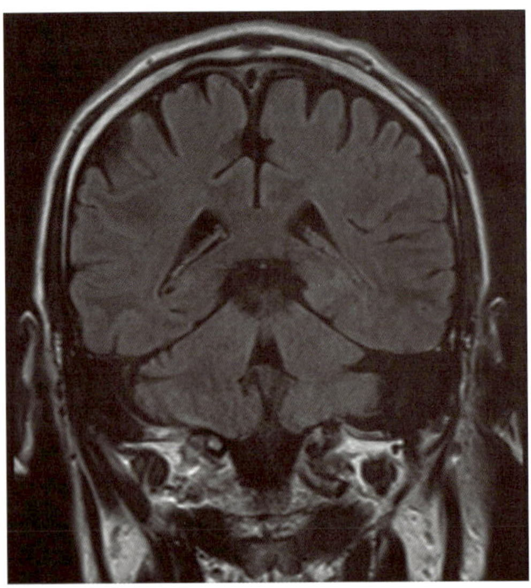

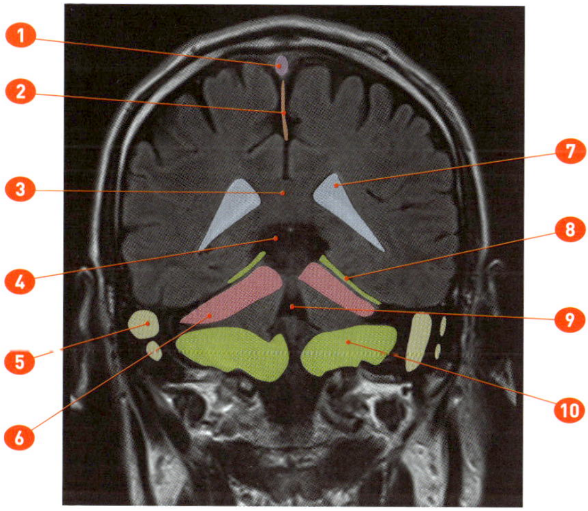


❶ 상시상정맥동 superior sagittal sinus
❷ 대뇌겸 falx cerebri
❸ 뇌량 corpus callosum
❹ 사구체조 quadrigeminal cistern
❺ 유돌봉소 mastoid air cell
❻ 소뇌전엽 anterior lobe of cerebella hemisphere
❼ 측뇌실 lateral ventricle
❽ 소뇌천막 tentorium cerebelli
❾ 제4뇌실 forth ventricle
❿ 소뇌후엽 posterior lobe of cerebellar hemisphere

**뇌실의 연속**

CSF는 맥락총에 의해 생산되어 측뇌실 → 몬로공 → 제3뇌실 → 뇌구수도 → 제4 뇌실 → 루시카공, 마장디공을 통과하여 거미막하공으로 흘러간다. 거미막하공에 들어간 후에는 거미막과립에서 정맥계에 흡수된다는 설이 일반적이다. 외상이나 특발성으로 경막의 파탄이 일어나 CSF가 누출되거나 생산이 저하되면, 저수액압증후군이 일어난다. 영상 소견으로서는 경막 비후를 볼 수 있다. 의심이 되는 경우, 뇌조 신티그램이 유용하다.

# 두부 MRI 관상단면상 6

## 독영의 요점

- 경막은 안으로 꺾여 들어가 뇌를 지지하는 부분이 있다. 이것을 기준으로 두개강을 몇 개인가의 구획으로 나눈다.
- 대뇌겸. 소뇌천만, 소뇌겸, 안격막이 경막의 꺾여 들어간 부분이다.
- 이 단면에서는 대뇌겸, 소뇌천막의 존재를 확인할 수 있다.
- 대뇌겸은 좌우의 대뇌반구를 가르고 있다.
- 소뇌천막은 대뇌반구의 후두엽과 소뇌를 가르고 있다.

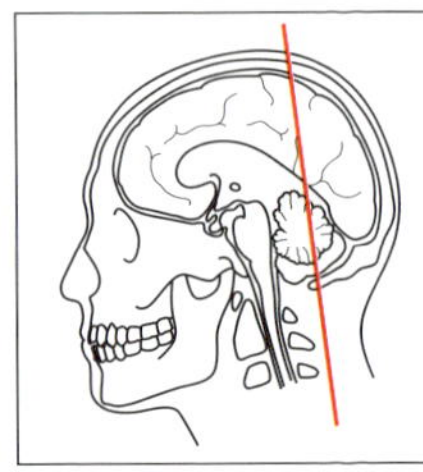

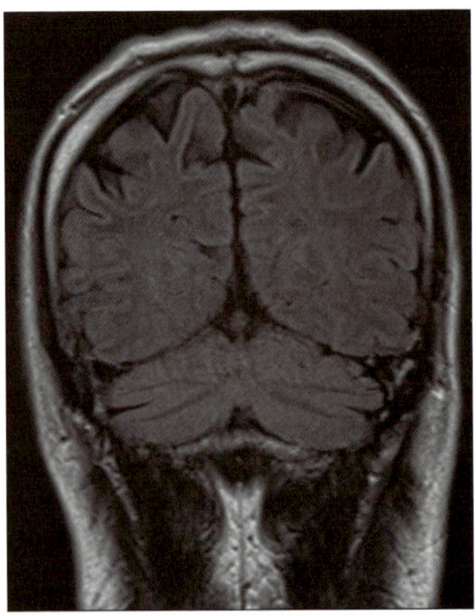

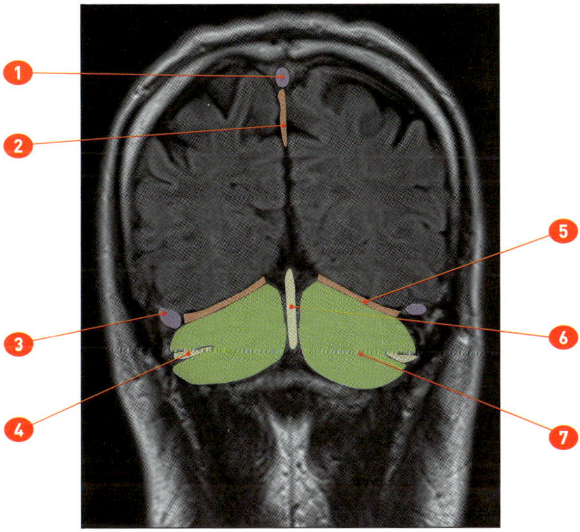




1 상시상정맥동 superior sagittal sinus
2 대뇌겸 falx cerebri
3 횡정맥동 transverse sinus
4 수평열 horizontal fissure
5 소뇌천막 tentorium cerebelli
6 소뇌충부 vermis cerebelli
7 소뇌후엽 posterior lobe of cerebellar hemisphere

### 소뇌반구

소뇌장애에서는 협조운동장애, 그 중에서 운동장애가 주로 보인다. 체간운동장애, 사지운동장애, 구음장애 등이다. p.19에서도 서술하였지만, 소뇌는 출혈 호발부위 중 하나이다. 주로 현기증이나 강조운동장애를 보이는 돌연 발증의 신경탈락증상이 보이는 경우, CT로 출혈을 부정한 후에 경색소의 유무를 확인하는 것이 요구되고 있다.

# 두부 MRI 시상단면상 1

**독영의 요점**

- 전두엽과 두정엽은 중심구에서, 두정엽과 후두엽은 두정후두구에서 나뉜다.
- 일단면만으로 뇌구를 동정하는 것은 어려우며, 전후 슬라이스와 비교하여 뇌구를 동정하는 작업이 필요하다.

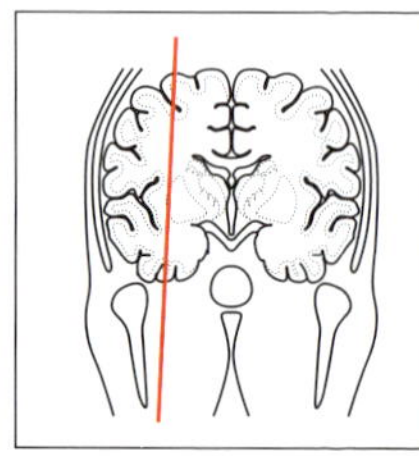

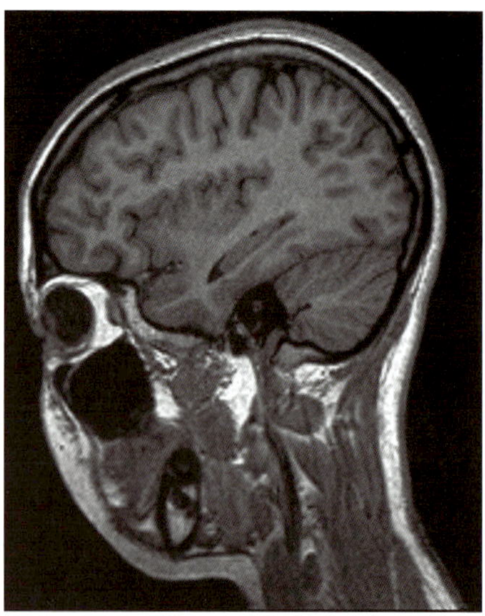

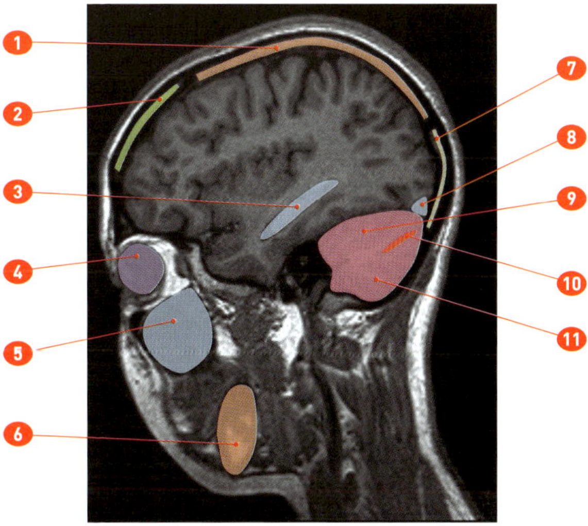


❶ 두정골 parietal bone
❷ 전두골 frontal bone
❸ 측뇌실하각 inferior horn of lateral ventricle
❹ 안구 eyeball
❺ 상악동 maxillary sinus
❻ 하악골 mandible
❼ 후두골 occipital bone
❽ 횡정맥동 transverse sinus
❾ 소뇌전엽 anterior lobe of cerebellar hemisphere
❿ 수평열 horizontal fissure
⓫ 소뇌후엽 posterior lobe of cerebellar hemisphere

**키아리 기형**

뇌간, 소뇌의 이상, 특히 변성 질환의 추출에 T1 강조영상 시상단면은 필수이다. 키아리 기형은 소뇌나 뇌간부가 경추 방향으로 하강하는 기형이며, Ⅰ~Ⅳ형으로 분류된다. Ⅰ형은 성인 발증이 많고, 뇌부나 상지 통증, 저림과 같은 임상증상으로 알 수 있다. Ⅱ형은 무호흡발작 등을 띠며, 영유아기에 알 수 있다. 각각 합병되기 쉬운 증후가 있으며, Ⅰ형: 척수공동증, Ⅱ형: 척수수막류(필발), 수두증 합병이 유명하다.

# 두부 MRI 시상단면상 2

## 독영의 요점

- 미상핵, 시상을 확인할 수 있다.
- 소뇌반구의 전방에 중소뇌각이 보인다.

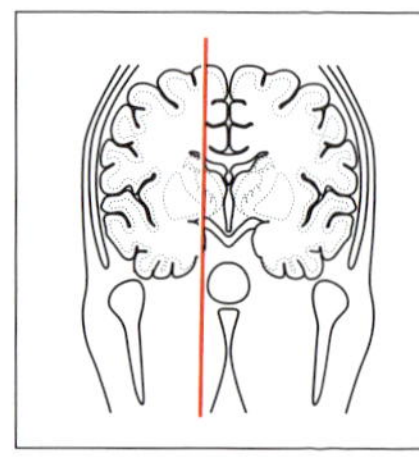

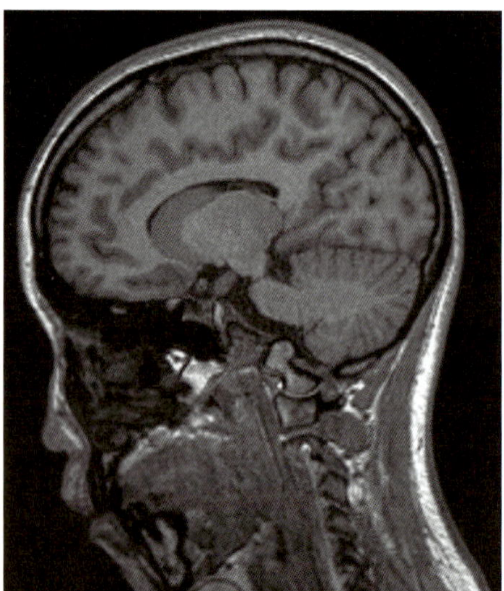

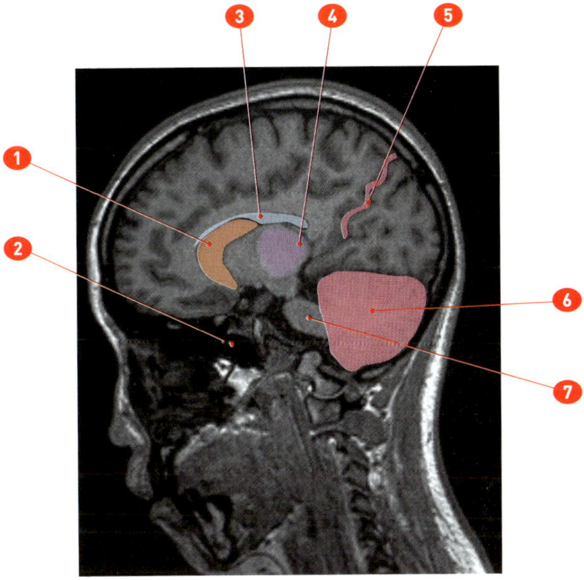


❶ 미상핵 caudate nucleus
❷ 접형골동 sphenoidal sinus
❸ 측뇌실 lateral ventricle
❹ 시상 thalamus
❺ 두정후두구 parietooccipital sulcus
❻ 소뇌반구 cerebellar hemisphere
❼ 중소뇌각 middle cerebellar peduncle

**척수소뇌변성증**

척수소뇌변성증은 운동실조가 주증후인 척수, 소뇌의 병변 중에서 가장 많이 발생하는 변성질환이다. 고발성과 유전성으로 크게 분류되어 유전성에서는 상염색체우성유전을 띠는 것이 많다. 소뇌, 자율신경계, 추체외로 증상을 띠는 다계통 위축증(MSA) 중에 소뇌실조를 주특징으로 하는 올리브교소뇌위축증(OPCA)은 특히 T2 강조영상에서 hot cross bun sign이 유명하다(p.43참조).

# 두부 MRI 시상단면상 3

## 독영의 요점

- 대뇌반구, 소뇌, 하수체, 뇌간부의 연속을 알 수 있는 단면이다.
- 소뇌천막이 대뇌반구와 소뇌를 구분하고, 대뇌반구를 지지하고 있는 것을 알 수 있다.
- 중뇌수도, 제4뇌실의 연속성을 확인할 수 있다.
- p.63에서 기술한 척수소뇌변성증에서 중요한 단면이다.

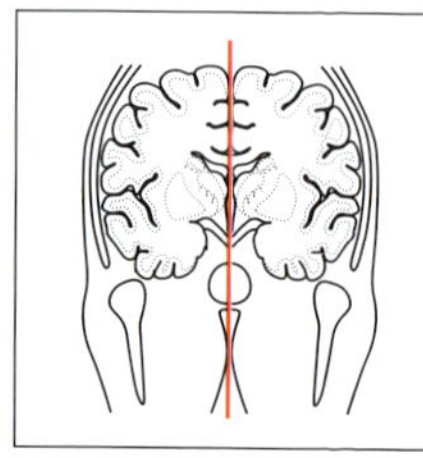

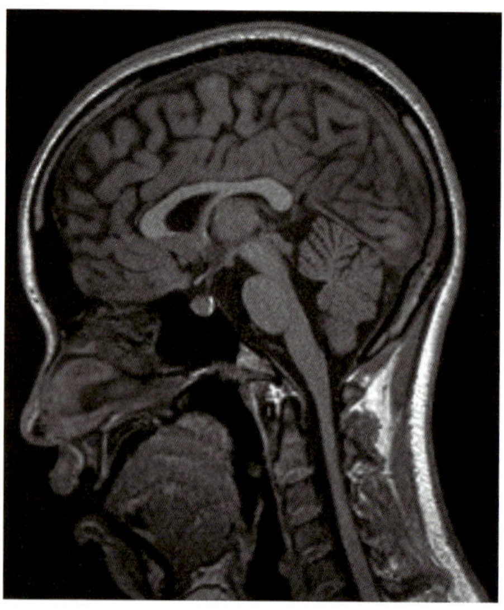

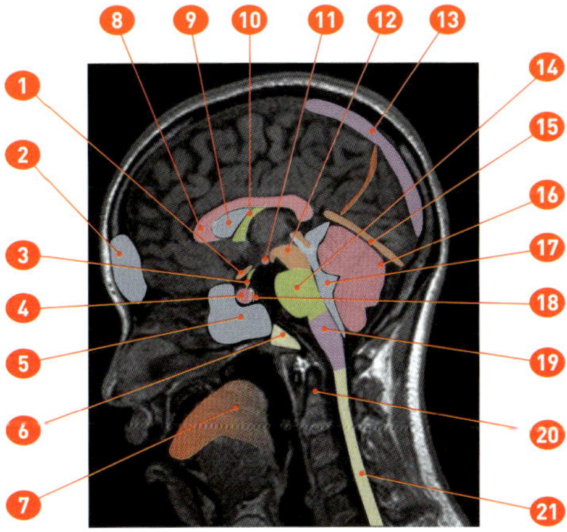


❶ 시신경 optic nerve
❷ 전두동 frontal sinus
❸ 뇌하수체줄기 pituitary stalk
❹ 하수체전엽 anterior lobe of pituitary
❺ 접형골동 sphenoidal sinus
❻ 경사대 clivus
❼ 혀 tongue
❽ 뇌량 corpus callosum
❾ 투명중격 septum pellucidum
❿ 뇌궁 fornix
⓫ 유두체 mammillary body
⓬ 중뇌 midbrain
⓭ 상시상정맥동 superior sagittal sinus
⓮ 교뇌 pons
⓯ 소뇌천막 tentorium cerebelli
⓰ 소뇌반구 cerebellar hemisphere
⓱ 제4뇌실 forth ventricle
⓲ 하수체후엽 posterior lobe of pituitary
⓳ 연수 medulla oblongata
⓴ 축추(제2경추) axis
㉑ 척수 spinal cord
★ 중뇌수도 cerebral aqueduct

**하수체**

하수체전엽은 T2 강조영상, 조영 전 T1 강조영상과 함께 회백질과 등신호를, 후엽은 T1 강조영상에서 고신호를 띤다. 이 고신호는 하수체후엽호르몬에 유래하는 신호라고 여겨지고 있다. 따라서 후엽의 고신호가 확인되지 않는 경우, 중핵성 요붕증이나 하수체를 압박하는 병변을 생각할 수 있다. 이 단면에서는 중뇌수도, 제4뇌실을 확인할 수 있다. 이 단면에서도 알 수 있듯이 하수체 종양의 수술에서는 경접형 골동법(Hardy 수술)을 선택한다.

# 두부 MRA 관상단면상

**독영의 요점**

- MRA란 MR angiography의 약자로 혈관 내의 흐름을 영상화한 것이다. 공간 분해 능력이 좋지 않다는 문제점이 있지만, 기술 진보에 의해 개선되고 있다.

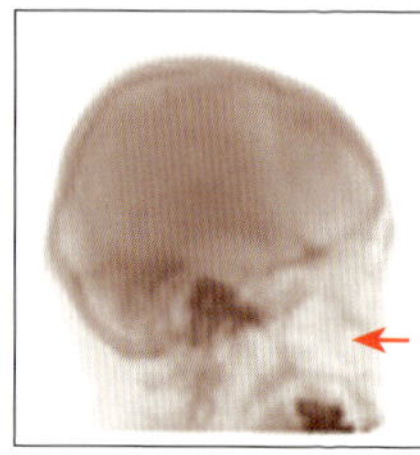

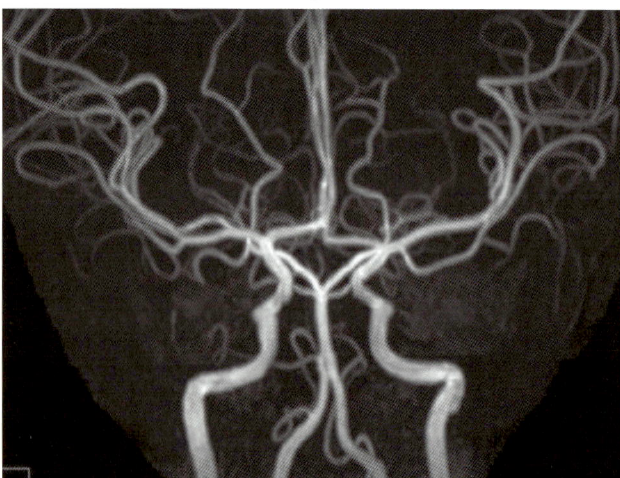

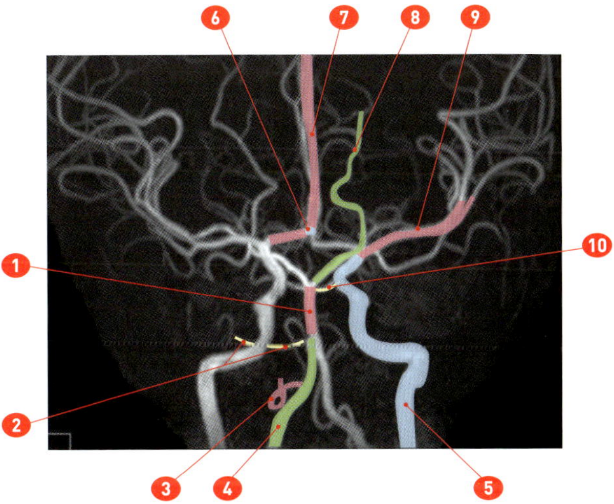


❶ 뇌저동맥 basilar artery
❷ 전하소뇌동맥 anterior inferior cerebellar artery
❸ 후하소뇌동맥 posterior inferior cerebellar artery
❹ 추골동맥 vertebral artery
❺ 내경동맥 internal carotid artery
❻ 전교통동맥 anterior communicating artery
❼ 전대뇌동맥 anterior cerebral artery
❽ 후대뇌동맥 posterior cerebral artery
❾ 중대뇌동맥 middle cerebral artery
❿ 상소뇌동맥 superior cerebellar artery

### MRA와 3D-CTA

3D-CTA에서는 두개저의 뼈나 혈관의 석회화가 보여, 뇌혈류 자체를 보는 것이 어려운 경우가 있다. MRA 관상단면은 혈액의 흐름을 촬영하는 것이며 뼈나 석회화의 영향은 적다. 3D-CTA에서 관찰이 어려운 부위라도 MRA라면 관찰 가능한 경우도 있다. 단, 협착 정도에 관해서는 반드시 정확하지 않다는 것을 염두에 둘 필요가 있기 때문에 주의하자.

# 두부 MRA 수평단면상

**독영의 요점**

- MRA는 그 비침습성 때문에 뇌졸중 스크리닝으로 응용되는 경우가 많다. 위음성이나 위양성도 자주 지적되기 때문에 뇌혈관 촬영이나 3D-CTA로 바꿀 수는 없지만, 유용한 검사방법이다.

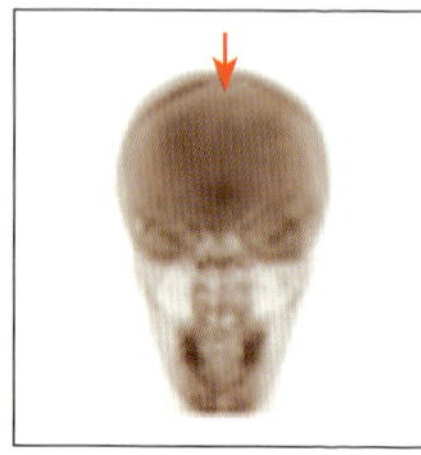

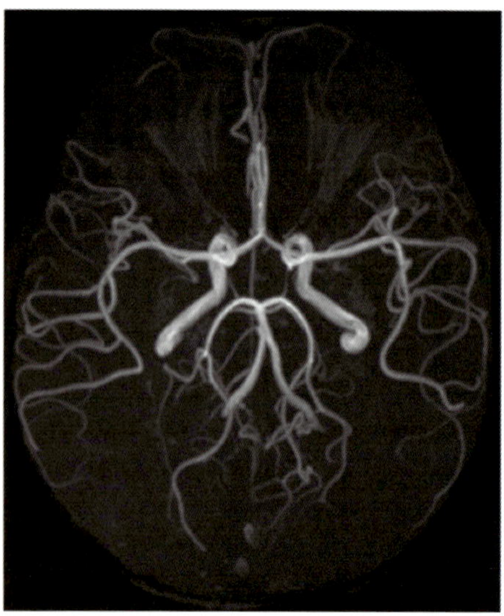

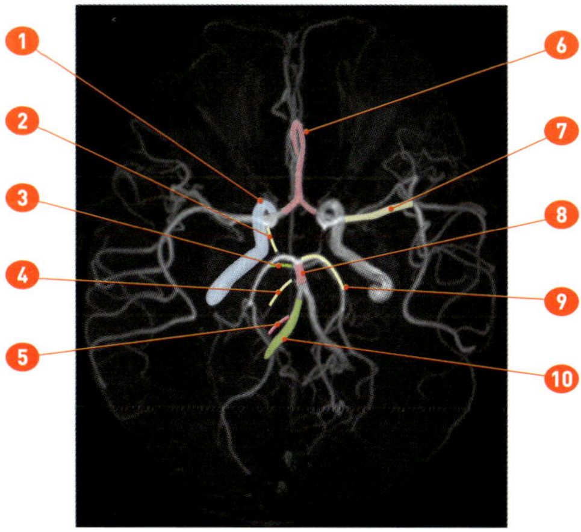


❶ 내경동맥 internal carotid artery

❷ 후교통동맥 posterior communicating artery

❸ 상소뇌동맥 superior cerebellar artery

❹ 전하소뇌동맥 anterior inferior cerebellar artery

❺ 후하소뇌동맥 posterior inferior cerebellar artery

❻ 전대뇌동맥 anterior cerebral artery

❼ 중대뇌동맥 middle cerebral artery

❽ 뇌저동맥 basilar artery

❾ 후대뇌동맥 posterior cerebral artery

❿ 추골동맥 vertebral artery

**MRA**

촬영한 영상은 컴퓨터에서 분석되어 3차원 데이터를 2차원으로 촬영한 영상인 최대강도투사(maximum intensity projection: MIP)상으로 재생성할 수 있다. 이 경우, 직접 영상을 회전시켜서 관찰할 수 있으며, 입체적으로 인식하기 쉽다. 그러나 혈관 사행 등 때문에 일어나는 난류가 협착 양상을 보이는 경우도 있기 때문에 원영상도 함께 확인, 평가하는 것이 좋다.

# 두부 DSA 내경동맥 정면상

## 독영의 요점

- 내경동맥의 정면상에서는 내경동맥 정부에서 전대뇌동맥, 중대뇌동맥을 관찰할 수 있다.
- 내경동맥의 안동맥 분절, 후교통동맥 분절이 관찰 방향과 수직이며, 관찰이 어려운 경우가 있기 때문에 주의가 필요하다.

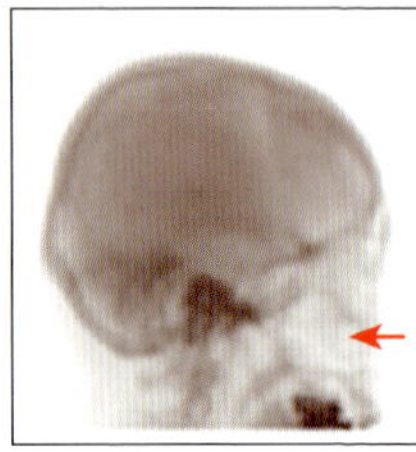

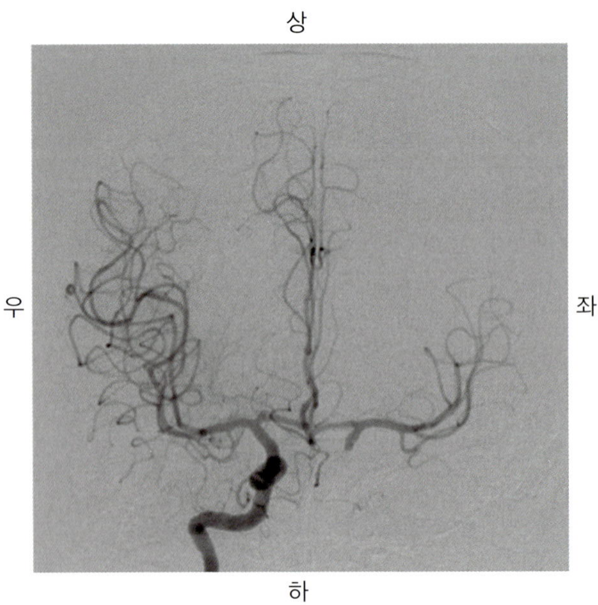

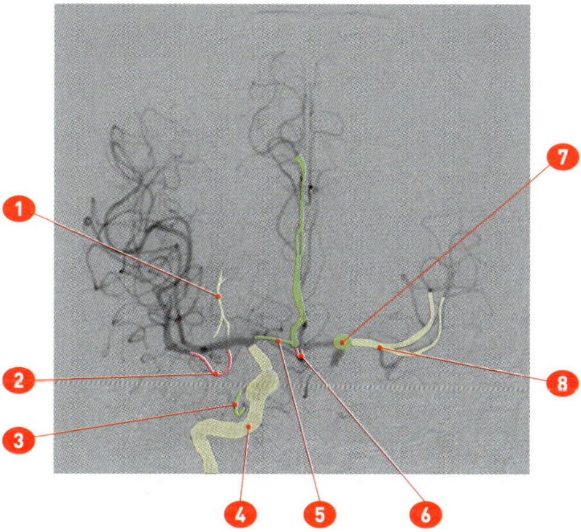




❶ 외측슬상체동맥 artery of lateral geniculate body
❷ 전측두동맥 anterior temporal artery
❸ 안동맥 ophthalmic artery
❹ 내경동맥 internal carotid artery
❺ 전대뇌동맥 anterior cerebral artery
❻ 전교통동맥 anterior communicating artery
❼ 내경동맥정부 internal carotid artery top
❽ 중대뇌동맥 middle cerebral artery

**Willis동맥륜**

뇌저조에서는 내경동맥이나 내경동맥과 후대뇌동맥을 연결하는 후교통동맥, 중대뇌동맥, 전대뇌동맥, 좌우 전대뇌동맥을 연결하는 전교통동맥, 후대뇌동맥, 뇌저동맥이 주행하고 있다. 이 동맥들이 연결되어 있는 형상은 육각형, 또는 고리 상태를 띠고 있으며, Willis동맥륜이라고 불린다. 전교통동맥이 무형성된 것이나 후교통동맥이 무형성된 것 등, 정상 변이가 풍부하여 주의가 필요하다.

# 두부 DSA 내경동맥 측면상

## 독영의 요점

- 내경동맥의 측면상에서는 내경동맥의 안동맥 분절, 후교통동맥 분절, 후교통동맥, 안동맥, 전대뇌동맥을 관찰할 수 있다.
- 중대뇌동맥이 관찰 방향과 수직이며, 관찰이 어려운 경우가 있으므로 주의가 필요하다.

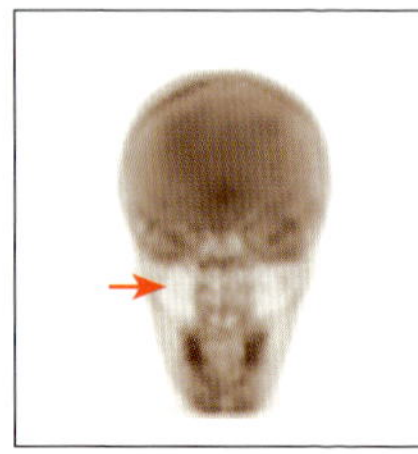

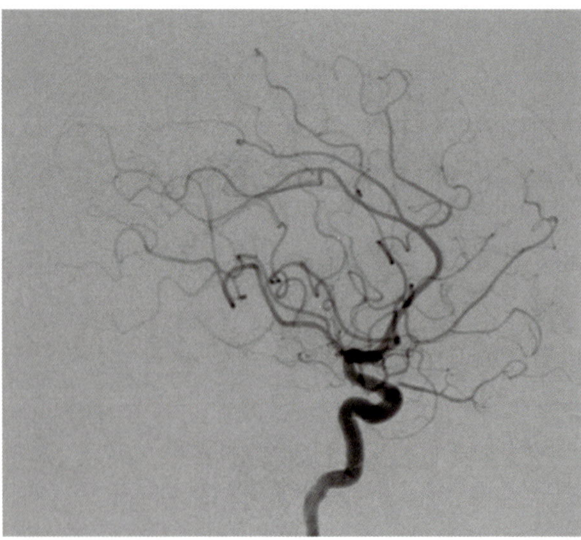

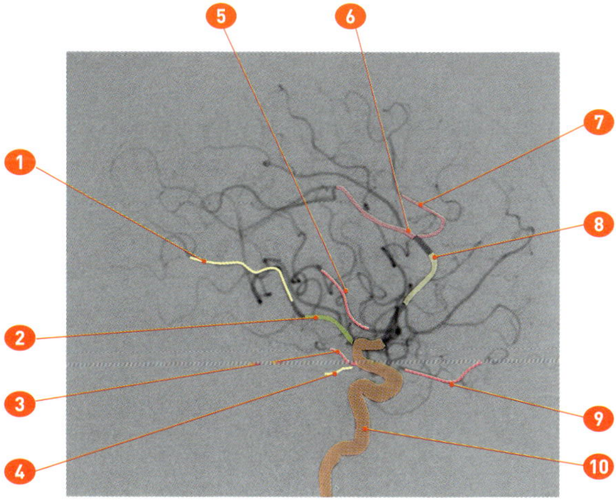


❶ 각회동맥 artery of angular gyrus
❷ 중대뇌동맥하행지 middle cerebral artery inferior trunk
❸ 전맥락총동맥 anterior choroidal artery
❹ 후교통동맥 posterior communicating artery
❺ 중대뇌동맥상행지 middle cerebral artery superior trunk
❻ 뇌량주위동맥 pericallosal artery
❼ 뇌량변연동맥 callosomarginal artery
❽ 전대뇌동맥 anterior cerebral artery
❾ 안동맥 ophthalmic artery
❿ 내경동맥 internal carotid artery

**내경동맥**

총경동맥은 경부에서 내경동맥과 외경동맥으로 분기된다. 내경동맥은 경동맥관 안을 통과하며, 해면정맥동에 다다른다. 해면정맥동을 나온 직후에 안동맥이 분기된다. 그 후, 후교통동맥, 전맥락총동맥이 분기되어 중대뇌동맥, 전대뇌동맥으로 나뉜다. 후교통동맥은 보통 얇고, 후대뇌동맥은 경동맥 영상에서 조영되지 않지만, 조영되는 경우도 있다(22%). 정상 변이이며, 이상 소견은 아니다.

# 두부 DSA 내경정맥 정면상

## 독영의 요점

- 내경동맥 촬영의 정맥상 정면상에서는 상시상정맥동에서 상문합정맥, 롤란도 정맥, 횡정맥동, S상정맥동, 경동맥을 관찰할 수 있다.
- 상시상정맥동이 관찰 방향과 수직이 되어 관찰이 어려운 경우가 많아 주의가 필요하다.

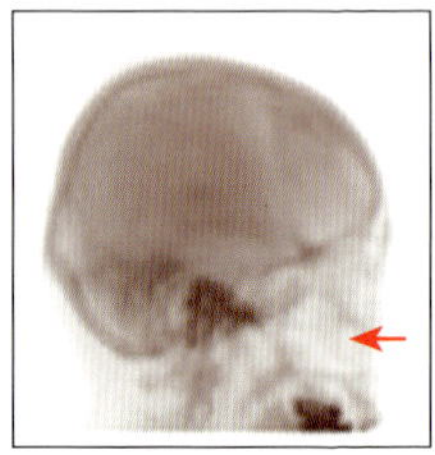

상

우

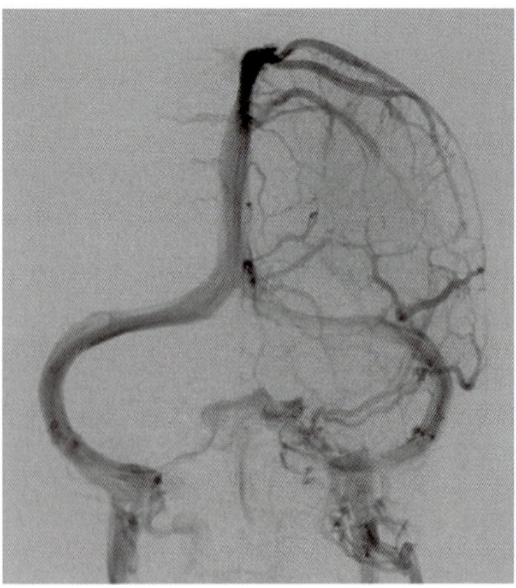

좌

하

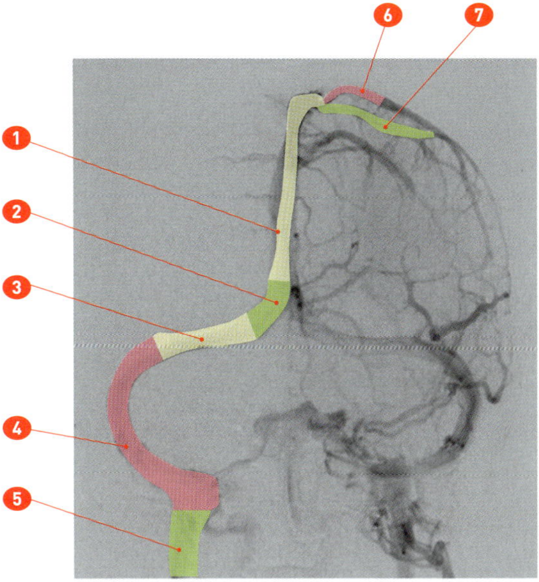


❶ 상시상정맥동 superior sagittal sinus
❷ 정맥동교회 confluence of the sinuses
❸ 횡정맥동 transverse sinus
❹ S상정맥동 sigmoid sinus
❺ 경정맥 jugular vein
❻ 롤란도정맥 vein of Roland
❼ 트롤라드정맥 vein of Trolard

**상시상정맥동**

대뇌겸이 두개관과 부착되어 있는 부분의 대뇌겸 내를 주행하고 있는 정맥이다. 맹공과 계관 부근에서 시작되어 내후두 봉기 부분에서 정맥동교회와 합류한다. 도중에 천대뇌정맥과 상시상정맥동을 교통하는 상문합정맥이나 상대뇌정맥, 중심구에 존재하는 상행정맥인 롤란도 정맥과 합류한다. 그 밖에 판간층과 경막에서 나오는 정맥과도 연결된다.

두부

# 두부 DSA 내경정맥 측면상

## 독영의 요점

- 내경동맥 촬영의 정맥상 측면상에서는 상시상정맥동에서 상문합정맥, 롤란도정맥 , 하시상정맥동, 갈렌대정맥, 직정맥동을 관찰할 수 있다.
- 횡정맥동, S상정맥동, 경정맥의 좌우가 겹쳐져 보여 관찰에는 주의가 필요하다.

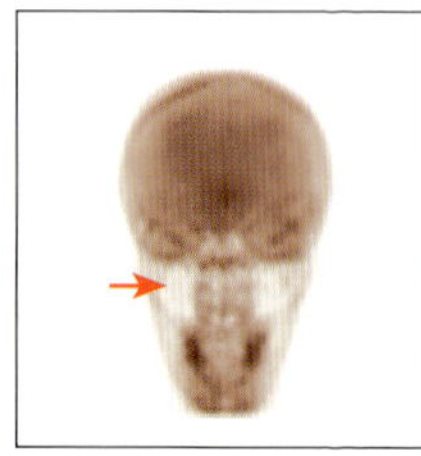

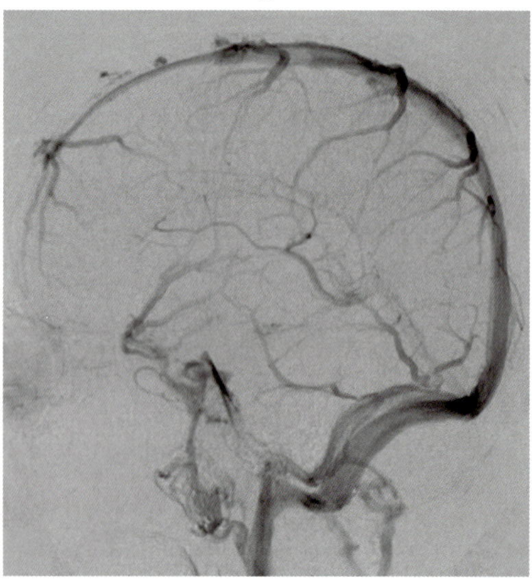

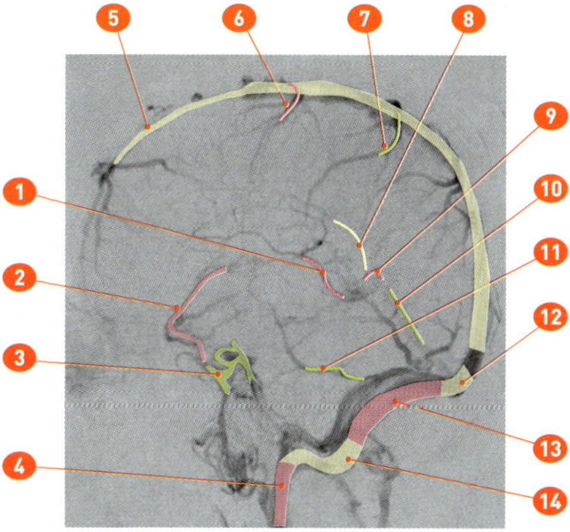


❶ 내대뇌정맥 internal cerebral vein
❷ 실비우스 정맥 sylvian vein
❸ 해면정맥동 cavernous sinus
❹ 경정맥 jugular vein
❺ 상시상정맥동 superior sagittal sinus
❻ 트롤라드정맥 vein of Trolard
❼ 롤란도정맥 vein of Roland
❽ 하시상정맥동 inferior sagittal sinus
❾ 갈렌대정맥 great vein of Galen
❿ 직정맥동 straight sinus
⓫ 라베정맥 vein of Labbe
⓬ 정맥동교회 confluence of the sinuses
⓭ 횡정맥동 transverse sinus
⓮ S상정맥동 sigmoid sinus

**해면정맥동**

해면정맥동이란 터어키안 외벽에 해당하는 부위에 존재하며, 두개저의 경막 내층과 접형골과 그 근방에 있는 경막 외층에 의해 둘러 쌓여있는 공간을 말하며, 정맥로이다. 중간에는 외전신경이나 내경동맥이 주행하고 있다. 상안정맥이나 상추체정맥, 접형두정정맥, 하추체정맥 등으로부터의 정맥혈을 받아 또는 개입하여 횡정맥동이나 상시상정맥동, 내경정맥으로 유출하고 있다.

# 두부 DSA 추골동맥 정면상

**독영의 요점**

- 추골동맥 촬영의 정면상에서는 추골동맥, 후하소뇌동맥, 상하소뇌동맥, 상소뇌동맥, 후대뇌동맥을 관찰할 수 있다.
- 후하소뇌동맥, 상하소뇌동맥, 상소뇌동맥 말초부의 관찰이 어려워 측면상과의 비교가 중요하다.

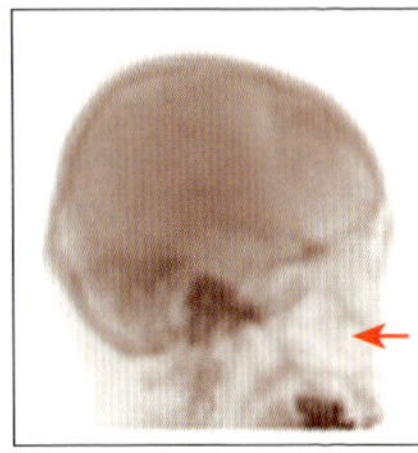

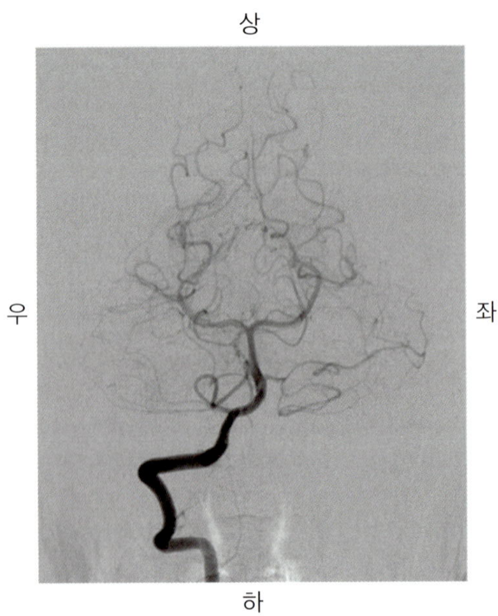

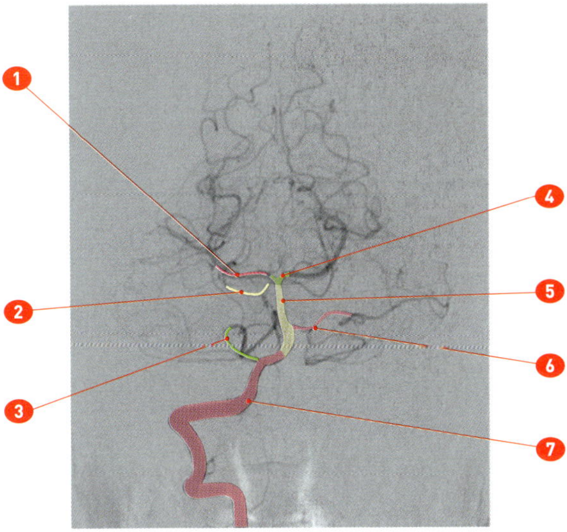


❶ 후대뇌동맥 posterior cerebral artery
❷ 상소뇌동맥 superior cerebellar artery
❸ 후하소뇌동맥 posterior inferior cerebellar artery
❹ 뇌저동맥정부 basilar artery top
❺ 뇌저동맥 basilar artery
❻ 전하소뇌동맥 anterior inferior cerebellar artery
❼ 추골동맥 vertebral artery

**추골동맥**

추골동맥은 쇄골하동맥에서 분기되는 처음 가지이다. 대후두공의 높이로 경막을 관통하며, 교뇌연수 복측에서 합류하여 뇌저동맥을 형성한다. 변이로는 한쪽이 후하소뇌동맥에서 종료하며(「PICA종지」라고 한다), 다른 쪽의 추골동맥만이 뇌저동맥을 형성하고 있는 경우도 있다. 또한 후하소뇌동맥이 결손되어 있어 관류 범위를 전하소뇌동맥이 보충하고 있는 경우도 있다.

# 두부 DSA 추골동맥 측면상

## 독영의 요점

- 추골동맥 촬영 측면상에서는 추골동맥, 후하소뇌동맥, 상하소뇌동맥, 사소뇌동맥, 후대뇌동맥을 관찰할 수 있다. 특히 소뇌 말초 쪽으로 향하는 혈류평가는 정면상에서는 어렵고, 측면상에서의 관찰이 유용하다.

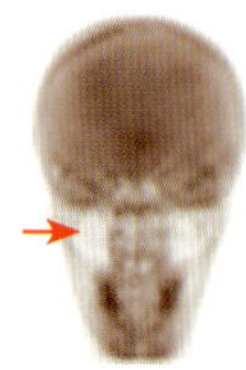

상

후

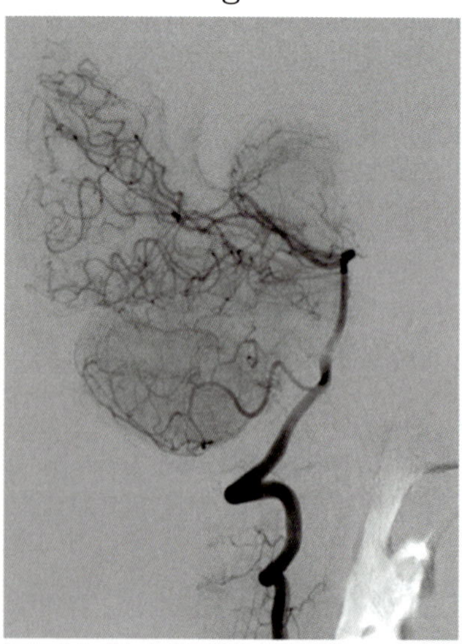

전

하

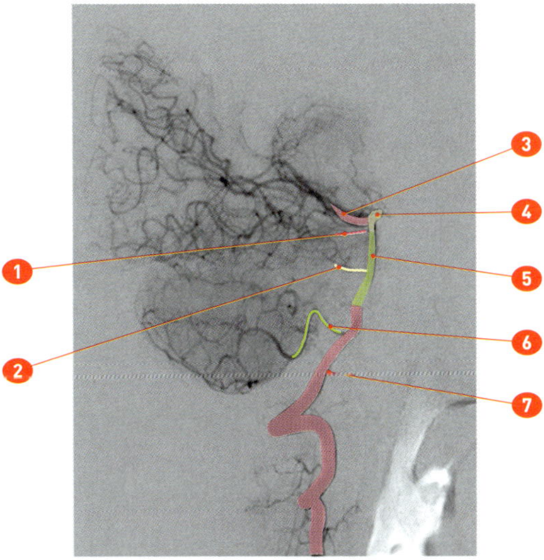


❶ 상소뇌동맥 superior cerebellar artery
❷ 전하소뇌동맥 anterior inferior cerebellar artery
❸ 후대뇌동맥 posterior cerebral artery
❹ 뇌저동맥정부 basilar artery top
❺ 뇌저동맥 basilar artery
❻ 후하소뇌동맥 posterior inferior cerebellar artery
❼ 추골동맥 vertebral artery

### 후대뇌동맥

뇌저동맥은 선단에서 좌우의 후대뇌동맥으로 나뉜다. 분기 후, 후교통동맥과 합쳐지기까지를 P1 segment라고 한다. P1 segment는 변이로서 저형성이거나 결손되어 있는 경우가 있다. 그러한 경우, 후교통동맥을 통하여 내경동맥으로부터 나오는 혈류로 후대뇌동맥이 관류하고 있는 경우가 있다. 또한 후교통동맥이 저형성인 경우나 결손되어 있는 경우도 있다. 이것은 정상 변이이며, 이상이 아니다.

# 두부 DSA 추골정맥 정면상

**독영의 요점**

- 추골동맥 촬영의 정맥상 정면상에서는 내대뇌정맥, 갈렌대정맥, 직정맥동, 상시상정맥동, 횡정맥동, S상정맥동, 경정맥을 관찰할 수 있다.
- 상시상정맥동과 직정맥동은 겹쳐져 있어서 관찰하는 데 어려움이 있기 때문에 주의가 필요하다.

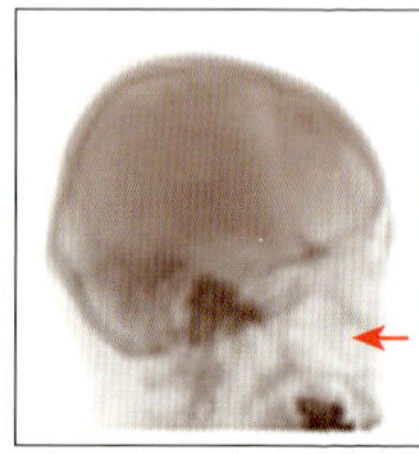

상

우 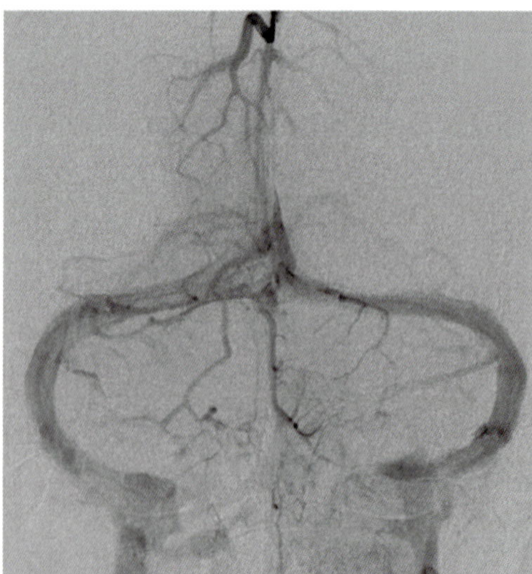 좌

하

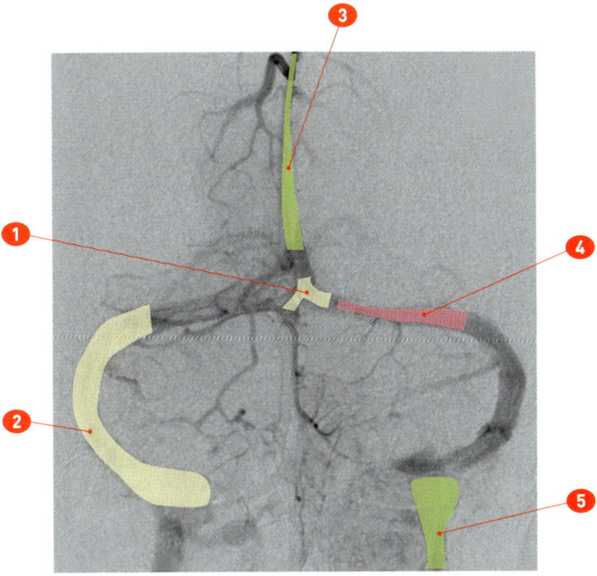


❶ 정맥동교회 confluence of the sinuses
❷ S상정맥동 sigmoid sinus
❸ 상시상정맥동 superior sagittal sinus
❹ 횡정맥동 transverse sinus
❺ 경정맥 jugular vein

**정맥동교회**

상시상정맥동, 직정맥동, 후두정맥동은 각각 후방으로 주행하며, 내후두 봉기 부분에서 집합하여 경맥 내에 정맥동교회를 형성하고, 횡정맥동으로 연결되고 있다. 정동맥교회 내에는 줄모양의 주상물이 교차되고 있으며, 상시상정맥동에서 나오는 혈류는 우횡정맥동으로 흐르는 경우가 많고, 직정맥동에서 나오는 혈류는 좌횡정맥동으로 흘러가는 경우가 많은 등, 좌우 차가 확인되는 경우가 있다.

# 두부 DSA 추골정맥 측면상

**독영의 요점**

- 추골동맥 촬영의 정맥상 전면상에서는 내대뇌정맥, 갈렌대정맥, 직정맥동, 상시상정맥동, 횡정맥동, S상정맥동, 경정맥을 관찰 할 수 있다.
- 횡정맥동, S상정맥동, 경정맥은 겹쳐있어서, 관찰이 어렵기 때문에 주의가 필요하다.

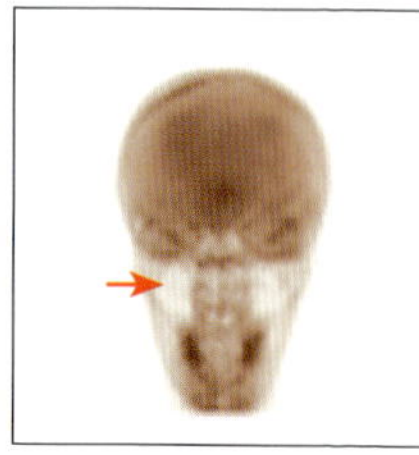

상

전

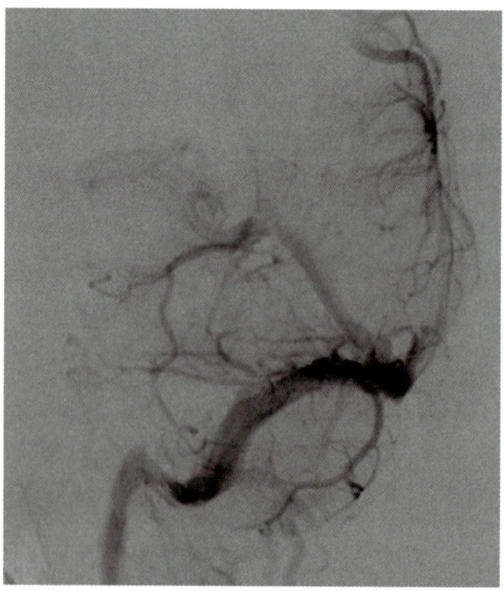

후

하

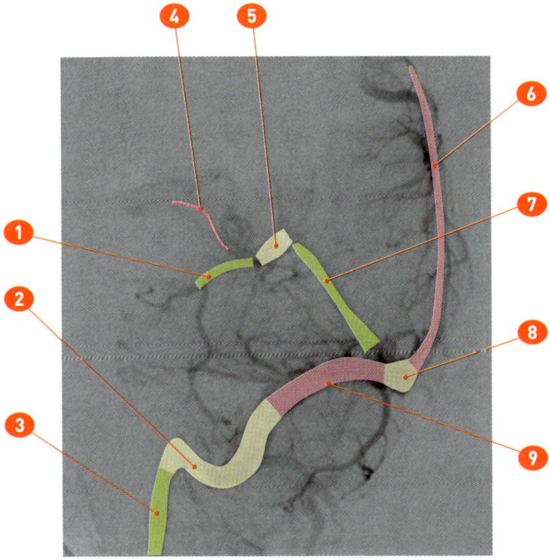


❶ 로젠탈뇌저정맥 basal vein of Rosenthal
❷ S상정맥동 sigmoid sinus
❸ 경정맥 jugular vein
❹ 내대뇌정맥 internal cerebral vein
❺ 갈렌내정맥 great vein of Galen
❻ 상시상정맥동 superior sagittal sinus
❼ 직정맥동 straight sinus
❽ 정맥동교회 confluence of the sinuses
❾ 횡정맥동 transverse sinus

**정맥계**

정맥계에는 표재정맥과 심부정맥이 있다. 모두 주로 내경정맥이나 추골정맥, 안면정맥을 경유하여 상대정맥으로 유입된다. 표재정맥계에는 상시상정맥동이나 횡정맥동, 천대뇌정맥, 트롤라드 정맥이 있으며, 심부정맥계에는 갈렌대정맥이나 하시상정맥동, 내대뇌정맥, 상 · 하추체정맥동, 직정맥동이 있다. 정맥동 사이에는 다채로운 문합을 볼 수 있다.

# 두부 DSA 외경동맥 정면상

## 독영의 요점

- 외경동맥은 안면의 측면으로부터 측두부를 주행한다. 정면상에서는 겹치는 부분이 많아 반드시 측면상과 비교해 볼 필요가 있다.
- 모야모야병 등의 만성 허혈성 질환인 경우, 중경막동맥에서 직접 뇌표면에 혈관문합을 형성하는 경우가 있기 때문에 주의가 필요하다.

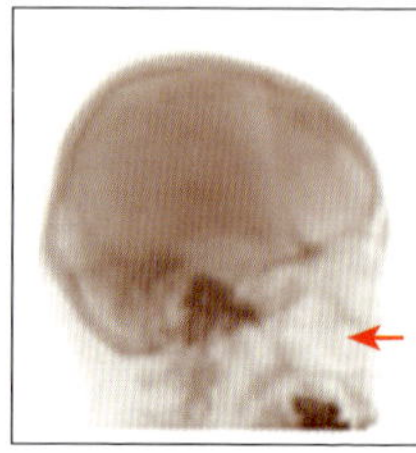

상

우

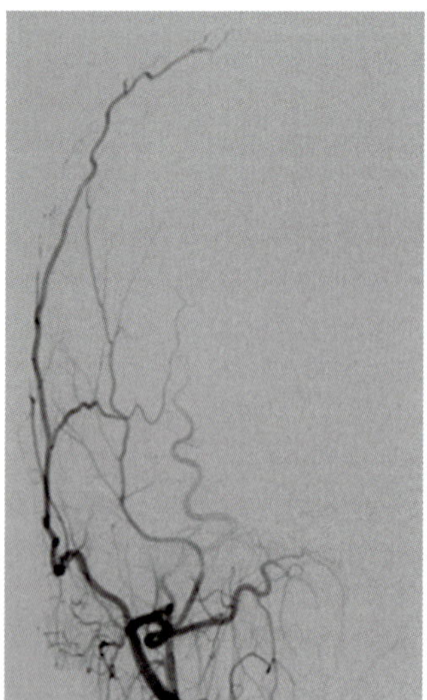

좌

하

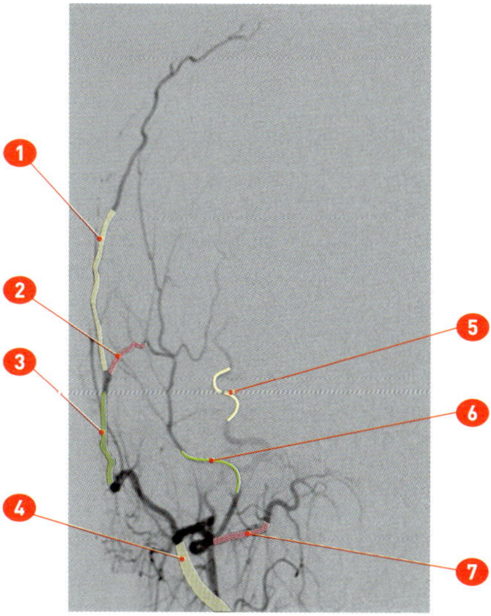


❶ 천측두동맥두정지 superficial temporal artery parietal branch

❷ 천측두동맥전두지 superficial temporal artery frontal branch

❸ 천측두동맥 superficial temporal artery

❹ 외경동맥 external carotid artery

❺ 후두동맥 occipital artery

❻ 중경막동맥 middle meningeal artery

❼ 내상악동맥 internal maxillary artery

**외경동맥과 내경동맥**

외경동맥의 경막지나 근육지는 내경동맥이나 추골동맥의 분지와 문합하고 있는 경우가 있다. 특히 폐색성 뇌혈관 장애일 때 발달하고 있는 경우가 있으며, 측부 혈행로로 기능하고 있는 경우도 있다. 그러한 경우, 외경동맥의 폐색에 의해 뇌경색이 발생할 수도 있기 때문에 카테터에 의한 혈관조영검사 시에는 주의가 필요하다.

# 두부 DSA 외경동맥 측면상

**독영의 요점**

- 외경동맥 촬영 측면상에서는 악동맥, 중경막동맥, 천측두동맥, 후두동맥, 상행인두동맥을 보게 된다. 상갑상선동맥, 설동맥, 안면동맥은 추출되어 있지 않다. 설동맥, 안면동맥에 대해서는 p.122~123을 참조 할 것.
- 중경막동맥과 천측두동맥은 측면에서 관찰하면 판별이 어려운 경우가 있어 정면상과 비교하는 것이 분별 포인트가 된다.

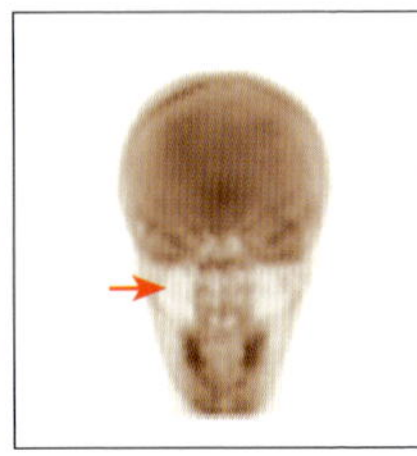

상

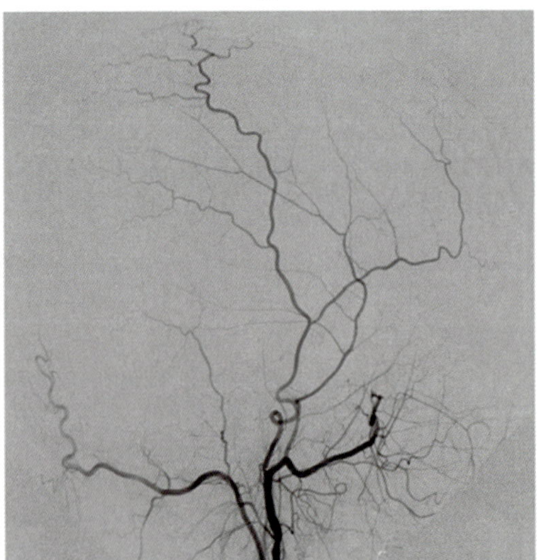

후 전

하

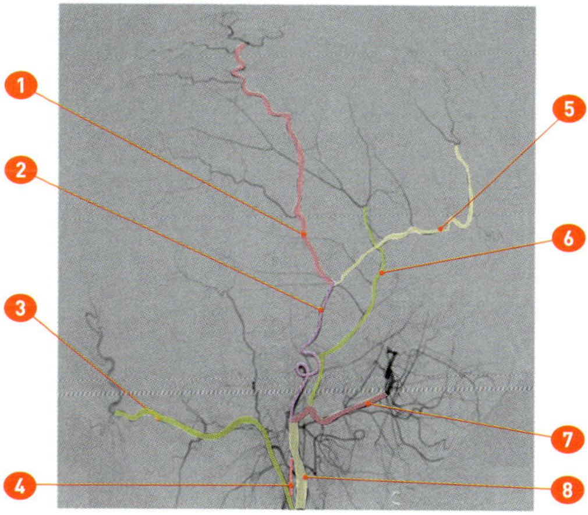


❶ 천측두동맥두정지 superficial temporal artery parietal branch

❷ 천측두동맥 superficial temporal artery

❸ 후두동맥 occipital artery

❹ 상행인두동맥 ascending pharyngeal artery

❺ 천측두동맥전두지 superficial temporal artery frontal branch

❻ 중경막동맥 middle meningeal artery

❼ 내상악동맥 internal maxillary artery

❽ 외경동맥 external carotid artery

### 외경동맥의 주행과 분지

안면이나 두피, 두개저부에 영양을 공급하는 주요 혈관은 외경동맥이며, 총경동맥이 갑상연골상단 근변에서 분지되고 있다. 총경동맥에서 분지된 후, 상갑상선동맥, 설동맥, 안면동맥, 후두동맥, 후이개동맥, 상행인두동맥 등을 분지하며, 악동맥과 천측두동맥의 이대종지가 된다. 악동맥에서 하치조동맥이나 중경막동맥, 안와하동맥, 부경막동맥 등이 분지된다.

# 경부 XP 측면상

## 독영의 요점

- 상악동, 사골동, 접형골동 등의 부비강은 추출되지만, 상악동, 사골동은 측면상에서는 좌우가 겹쳐 보이기 때문에 정면상에서 평가하는 것이 바람직하다.
- 인두는 상인두, 중인두, 하인두로 구분되어 하방은 식도, 전하방은 후두로 연결된다.

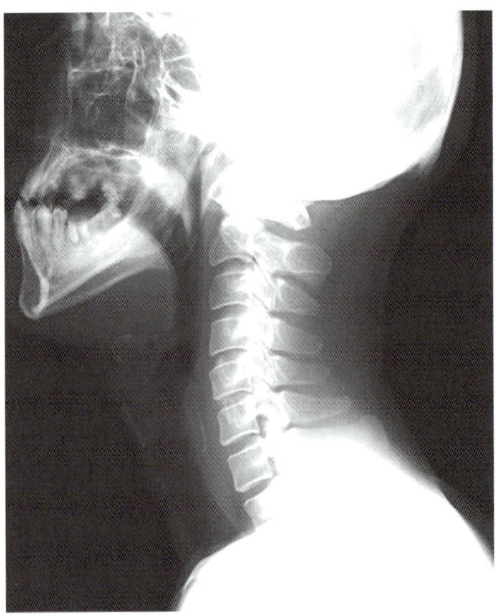

경부

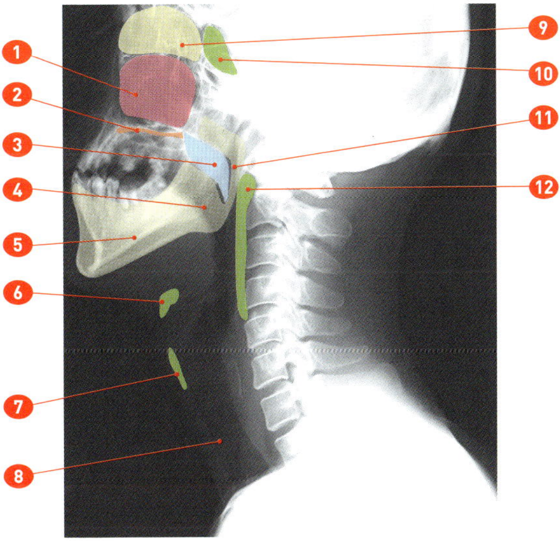


❶ 상악동 maxillary sinus
❷ 경구개 hard palate
❸ 연구개 soft palate
❹ 구강 oral cavity
❺ 하악골 mandible
❻ 설골 hyoid bone
❼ 갑상연골 thyroid cartilage
❽ 기관 trachea
❾ 사골동 ethmoid sinus
❿ 접형골동 sphenoidal sinus
⓫ 비강인두 nasal pharynx
⓬ 인두후극 retropharyngeal space

**인두후극**

인두후극은 심경근막중엽과 심엽으로 둘러싸인 잠재강이다. 전방에 인두수축근, 후방에 추전근이 위치하고 있다, 두측은 두개저에서, 미측은 제3뇌추 높이까지의 범위이다. 인두후극에 포함되는 내용은 지방과 인두후림프절이다. 인두후극 농양이 있으면, 인두후극은 비후하다. 그렇기 때문에 단순사진 측면상에서 인두배측의 척수전연부조직의 두께가 7mm 이상으로 계측된다.

# 경부 CT 수평단면상 1

## 독영의 요점

- 안와 내측변은 상악골, 누골, 세골로 구성된다. 세골은 종이와 같이 얇기 때문에 지양판이라고도 불리며, 결손되는 경우가 있다. 지양판의 결손을 안와 내측벽 골절이라고 착각하지 않도록 주의.
- 전사골동과 후사골동은 자연구의 개구부위가 다르지만, CT로 전사골동과 후사골동의 경계를 명료하게 구별하는 것은 곤란하다.

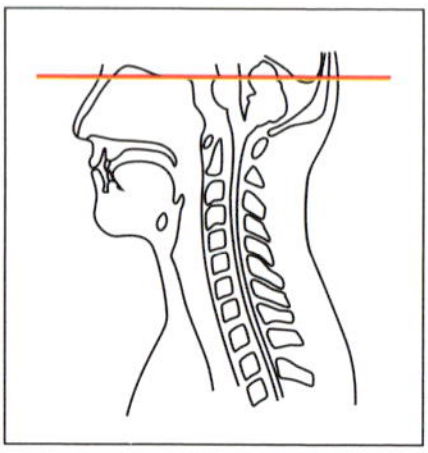

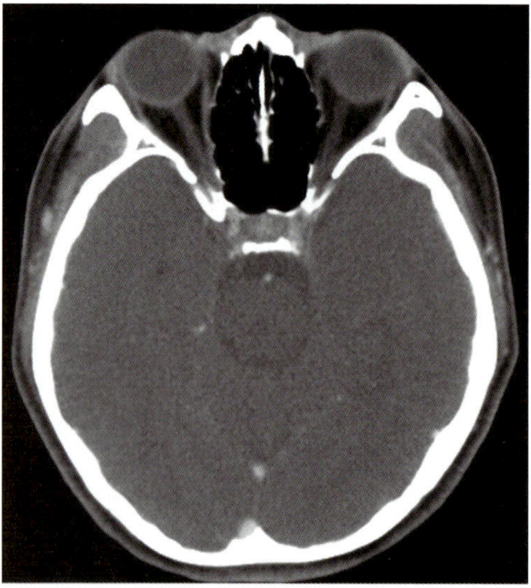

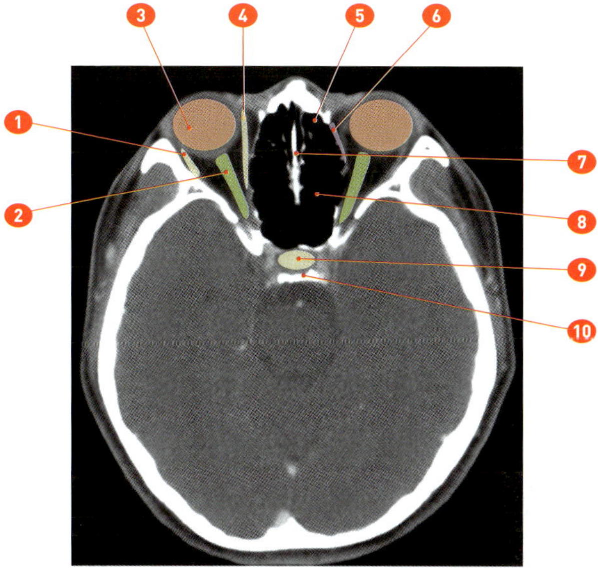


❶ 외측직근 lateral rectus muscle
❷ 시신경 optic nerve
❸ 안구 eyeball
❹ 내측직근 medial rectus muscle
❺ 전사골동 anterior ethmoid sinus
❻ 지양판 lamina papyracea
❼ 후열 olfactory cleft
❽ 후사골동 posterior ethmoid sinus
❾ 하수체 pituitary gland
❿ 안배 dorsum sellae

**부비강**

부비강은 접형골동을 빼고 비강점막이 주위 뼈에 함입되어 있음으로 형성된다. 부비강의 명칭은 각 비강이 주로 존재하는 뼈의 명칭에서 유래된다. 부비강은 각 자연공에서 비강으로 연결된다. 부비강의 확대, 자연공의 개구부에는 개인차가 크고, 정상 이변도 많다. 연령이 증가함에 따라 부비강도 발달한다고 알려져 있다.

# 경부 CT 수평단면상 2

## 독영의 요점

- 부비강은 전두동, 사골동, 상악동, 접형골동이 있으며 정상에서는 공기만 보인다. 단, 1세 이하의 영유아에서는 보통 모든 부비강에서 함기는 보이지 않는다.
- 기강화하는 순서는 상악동, 사골동, 접형골동, 전두동 순이다.

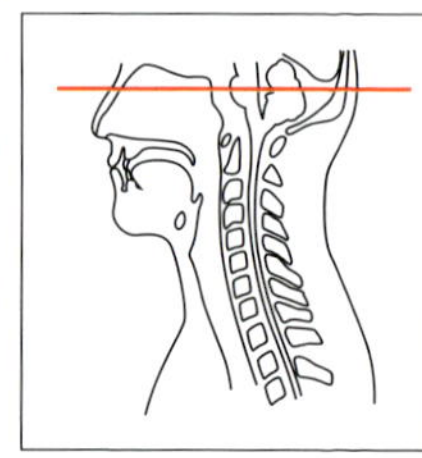

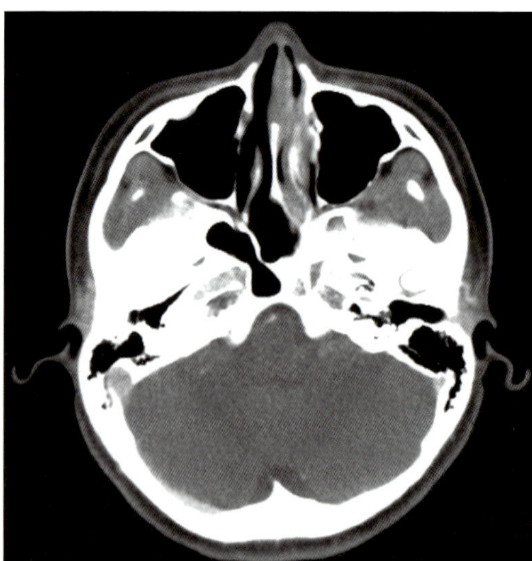

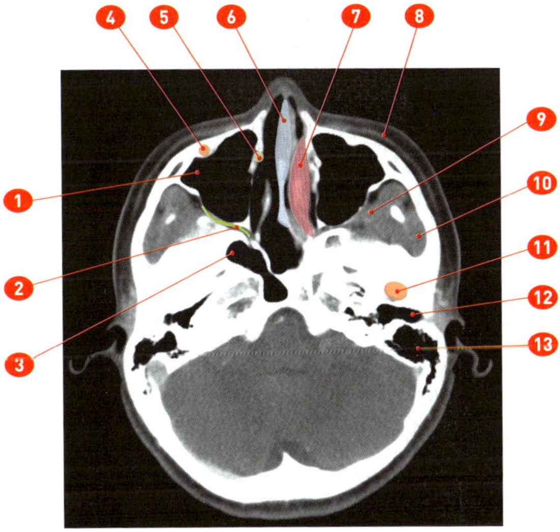


1 상악동 maxillary sinus
2 익구개와 pterygopalatine fossa
3 접형골동 sphenoidal sinus
4 안와하공 infraorbital foramen
5 비루관 nasolacrimal duct
6 비중격 nasal septum
7 중비갑개 middle nasal concha
8 안륜근 orbicularis oculi muscle
9 측두근 temporal muscle
10 교근 masseter muscle
11 하악두 head of mandible
12 외이도 external auditory canal
13 유돌봉소 mastoid air cell

**상악동**

상악동은 부비강 안에서 가장 크다. 상악동벽 상연의 약 5~10mm 밑에 안와하공이 있다. 안와하공은 안와하관의 안면으로 가는 개구부이다. 안와하관 내에 삼차신경의 제2지인 안와하신경이 주행한다. 안와하관은 안와저에서 가장 얇은 부분이기 때문에 안와저 골절 시에 안와 내용물이 빠지는 호발부위가 된다.

경부

# 경부 CT 수평단면상 3

독영의 요점

- 비강인두 편도(adenoid)는 림프조직으로 구성되어 상인두의 후상방에 위치한다. 2~3세에 증대하기 시작하여, 사춘기부터 축소한다. 종양과 오해하지 않도록 주의한다.
- 원래 adenoid가 큰 시기의 소아에서 비강인두 편도를 동정할 수 없는 경우에는 면역부전 가능성을 고려한다.

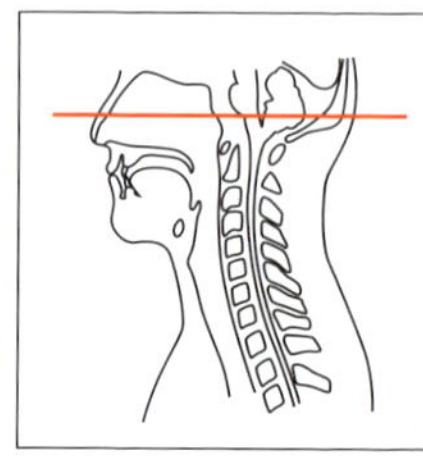

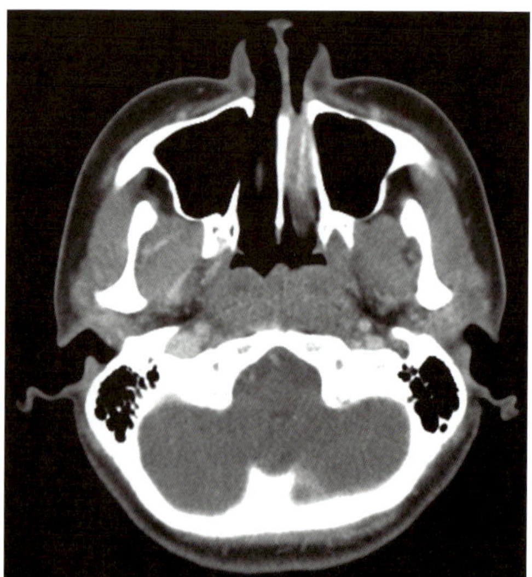

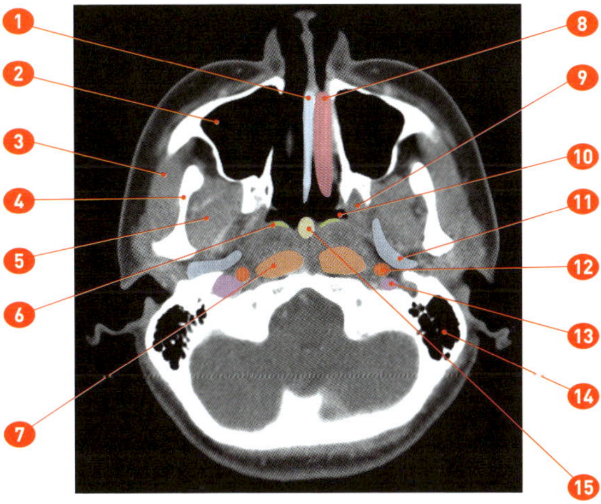


❶ 비중격 nasal septum
❷ 상악동 maxillary sinus
❸ 교근 masseter muscle
❹ 하악골 mandible
❺ 외측익돌근 lateral pterygoid muscle
❻ 이관융기 torus tubarius
❼ 추전근(경장근) longus colli muscle
❽ 하비갑개 inferior nasal concha
❾ 내측익돌근 medial pterygoid muscle
❿ 로젠뮬러와 fossa of Rosenmuller
⓫ 인두주위간극 parapharyngeal space
⓬ 내경동맥 internal carotid artery
⓭ 내경정맥 internal jugular vein
⓮ 유돌봉소 mastoid air cell
⓯ 인두편도 pharyngeal tonsil

### 상인두

상인두란 연구개부터 상방의 인두강을 말한다. 그 측면 후측벽 상방부에는 이관개구부, 로젠뮬러(Rosenmuller)와가 있으며, 이관을 끼고 중이강으로 연결된다. 같은 부위에서 구개범거근 및 이관연골이 인두두저근막을 통과하기 때문에 근막이 결손되어 있다. 이러한 부분 근막 결손부위는 모르가니(Morgani)동이라고 불리며, 인두점막 병변이 인두주위간극으로 진전하는 경로가 되기 쉽다.

# 경부 CT 수평단면상 4

**독영의 요점**

- CT · MRI 영상의 대상이 되는 타액선은 대타액선이며, 구체적으로는 이하선, 악하선, 설하선이다. 그 외에도 구강 내에는 소타액선이 존재한다.
- 소타액선은 정상에서는 확인할 수 없지만, 다형선종 등의 종양이 발생하는 경우가 있어, 이 경우에는 영상의 대상이 된다.

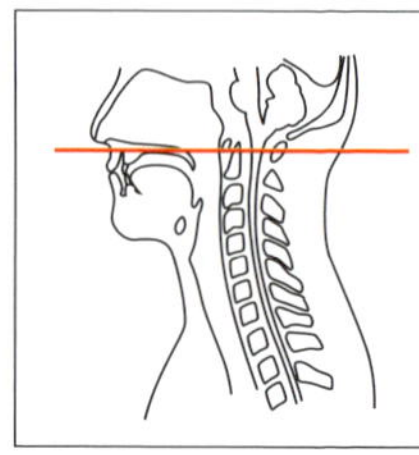

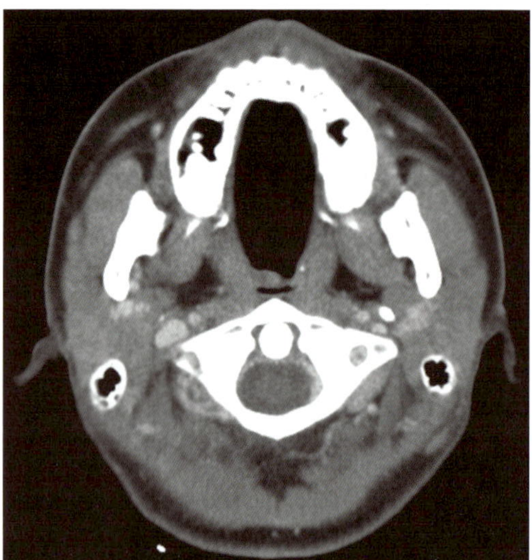

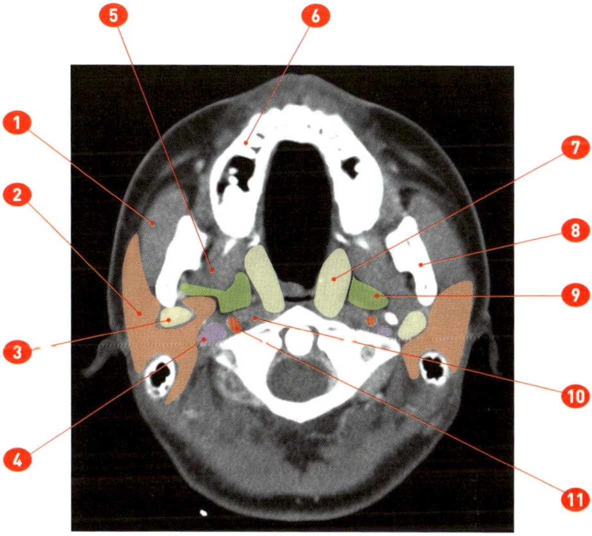


1. 교근 masseter muscle
2. 이하선 parotid gland
3. 악동정맥 maxillary artery, vein
4. 내경정맥 internal jugular
5. 외측익돌근 lateral pterygoid muscle
6. 상악골 mandible
7. 구개범장근 tensor veli palatini muscle
8. 하악지 ramus of mandible
9. 인두주위간극 parapharyngeal space
10. 추전근(경장근) longus colli muscle
11. 내경동맥 internal carotid artery



### 인두주위간극

인두주위간극은 인두두저근막 외측에 위치하고 있다. 두개저를 저변으로 하여 설골을 정점으로 하는 역삼각형 지방조직으로 구성된다. 거의 지방밖에 존재하지 않기 때문에 인두주위간극 유래의 병변은 드물다. 그러나 주위간극에서 발생한 병변에 의한 지방 압배나 편위 방법으로부터 간극의 유래 및 질적 진단을 추정할 수 있기 때문에 임상에서 중요하다.

# 경부 CT 수평단면상 5

**독영의 요점**

- 치아에서 방사능 상태로 볼 수 있는 선상, 색상의 고흡수는 X선-경화 인공물(beam harding artifact)이다.
- X선 흡수율이 낮은 물질 안에 금속 등의 X선 흡수율이 굉장히 높은 물질이 점재하는 경우에 생긴다. 이상으로 오해하지 않도록 주의.

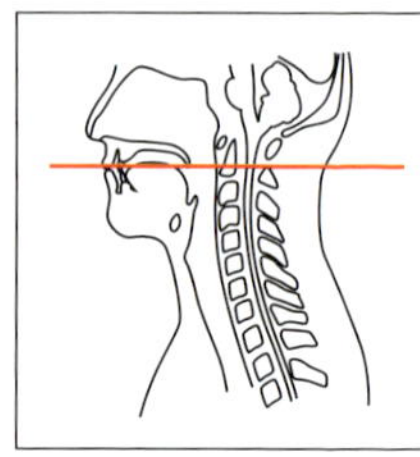

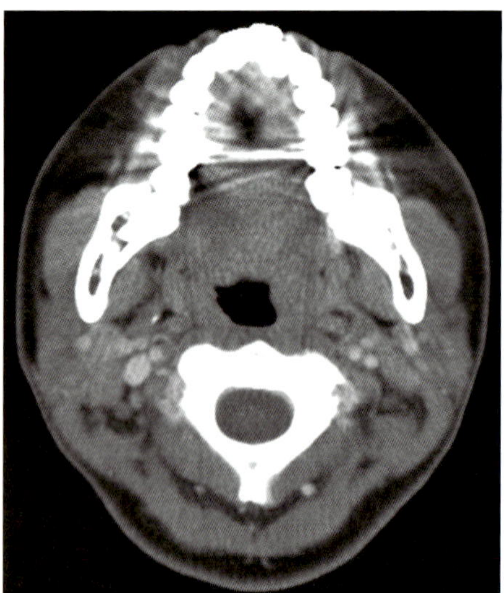

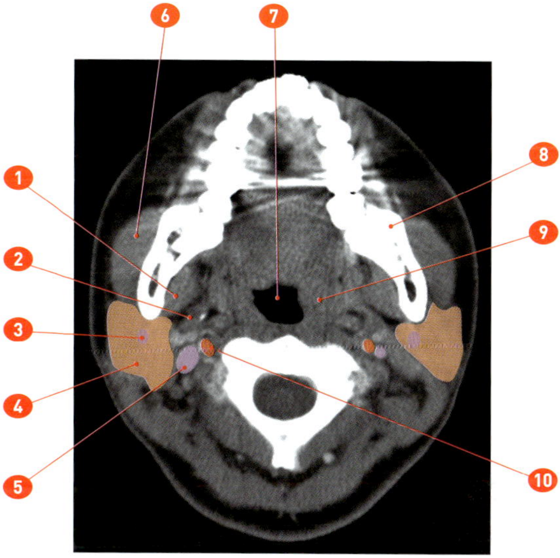


❶ 내측익돌근 internal pterygoid muscle
❷ 경돌설근 styloglossus muscle
❸ 하악후정맥 retromandibular vein
❹ 이하선 parotid gland
❺ 내경정맥 internal jugular vein
❻ 교근 masseter muscle
❼ 구강인두 oropharynx
❽ 하악지 ramus of mandible
❾ 구개인두근 palatopharyngeus muscle
❿ 내경동맥 internal carotid artery

**구강**

구강은 협점막(상 · 하입술의 점막면, 뺨 점막면, 구후부, 상하치조구), 상치조와 상치육, 하치조와 하치육, 경구개, 혀(유곽유두부터 전방 설배와 설연, 하면), 구강저의 범위이다. 구강의 측방 경계는 협근이며, 하방은 악설 골절이다. 연구개가 상중인두의 경계인 것처럼 경구개가 비강과 구강을 나누고 있다.

# 경부 CT 수평단면상 6

**독영의 요점**

- 중인두 내에는 공기가 보이며, CT에서는 검게 추출된다. 반면에 하악골이나 추체 등의 뼈는 하얗게 추출된다.
- 아래 그림의 CT 조건에서 지방은 흑색에 가까운 회색(피하지방에 주목), 악하선, 근육 등은 백색에 가까운 회색으로 추출되어 있다.

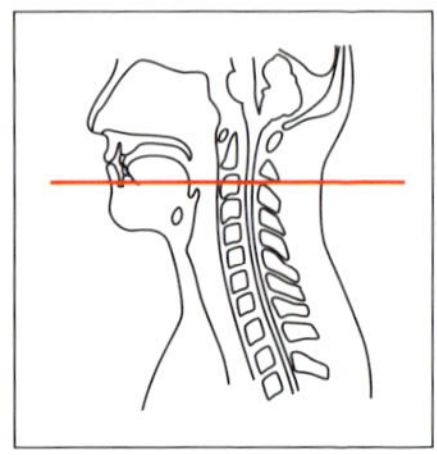

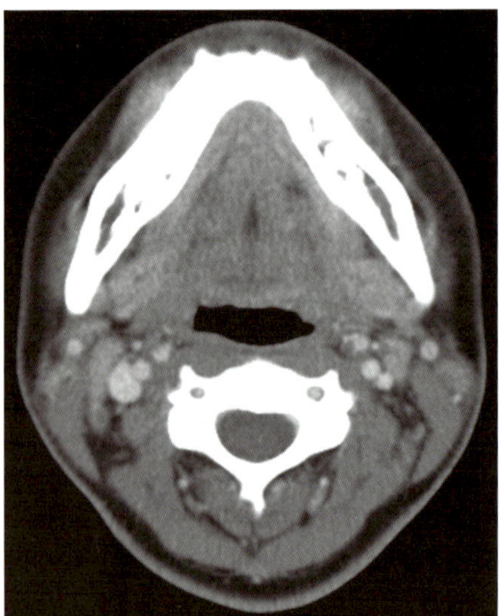

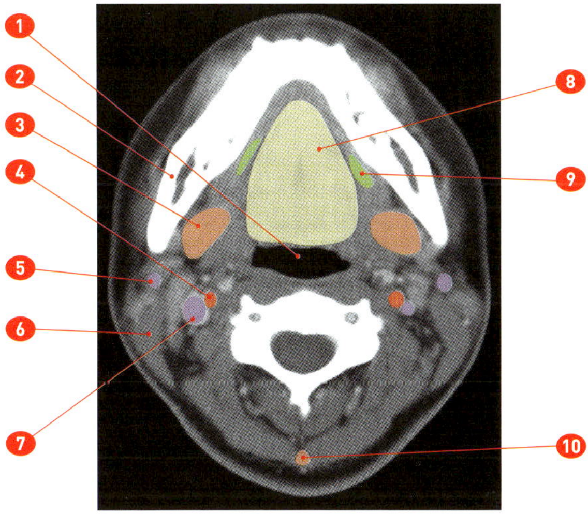


❶ 구강인두 oropharynx
❷ 하악골 mandible
❸ 악하선 submandibular gland
❹ 내경동맥 internal carotid artery
❺ 외경정맥 external jugular vein
❻ 흉쇄유돌근 sternocleidomastoid muscle
❼ 내경정맥 internal jugular vein
❽ 이설근 genioglossus muscle
❾ 설하선 sublingual gland
❿ 항인대 nuchal ligament

**중인두**

중인두는 경구개, 연구개의 이행부에서 후두개곡의 저부 높이까지의 범위를 말한다. 중인두는 구강 후방에 위치하며, 전방의 설근, 후두개곡, 상방의 연구개(하면), 구개수, 외측 구개편도, 편도와, 후방의 인두후벽으로 구성된다. 인두후벽의 배측에는 심경근막중엽을 끼고 인두후극이 위치하고, 더 배측에 있는 심경근막심엽의 심부에 추주위간극의 추전부가 위치하고 있다.

# 경부 CT 수평단면상 7

## 독영의 요점

- 인두는 상인두, 중인두, 하인두로 나뉜다. 경구개가 상인두와 중인두의 경계가 된다. 설골이 중인두와 하인두의 경계가 된다.
- 설골체와 측면의 대각과의 연결부는 연골결합으로 되어 있지만, 중년 이후에서는 골화된다.

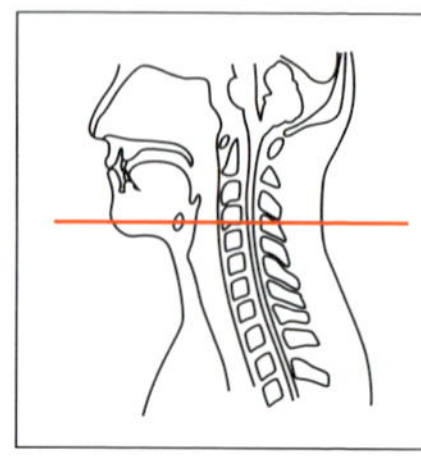

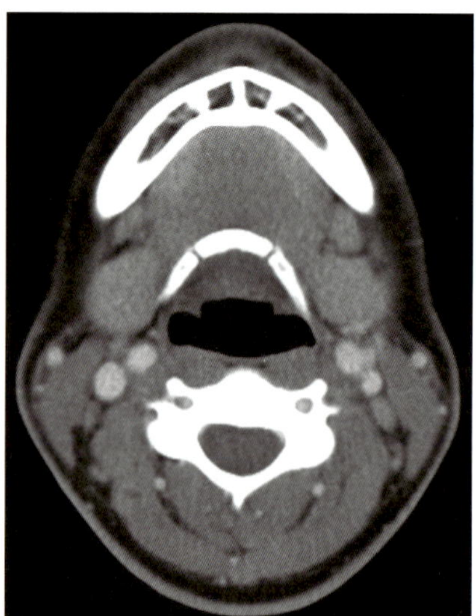

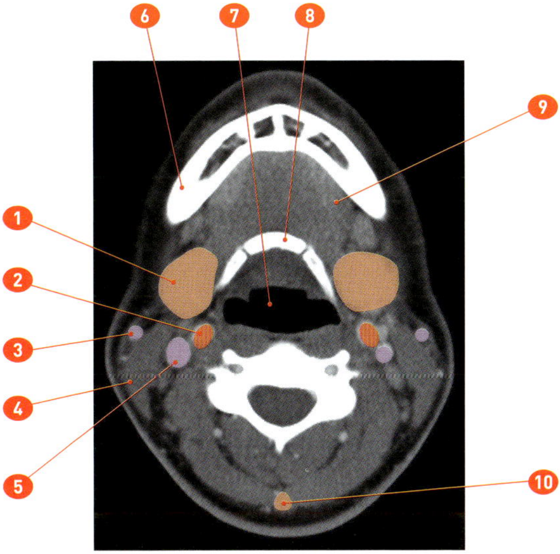


❶ 악하선 submandibular gland
❷ 총경동맥 common carotid artery
❸ 외경정맥 external jugular vein
❹ 흉쇄유돌근 sternocleidomastoid muscle
❺ 내경정맥 internal jugular vein
❻ 하악골 mandible
❼ 하인두 hypopharynx
❽ 설골 hyoid bone
❾ 악이복근 digastric muscle
❿ 항인대 nuchal ligament

**하인두**

하인두의 상방은 설골 레벨, 후두개 저부, 인두후두개주름부터 중인두로, 하방은 윤상연골하연 레벨에서 경부식도로 이동한다. 하인두는 보통 제4에서 제6 경추 레벨까지 해당한다. 하인두는 이상와, 하인두 후벽 및 윤상연골후부의 3 아구역으로 나뉜다. 하인두와의 대부분은 이상와(66~75%)에 생긴다. 하인두 후벽에서 생기는 것은 20~25%로 윤상연골후부 발생은 적다.

# 경부 CT 수평단면상 8

## 독영의 요점

- 후두강은 기도의 일부로 인두와 기관의 협간에 위치한다. 후두는 발성 기능을 담당하고 있으며, 성문 상부, 성문부, 성문 하부로 나뉜다.
- 후두를 구성하는 갑상연골, 윤상연골, 파열연골은 중년 이후에서 골화된다.

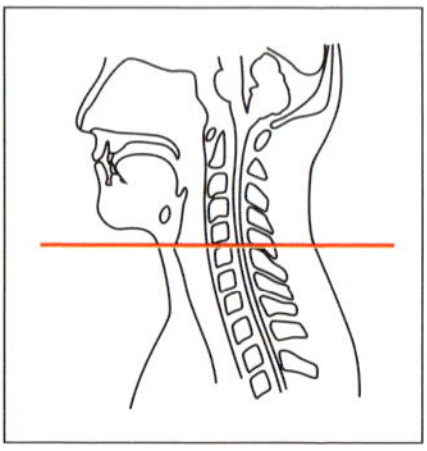

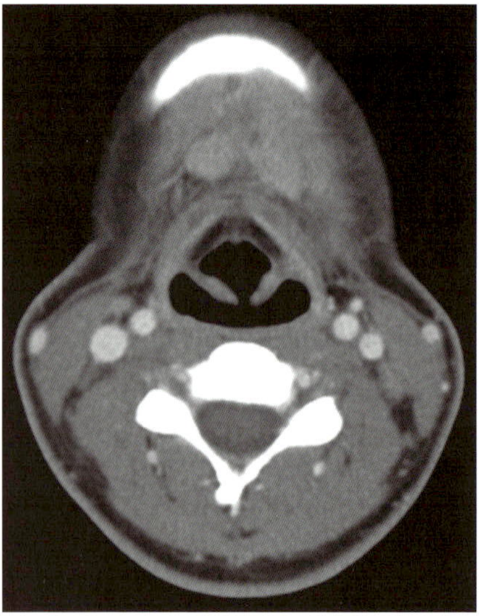

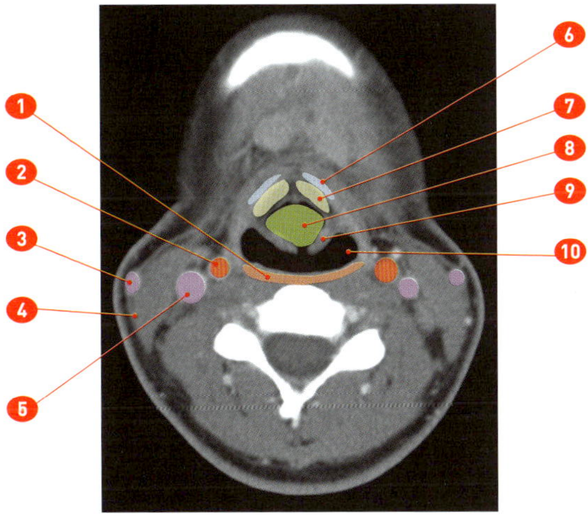


❶ 하인두수축근 inferior pharyngeal constrictor muscle
❷ 총경동맥 common carotid artery
❸ 외경정맥 external jugular vein
❹ 흉쇄유돌근 sternocleidomastoid muscle
❺ 내경정맥 internal jugular vein
❻ 갑상연골 thyroid cartilage
❼ 성대주위간극 paraglottic space
❽ 후두전정 laryngeal vestibule
❾ 피열후두개주름 aryepiglottic fold
❿ 이상와 pyriform sinus

**후두내 조직간극**

전후두개간극, 성대주위간극은 후두암 진전의 이해 및 기능 온존수술에서 절제범위를 예측하기 위해 중요하다. 이 간극들은 지방을 중심으로 하는 결합조직으로부터 생기며 림프망, 모세혈관망의 발달이 현저하다. 그렇기 때문에 전후두개간극, 성대주위간극에 침윤하는 후두암은 림프절 전이를 수반할 가능성이 높아진다.

## 경부 CT 수평단면상 9

**독영의 요점**

- 후두는 정상일 때는 좌우가 대칭하지만, 성대마비에서는 좌우 차가 생길 수도 있다. 그렇기 때문에 좌우 차의 유무를 확인한다.
- 성대마비의 원인은 미주신경마비, 상후두신경마비, 반회신경마비로 나뉜다. 반회신경은 우측으로 쇄골하동맥, 좌측으로 대동맥궁을 반회한다.

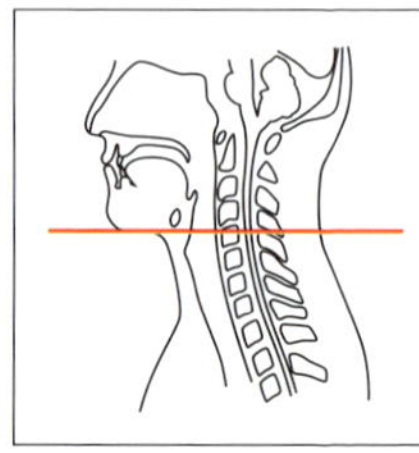

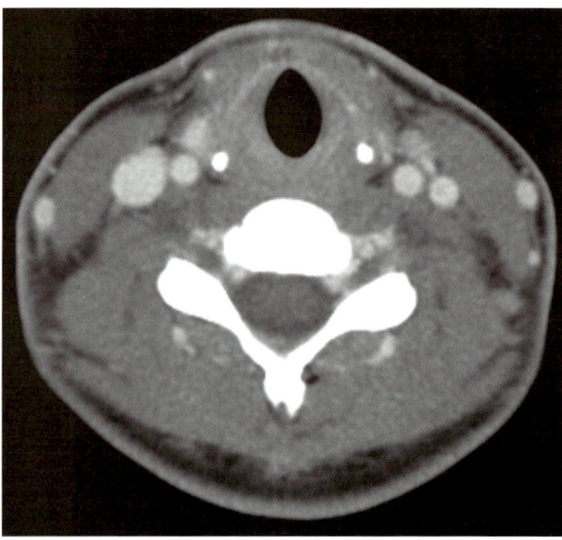

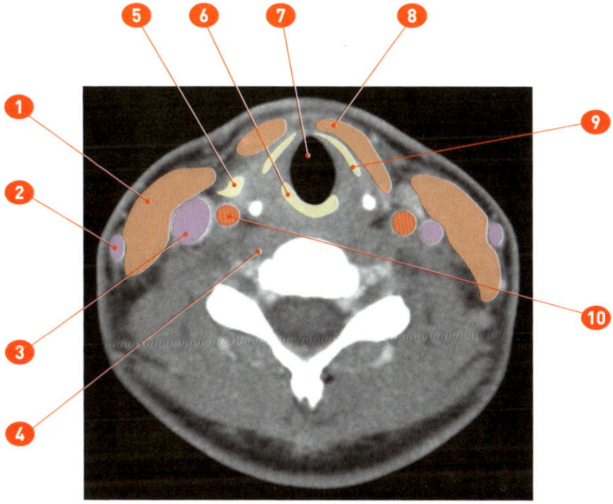


❶ 흉쇄유돌근 sternocleidomastoid muscle
❷ 외경정맥 external jugular vein
❸ 내경정맥 internal jugular vein
❹ 경장근 longus colli muscle
❺ 갑상선 thyroid gland
❻ 윤상연골 cricoid cartilage
❼ 후두 larynx
❽ 흉골실골근 sternohyoid muscle
❾ 갑상연골 thyroid cartilage
❿ 총경동맥 common carotid artery

**후두**

후두는 후두암의 발생부위로 성문 상부, 성문부, 성문 하부의 세 부위로 구분된다. 좌우 후두실을 통과하는 면을 제1기준면으로 한다. 제1기준면으로부터 1cm 미측에 평행하는 면을 제2기준면으로 정한다. 제1기준면에서 두측을 성문 상부, 양 기준면 사이를 성문부, 제2기준면에서 미측을 성문 하부라고 한다. 각 부위에 발생하는 후두암은 다른 임상 영상을 띤다.

# 경부 CT 수평단면상 10

## 독영의 요점

- 갑상선은 요오드를 함유하기 때문에 단순 CT에서도 근육보다도 고흡수 영역으로 추출된다. 갑상선에는 우엽과 좌엽이 있어, 기관 전방의 협부에서 우엽과 좌엽이 연속되어 있다.
- 부갑상선은 갑상선의 뒤쪽에 위치하는 경우가 많다. 정상인 경우 CT로는 거의 확인할 수 없다.

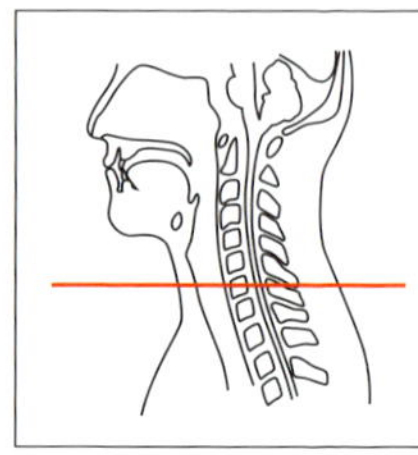

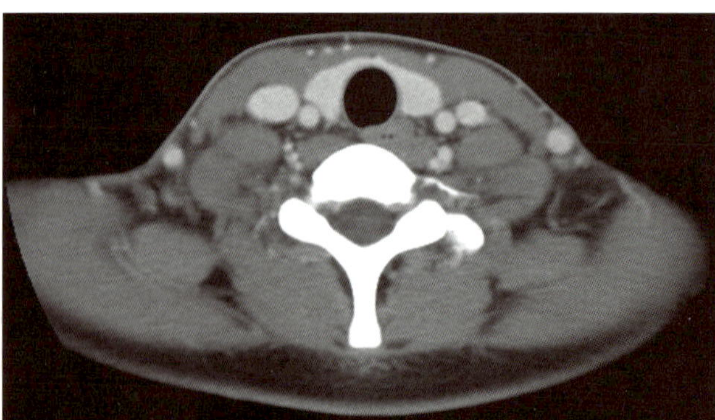

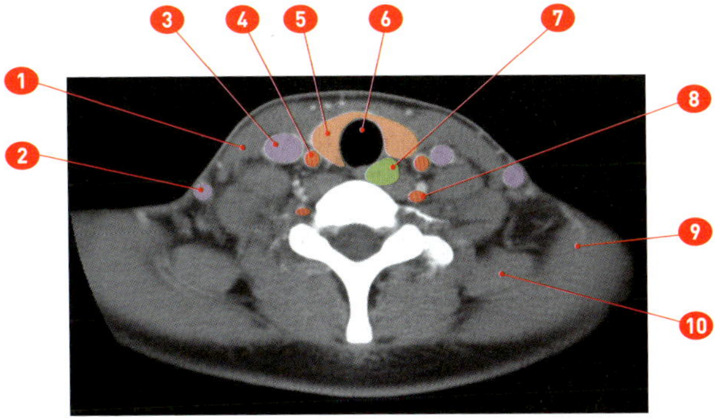


❶ 흉쇄유돌근 sternocleidomastoid muscle
❷ 외경정맥 external jugular vein
❸ 내경정맥 internal jugular vein
❹ 총경동맥 common carotid artery
❺ 갑상선 thyroid gland
❻ 기관 trachea
❼ 식도 esophagus
❽ 추골동맥 vertebral artery
❾ 승모근 trapezius muscle
❿ 견갑거근 levator scapulae muscle

**갑상선**

갑상선은 전경부에 존재하는 혈류에 풍부한 내분비 장기이다. 좌우 측엽과 협부에서 구성된다. 협부에서 상방을 향하는 추체엽이 확인되는 경우가 있다. 성인의 정상 갑상선 측엽의 크기는 약 4×1×1cm이다. 협부의 길이는 약 2cm, 두께는 1~3mm이다. 측엽의 두께가 2cm 이상으로 계측된 경우에는 갑상선 종대가 된다.

## 경부 MRI 관상단면상 1

### 독영의 요점

- 아래 그림은 MRI의 STIR(short T1 inversion recovery) 기법으로 촬영한 것이다. STIR 기법은 처음에 반전 펄스(pulse)라고 불리는 펄스를 사용하여 촬영한다. 반전 펄스 후에 반전 시간만 기다려서 촬영을 개시하면, T1 수치가 짧은 지방이나 혈종 등의 신호가 거의 제로가 된다. 이렇게 지방을 억제하는 방법을 비선택적 지방 억제법이라고 한다.

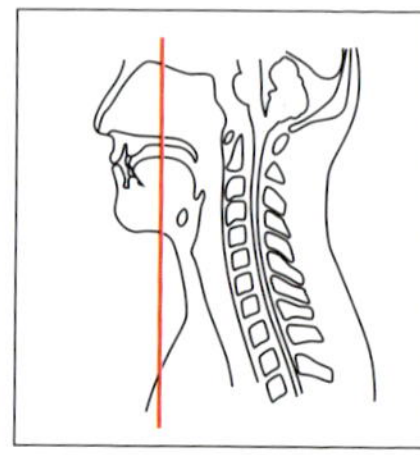

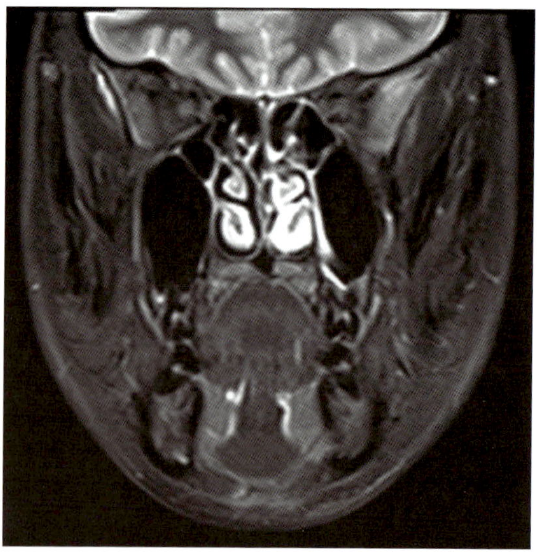

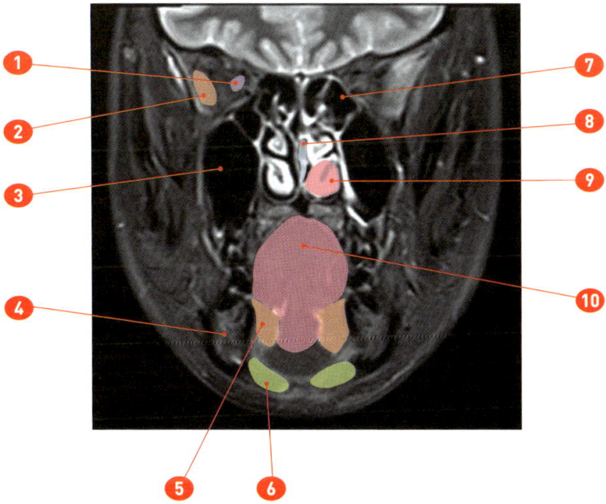


1. 시신경 optic nerve
2. 외측직근 lateral rectus muscle
3. 상악동 maxillary sinus
4. 하악골 mandible
5. 설하선 sublingual gland
6. 악설골근 mylohyoid muscle
7. 사골동 ethmoid sinus
8. 비중격 nasal septum
9. 하비갑개 inferior nasal concha
10. 혀 tongue

### 비강

비강은 비중격에 의해 좌우로 분리된다. 상부는 세골의 세판, 하부는 연구개, 경구개이다. 외측벽에는 상비갑개, 중비갑개, 하비갑개가 부착되어 있다. 이 들 사이에는 상비도, 중비도, 하비도가 위치하고 있다. 비중격은 경성부와 난성부로 구성된다. 비중격만곡은 정상 변이의 하나로 약 절반 정도에서 보인다. 부비강의 개구부는 상, 중비도에 존재한다. 비루관은 누낭에서 부비강의 복내측을 주행하여 하비도에 개구한다.

# 경부 MRI 관상단면상 2

## 독영의 요점

- STIR 기법에서는 지방이 억제되기 때문에 피하지방이나 하악골 등 골수 내의 지방 신호는 억제되어 저신호가 된다(p.116 참조). 이 때문에 골수염이나 봉와직염 등의 염증이나 피하종류 등의 확인에 유용하다.
- 뇌의 회백질 · 백질의 대비가 양호하다.

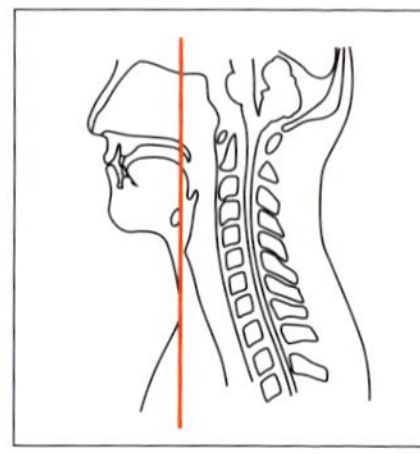

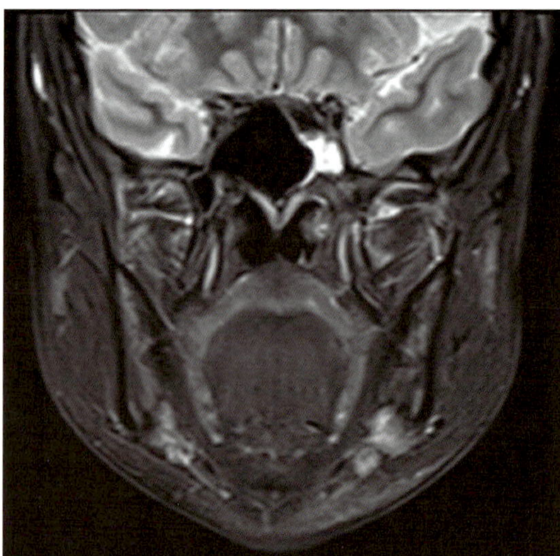

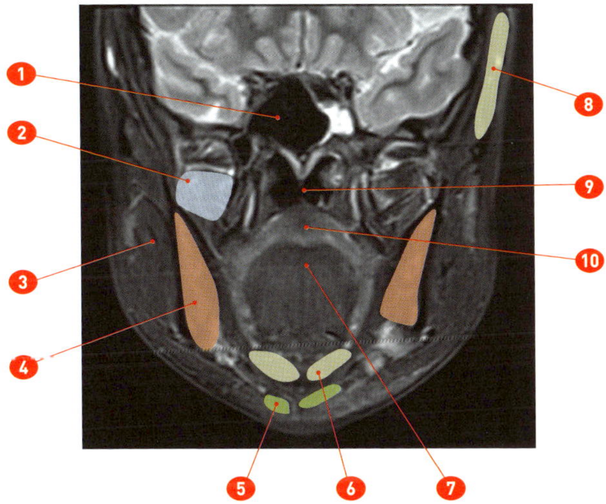

❶ 접형골동 sphenoidal sinus
❷ 외측익돌근 lateral pterygoid muscle
❸ 교근 masseter muscle
❹ 하악골 mandible
❺ 악설골근 mylohyoid muscle
❻ 이설골근 geniohyoid muscle
❼ 혀 tongue
❽ 측두근 temporal muscle
❾ 비강인두 nasal pharynx
❿ 설종근 longitudinal lingual muscle

### 구강저

구강저는 구강점막, 설하간극, 악하간극으로 구성된다. 악설골근에 의해서 설하간극, 악하간극은 경계된다. 악설골근의 상방에 있는 설하간극의 병변은 구강 내에서 수술이 진행된다. 반면에 악설골근의 하방에 있는 악하간극 병변은 악하부에서 수술이 진행된다. 설하간극과 악하간극은 후방에서 하나로 되어 있으며 설하간극의 병변은 악하간극으로 파급된다. 설하간극은 전방에서 좌우가 교통하고 있다.

# 경부 MRI 관상단면상 3

**독영의 요점**

- STIR 기법에서 정맥은 고신호로 추출된다. 아래 그림에서는 경부 하부의 정맥이 고신호로 확인된다.
- STIR 기법은 지방제어 T2 강조영상과 비슷한 신호강도를 띠기 때문에 뇌주위의 뇌척수액은 고신호로 확인된다(p.124 참조).

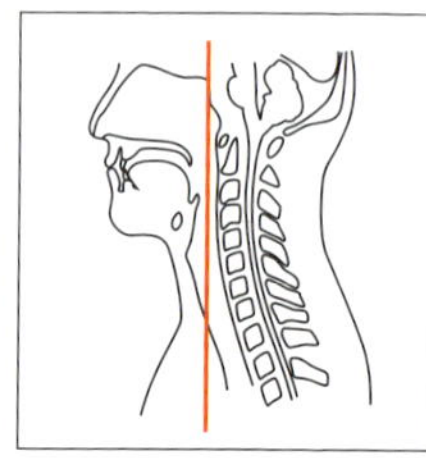

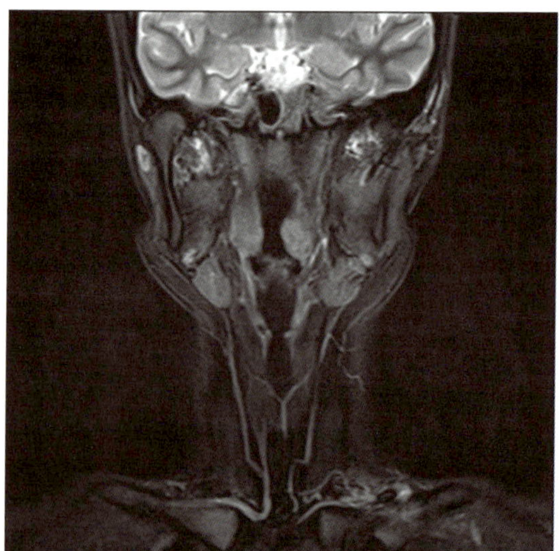

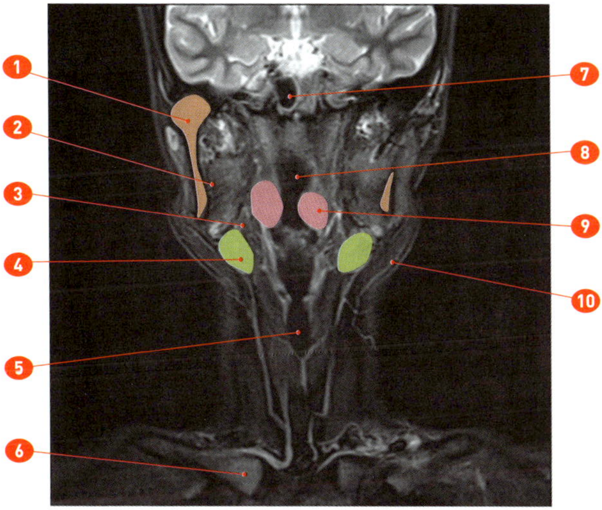


1. 하악골 mandible
2. 내측익돌근 medial pterygoid muscle
3. 악이복근 digastric muscle
4. 교근 masseter muscle
5. 기관 trachea
6. 쇄골 clavicle
7. 접형골동 sphenoidal sinus
8. 비강인두 nasal pharynx
9. 구개편도 palatine tonsil
10. 광경근 platysma muscle

### 악하선

악하선은 대부분 악이복근과 하악체 하연으로 둘러싸인 악하삼각에 위치한다. 악하선 부위는 인두주위간극의 하방부, 설하간극의 후방부와 교통한다. 악하선관은 전상방을 향하고, 설하선의 내측을 주행하며 구강에 개방한다. 즉, 악하선관은 설하간극에 위치한다. 악하선은 지방성분이 적기 때문에 단순 CT로 근육과 같은 정도의 흡수 영역을 나타낸다.

# 경부 MRI 관상단면상 4

**독영의 요점**

- STIR 기법에서는 림프절은 고신호로 추출된다. 아래 그림에서는 좌외경정맥의 내측에 보이는 고신호 구조가 림프절이다.
- 경부 림프절은 정상에서도 자주 확인된다. 일반적인 단경 1cm 이상을 비정상 림프절 종대로 판정한다.

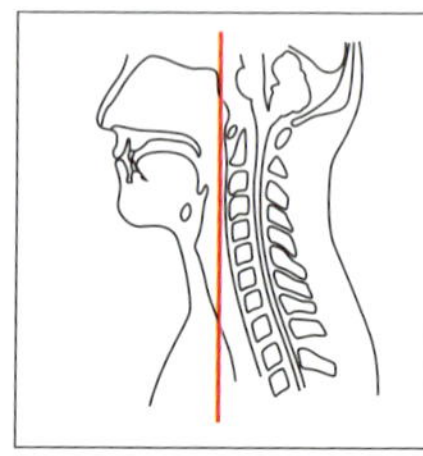

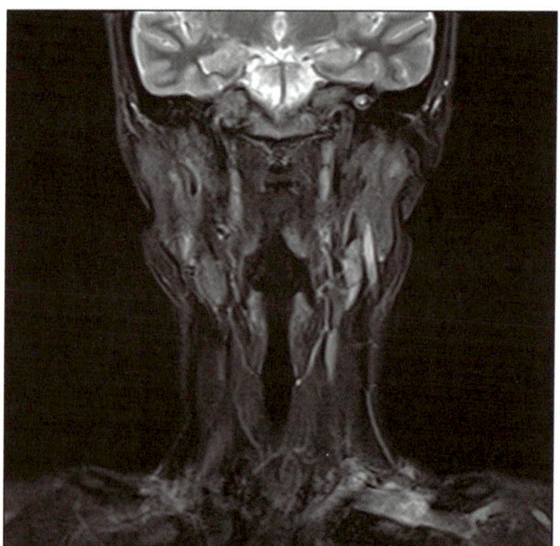

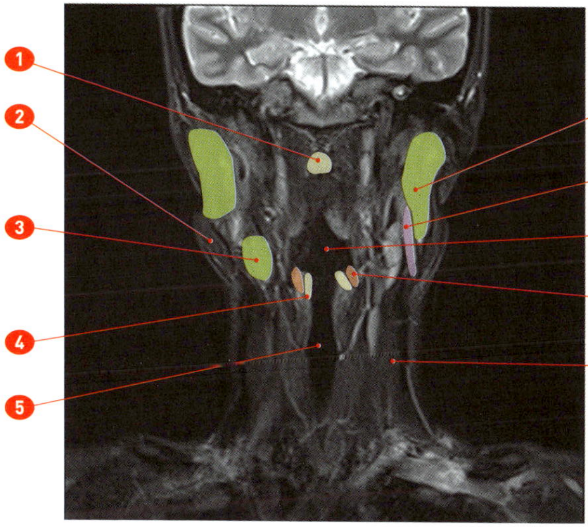




❶ 비강인두 nasal pharynx
❷ 광경근 platysma muscle
❸ 악하선 submandibular gland
❹ 피열후두개주름 aryepiglottic fold
❺ 기관 trachea
❻ 이하선 parotid gland
❼ 외경정맥 external jugular vein
❽ 후두전정 vestibule of larynx
❾ 이상함요 plriform recess
❿ 흉쇄유돌근 sternocleidomastoid muscle

**이하선**

이하선은 위로 외이도, 아래로 하악각까지 펼쳐진다. 외하선관은 교근의 외측을 주행하고 상악의 제2대구치 레벨에서 협근을 관통하여 구강에 이른다. 이하선 내를 안면신경, 하악후정맥, 외경동맥이 주행한다. 이하선은 선실질에 지방성분을 많이 함유하는 특징이 있다. 연령이 증가함에 따라 이 지방성분은 증가하기 때문에 고령자에서는 주위 지방조직과의 구별이 어려워지는 경우가 있다.

# 경부 MRI 시상단면상

## 독영의 요점

- 아래 그림은 조영 T1 강조영상에서 촬영하였다. T1 강조영상에서 피하지방이나 골수 등 지방이 풍부해지는 부위는 고신호로 추출된다. 아급성기의 혈종도 T1 강조영상에서 고신호로 확인된다.
- 근육은 중간신호로 추출된다. 뇌척수액은 저신호로 확인된다.

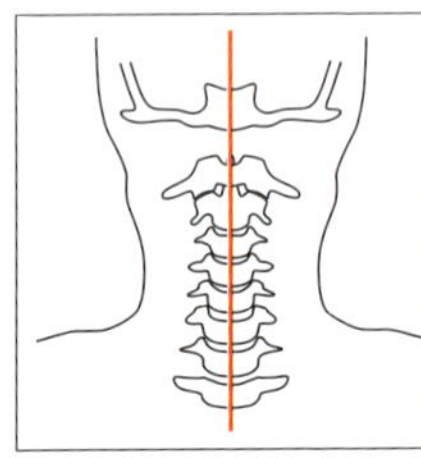

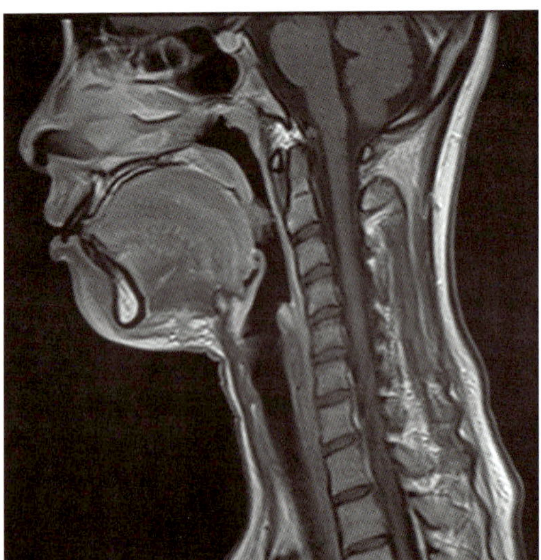

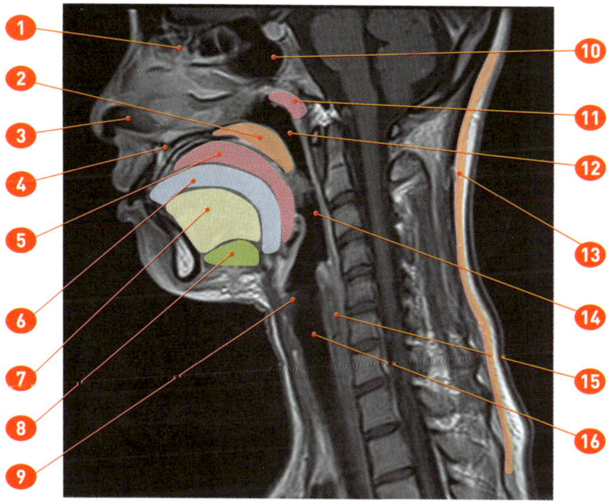


1. 사골동 ethmoid sinus
2. 연구개 soft palate
3. 비강 nasal cavity
4. 경구개 hard palate
5. 설종근 longitudinal lingual muscle
6. 설횡근 transverse lingual muscle
7. 이설근 genioglossus muscle
8. 악설골근 mylohyoid muscle
9. 성대인대(가성대) vocal ligament
10. 접형골동 sphenoidal sinus
11. 구개편도 palatine tonsil
12. 비강인두 nasal pharynx
13. 항인대 nuchal ligament
14. 구강인두 oropharynx
15. 윤상연골 cricoid cartilage
16. 기관 trachea

### 혀

혀는 유곽유두에 의해 구강에 속하는 앞 2/3의 구강설과 중인두에 속하는 후방 1/3의 설근으로 나뉜다. 영상에서 유곽유두는 추출할 수 없지만, CT, MRI의 횡단면상에서 구강설과 설근을 구별할 수 있다. 유곽유두의 중앙에 갑상설관의 유잔인 설맹공이 있다. 구강설은 내설근(종, 횡, 수직설근)과 외설근(이설근, 이설골근, 설골설근, 경돌설근)으로 형성된다.

# 경부 DSA 경동맥 조영상

## 독영의 요점

- 우외경동맥에 카테터 선단이 있으며, 우외경동맥 조영의 측면 영상이 촬영되어 있다. 외경동맥 조영은 정면상, 측면상이 기본이 된다.
- 외경동맥은 두개외 두경부 대부분의 부위에 영양을 공급한다. 정상 변이로 내경동맥과 교통하는 경우가 있으며 혈관조영 시에 주의를 필요로 한다.

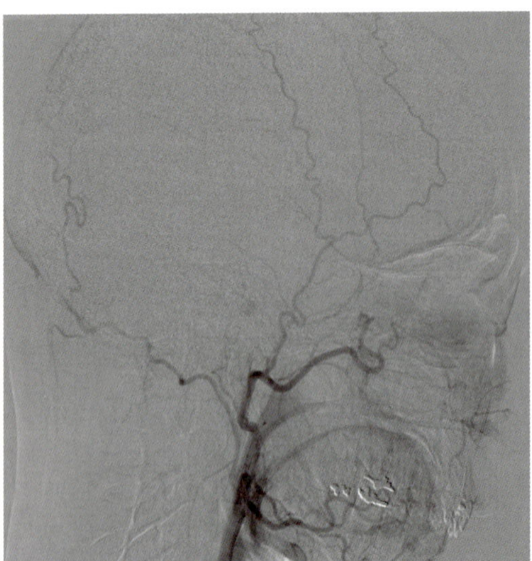

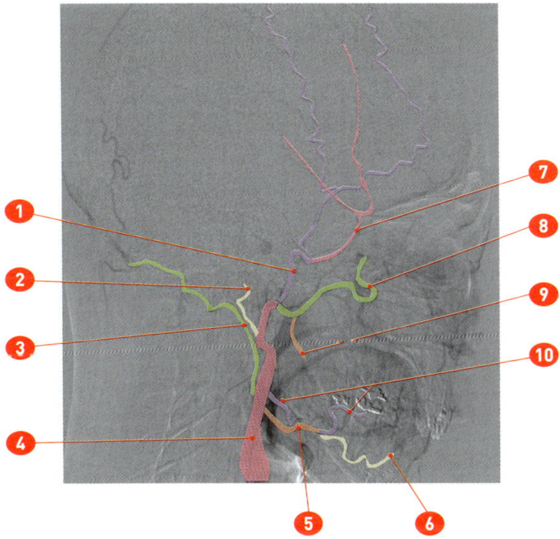


❶ 천측두동맥 superficial temporal artery
❷ 상행인두동맥 ascending pharyngeal artery
❸ 후두동맥 occipital artery
❹ 외경동맥 external carotid artery
❺ 안면동맥 facial artery
❻ 이하동맥 submental artery
❼ 중경막동맥 middle meningeal artery
❽ 상악동맥 maxillary artery
❾ 하치조동맥 inferior alveolar artery
❿ 설동맥 lingual artery

**외경동맥**

정상 외경동맥은 제4경추 레벨에서 총경동맥으로 분기된 후, 경동맥삼각부(carotid triangle) 내를 상행하여 외하선 내에서 종지인 상악동맥과 천측두동맥으로 분기된다.

# 안와 MRI 수평단면상

## 독영의 요점

- 아래 그림은 T2 강조영상에서 촬영하였다.
- FSE(fast spin echo)에서 촬영한 T2 강조영상에서는 지방은 고신호로 확인된다. FSE는 스핀에코기법에 비해 빨리 촬영할 수 있다. 아래 그림도 FSE로 촬영하였다.

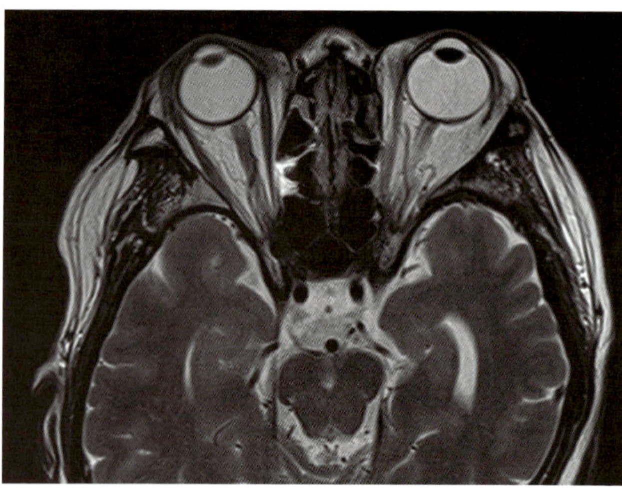

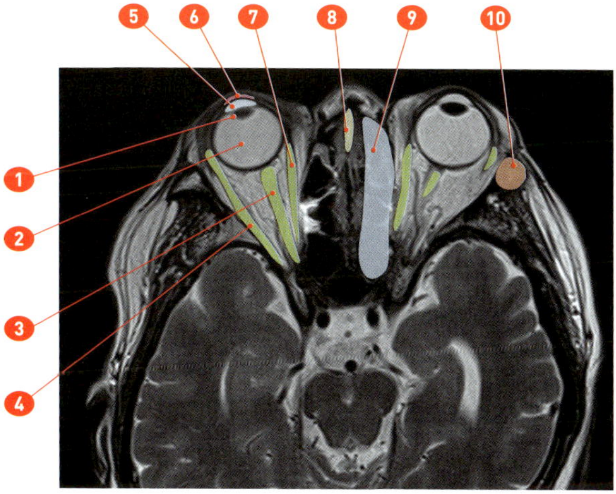


❶ 수정체 crystalline lens
❷ 초자체 vitreous body
❸ 시신경 optic nerve
❹ 외측직근 lateral rectus muscle
❺ 전안방 anterior chamber
❻ 각막 cornea
❼ 내측직근 medial rectus muscle
❽ 비중격 nasal septum
❾ 사골동 ethmoid sinus
❿ 관골 zygomatic bone

**안와**

안와저부는 상악골, 구개골, 관골로 구성된다. 상악골의 안와면은 매우 얇기 때문에 안와저에서의 안와 파열골절이 호발한다. 안와 내측벽은 상악골, 누골, 세골 지양판으로 구성된다. 세골 지양판은 내측벽에서의 안와 파열골절 호발 부위이다. 선천적으로 지양판이 결손됨에 따라 안와 내 지방이 사골동 내로 돌출되어 있는 경우가 있기 때문에 비내시경 수술 시에 주의를 요한다.

## 안와 MRI 관상단면상

**독영의 요점**

- 아래 그림은 T1 강조영상에서 촬영된 것이다. 피하나 안와 내의 지방은 고신호로 추출되어 있다. 뇌척수액은 저신호로 확인된다.
- STIR 기법에 비하면 뇌의 회백질 · 백질의 대비 상태가 좋지 못하다. T1 강조영상에서는 백질이 회백질에 비해 고신호로 나타난다.

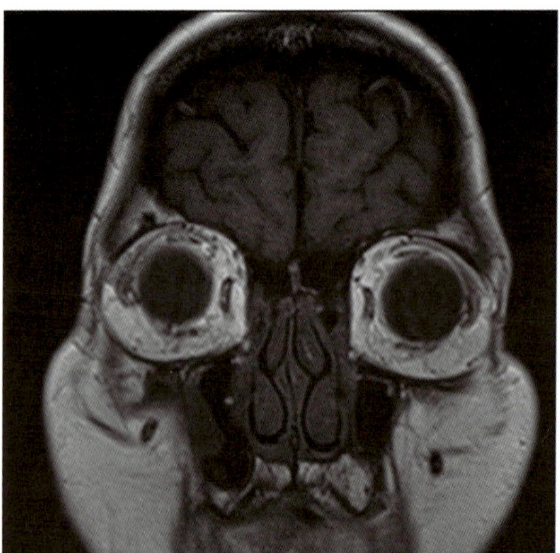

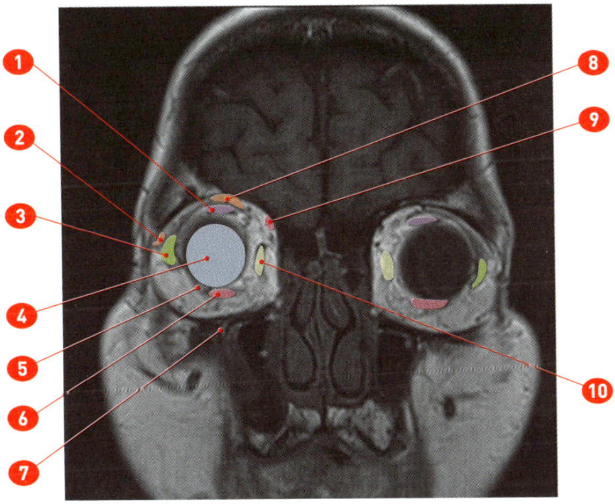




❶ 상직근 superior rectus
❷ 누선 lacrimal gland
❸ 외측직근 lateral rectus muscle
❹ 초자체 vitreous body
❺ 하사근 inferior oblique muscle
❻ 하직근 inferior rectus muscle
❼ 안와하공 infraorbital foramen
❽ 상안검거근 levator palpebrae superioris
❾ 상사근 superior oblique muscle
❿ 내측직근 medial rectus muscle

**외안근**

외안근은 안구운동을 담당하는 상직근, 하직근, 내측직근, 외측직근, 상사근, 하사근과 상안검의 거상에 관여하는 상안검거근으로 구성된다. 네 개의 직근은 근간막이라는 얇은 결합조직으로 연결되고, 안구근막과 연결된다. 이에 의해 둘러싸여 있는 공간을 근원추라고 한다. 근원추 내에는 지방조직, 혈관은 외안근을 지배하는 신경, 시신경, 시신경초가 포함된다. 근원추 외에는 지방조직과 누선만이 포함된다.

# 안와 MRI 시상단면상

## 독영의 요점

- 아래 그림은 FLAIR(fluid attenuated inversion recovery) 기법으로 촬영되어 있다. STIR 기법과 같이 처음에 반전 펄스를 이용하여 촬영한다. STIR 기법보다 긴 반전시간을 가지며, 뇌척수액의 신호가 0이 되도록 촬영한다. 그렇기 때문에 뇌척수액의 신호가 억제된다.

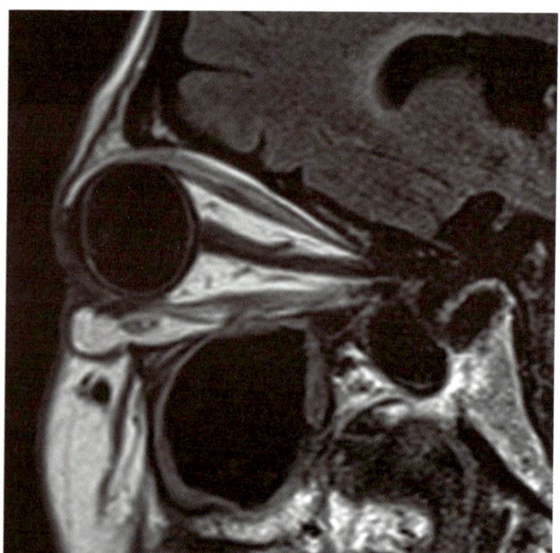

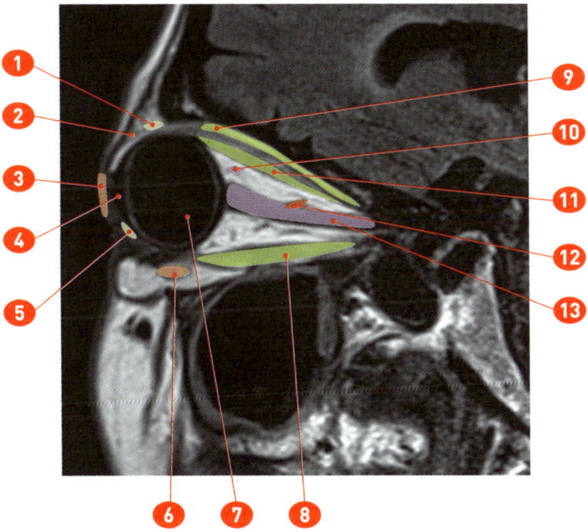


안와

❶ 안와격막 orbital septum
❷ 안륜근 orbicularis oculi muscle
❸ 상안검판 superior tarsus palpebrae
❹ 각막 cornea
❺ 하안검판 inferior tarsus palpebrae
❻ 하사근 Inferior oblique muscle
❼ 초자체 vitreous body
❽ 하직근 inferior rectus muscle
❾ 상안검거근 levator palpebrae superioris
❿ 상안정맥 superior ophthalmic vein
⓫ 상직근 superior rectus
⓬ 안동맥 ophthalmic artery
⓭ 시신경 optic nerve

### 안구

초자체, 전안방은 MRI에서 뇌척수액과 같은 신호를 띤다. 수정체는 수분 함유량이 낮고, T2 강조영상에서 저신호를 띤다. 안구벽은 내측에서 망막, 맥락막, 강막으로 구성된다. 강막은 섬유성분이 많고, T1 강조영상, T2 강조영상과 함께 저신호를 띤다. 맥락막과 망막은 강막의 내측을 따라서 T1 강조영상에서 조금 고신호 선상구조로 확인된다. 조영 후에는 맥락막과 망막은 증강효과를 나타낸다.

# 폐종격 XP 정면상

## 독영의 요점

- 흉부 단순 X선 사진은 주로 폐포 내 공기를 포함한 폐야, 좌우 폐를 나누는 종격, 혈관 분지, 폐야를 둘러싸는 흉벽과 횡격막으로 구성된다.
- 독영 시에는 폐야의 좌우 차, 종격의 확대 · 편위, 횡격막의 위치, 골연 부위 조직의 농도 차 등에 유의한다.
- 입위정면상 · 측면상이 기본이지만, 입위 곤란한 중증환자, 신생아 등은 배와위로 촬영하는 경우도 있다.

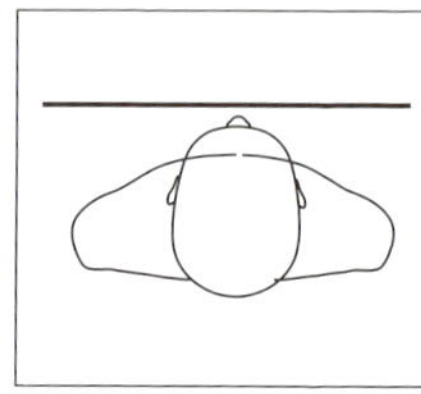

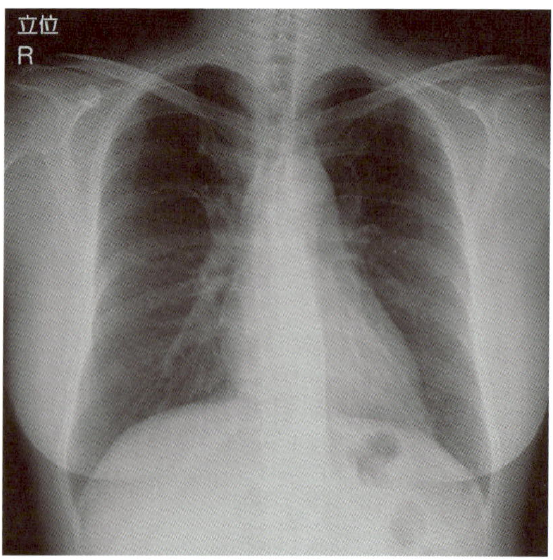

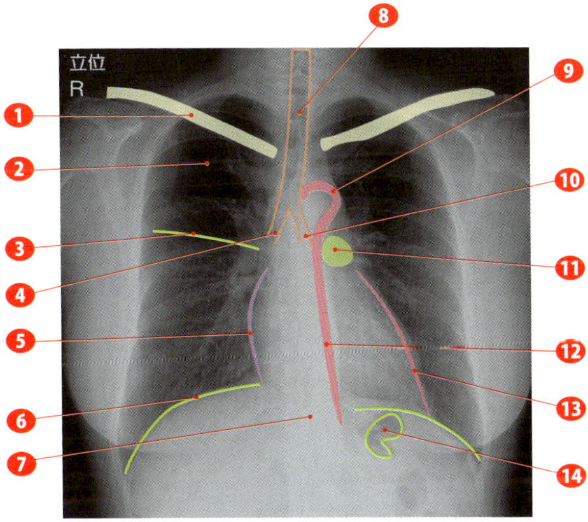


❶ 쇄골 clavicle
❷ 늑골 rib
❸ 소엽간열 minor interlobar fissure
❹ 우기관지 right main bronchus
❺ 심우연 right margin of heart
❻ 횡격막 diaphragm
❼ 척추 spine
❽ 기관 trachea
❾ 대동맥궁 aortic arch
❿ 좌기관지 left main bronchus
⓫ 대동맥폐동맥개창 aorticopulmonary window
⓬ 하행대동맥좌연 left border of descending aorta
⓭ 심좌연 left cardiac border
⓮ 위포 stomach bubble

**정면상**

단순 X선 촬영 정면상에서는 양쪽 폐위, 중앙 종격(기관 · 기관지) 및 심음영, 흉곽을 둘러싸는 흉벽(늑골이나 쇄골)이 추출된다. 폐에 염증이나 종양, 흉수 등이 있는 경우는 폐야의 투과성 저하(침윤음영이나 종양음영, 간유리음영 등)로 추출된다. 소엽간열은 우상엽과 중엽 사이에 존재하며, 정면상에서는 수평한 선으로 보인다. 횡경막하에서는 위포가 존재한다.

# 폐종격 XP 측면상

## 독영의 요점

- 측면상은 정면상에서 심장, 횡격막, 골조직 등과 겹쳐지는 부분이 있어서 평가하기 어려운 곳을 보충하거나, 대혈관의 입체적인 평가에 유용하다.
- 흉수나 무기폐의 평가, 종격종양의 진단에도 유용하다.
- 측면상은 보통 필름을 좌측에 붙이는 좌측면상을 촬영하지만, 병변이 우측에 있는 경우는 우측면상을 찍는 경우도 있다.

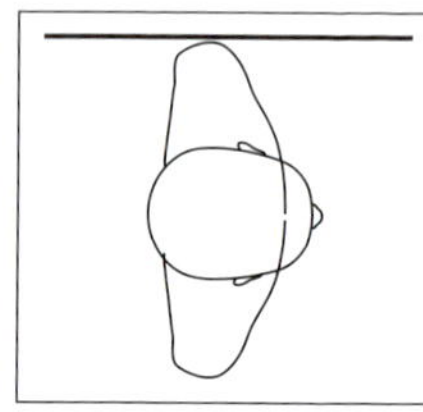

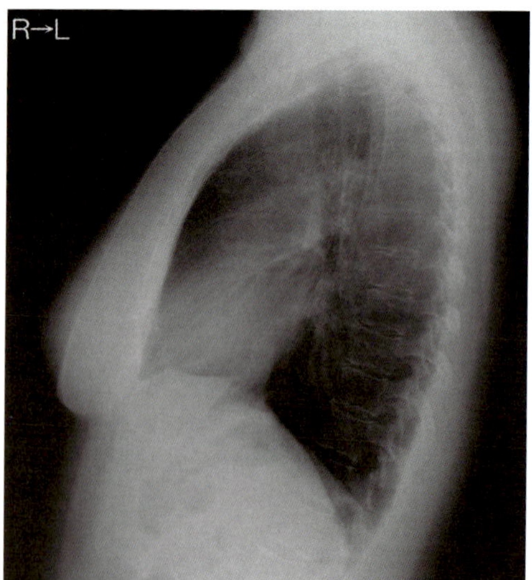

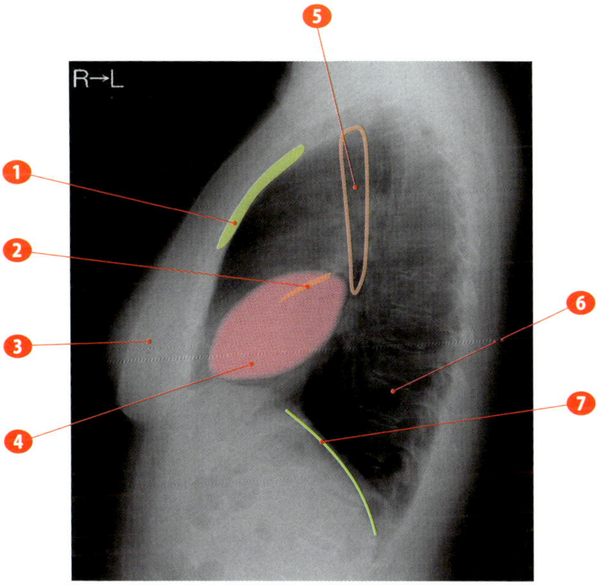


❶ 흉골 sternum
❷ 대엽간열 major interlobar fissure
❸ 유방 breast
❹ 심장 heart
❺ 기관 trachea
❻ 척추 spine
❼ 횡격막 diaphragm

**측면상**

측면상은 종격이나 전흉벽, 기관 등의 병변을 평가할 수 있다. 정면상에서 심장이나 횡격막, 골조직과 겹치는 부분이 있어 평가하기 어려운 병변의 평가를 보충하는 경우, 심장이나 대혈관의 입체적인 평가, 무기폐나 종격종양의 진단에도 유용하다. 대엽간열은 상중엽과 하엽 사이의 선으로 측면상에서만 비스듬한 선으로 보인다.

# 폐종격 CT(종격) 수평단면상 1

## 독영의 요점

- 흉부 CT는 보통 양팔을 올린 상태에서 촬영한다.
- 이 슬라이스에서 폐야는 추출되어 있지 않고, 기관, 갑상선, 흉곽에 유입하는 동정맥, 제1늑골 등이 추출된다.
- 제1늑골이 부착된 제1흉추는 쇄골이 부착된 흉골보다 상부에 위치한다는 점에 주의한다.

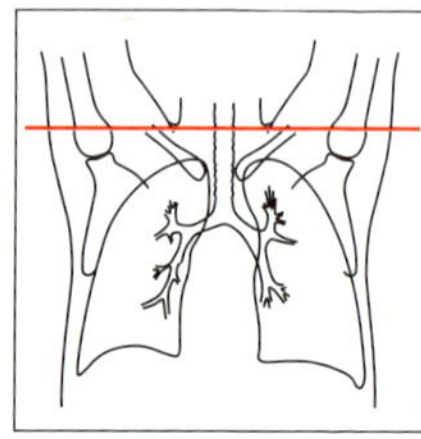

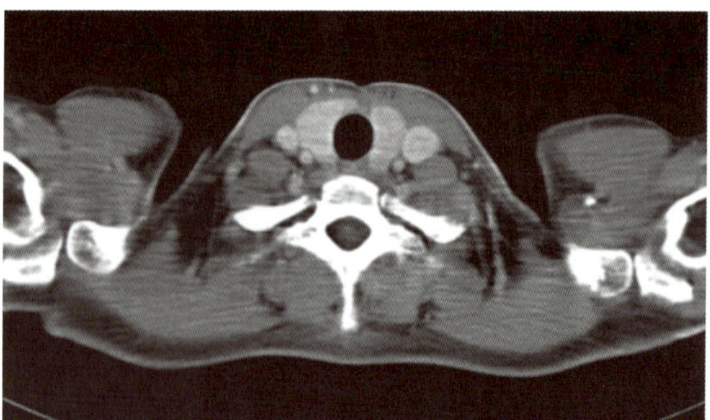

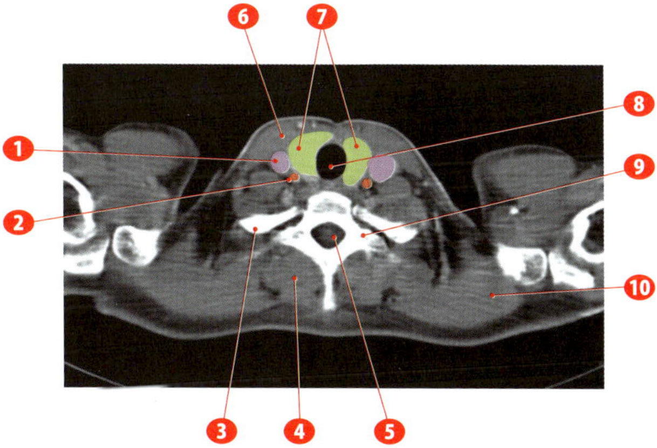


❶ 우내경정맥 right internal jugular vein

❷ 우총경동맥 right common carotid artery

❸ 제1늑골 first rib

❹ 척주기립근 erector spinae muscle

❺ 척주관 spinal canal

❻ 흉쇄유돌근 sternocleidomastoid muscle

❼ 갑상선(우엽 · 좌엽) thyroid gland (right lobe, left lobe)

❽ 기관 trachea

❾ 흉추 thoracic vertebra

❿ 승모근 trapezius muscle

### 갑상선 레벨

경부 흉관에 들어 있는 직상 레벨이다. 기관이 종격의 중앙에 위치하며, 기관은 갑상선 우측과 좌측에 끼어있는 것처럼 존재한다. 후방에는 척추(그림은 제1흉추)가 있으며, 갑상선 주위에는 동정맥이나 근조직이 확인된다. 제1흉추의 양쪽에는 제1쇄골이 부착된다. 갑상선은 생체대사 등에 작용하는 호르몬을 생성하며, 사람의 활동에 관여한다.

# 폐종격 CT(종격) 수평단면상 2

## 독영의 요점

- 흉곽 입구부의 레벨로 이 레벨에서 쇄골과 흉골이 결합한다.
- 흉쇄관절의 양쪽에서 흉벽을 둘러싸는 늑골은 전방에서 후방으로 2 → 3 → 4 → …로 이어서 추출된다.
- 기관 주위에 종격종양이나 액체저류 등이 존재하는 경우 종격의 확대가 보인다.
- Pancoast증후군은 폐첨부에 발생한 폐암으로, 폐 외의 연부조직에 침윤하여 신경장애 등을 일으킨다.

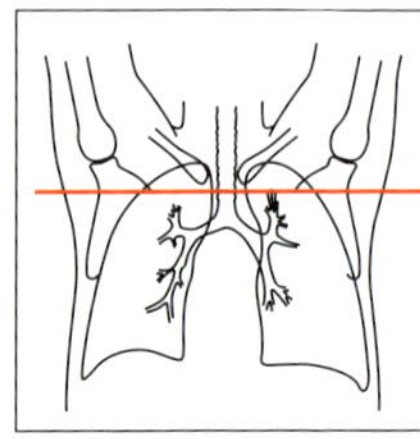

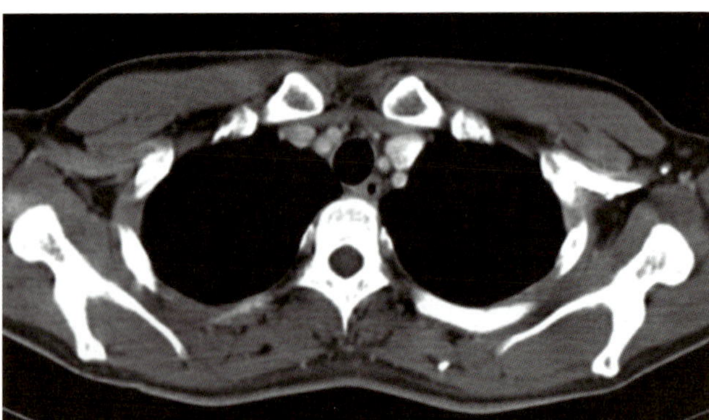

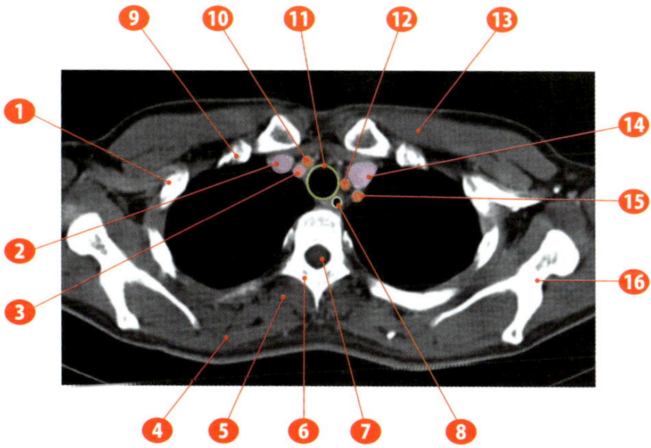


1 제2늑골 second rib
2 우완두정맥 right brachiocephalic vein
3 우쇄골하동맥 right subclavian artery
4 승모근 trapezius muscle
5 척주기립근 erector spinae muscle
6 흉추 thoracic vertebra
7 척주관 spinal canal
8 식도 esophagus
9 제1늑골 first rib
10 우총경동맥 right common carotid artery
11 기관 trachea
12 좌총경동맥 left common carotid artery
13 대흉근 pectoralis major muscle
14 좌완두정맥 left brachiocephalic vein
15 좌쇄골하동맥 left subclavian artery
16 견갑골 scapula

**골반 단쇄골 레벨**

쇄골의 흉골 부착부 레벨이다. 이 레벨은 종격 입구부에 해당하며, 골성의 흉벽인 쇄골과 늑골, 척추에 의해 싸여있다. 기관의 양쪽에 좌우의 총경동맥과 쇄골하동맥이 주행한다. 또한 기관의 좌측 뒤에는 식도가 위치한다.

## 폐종격 CT(종격) 수평단면상 3

**독영의 요점**

- 이 레벨에서는 정중앙 전방에 흉골병이 확인된다.
- 기관 전방에 대동맥궁에서 분기되는 주요 3분지(우완두동맥, 좌총경동맥, 좌쇄골하동맥)를 확인할 수 있다.
- 좌완두정맥은 이 3분지의 전방을 횡단하는 식으로 주행한다.
- 대동맥 해리에서는 3분지로 해리가 파급되는 경우도 있기 때문에 주의 깊게 관찰한다.

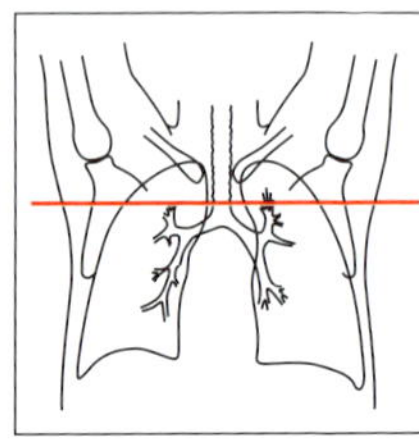

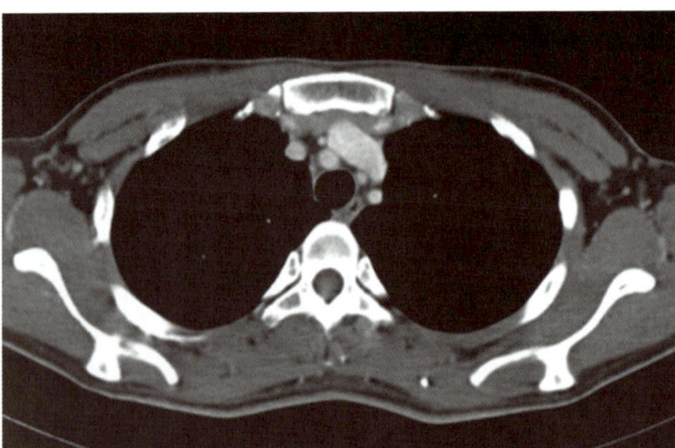

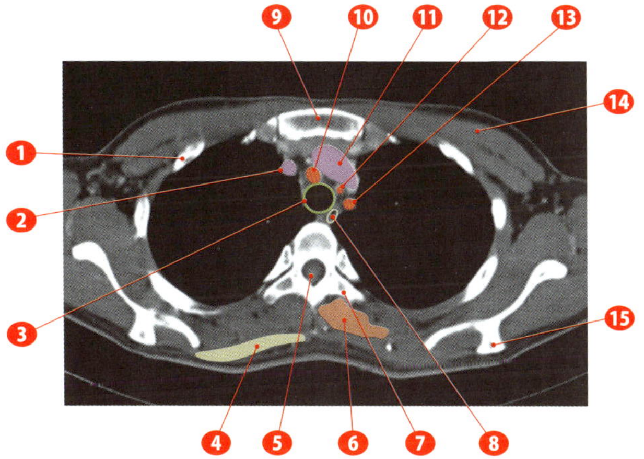


❶ 제2늑골 second rib
❷ 우완두정맥 right brachiocephalic vein
❸ 기관 trachea
❹ 승모근 trapezius muscle
❺ 척주관 spinal canal
❻ 척주기립근 erector spinae muscle
❼ 흉추 thoracic vertebra
❽ 식도 esophagus
❾ 흉골병 manubrium of sternum
❿ 완두동맥 brachiocephalic trunk
⓫ 좌완두정맥 left brachiocephalic vein
⓬ 좌총경동맥 left common carotid artery
⓭ 좌쇄골하동맥 left subclavian artery
⓮ 대흉근 pectoralis major muscle
⓯ 견갑골 scapula

**흉골병 레벨**

흉골병 레벨에서 기관 주위를 주행하는 동정맥에서 동맥계는 대동맥궁(p.141)에서 분기되는 완두동맥과 좌총경·좌쇄골하동맥, 정맥계는 상대정맥(p.141)에서 분기되는 완두정맥이 좌우에 주행한다. 식도는 기관의 좌측 후방을 기관과 함께 주행하는 것처럼 종격을 하행한다(연부조직에서 구성된 흉벽은 주로 전방은 대흉근, 후방은 척주기립근과 승모근에 의해 구성된다).

# 폐종격 CT(종격) 수평단면상 4

## 독영의 요점

- 대동맥궁에서 하행대동맥으로 이행하는 레벨이다.
- 대동맥의 전방에는 흉선이 존재한다.
- 흉선은 젊은 층에서는 화살촉 형태로 확인된다.
- 흉선은 연령과 함께 퇴축해 간다.

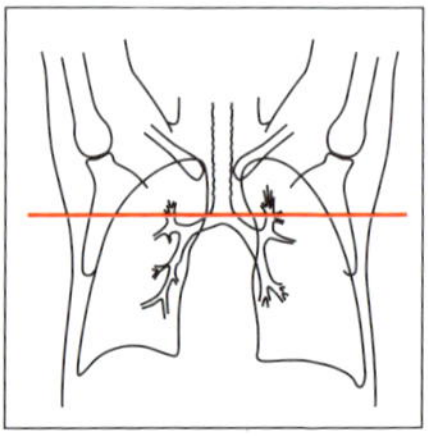

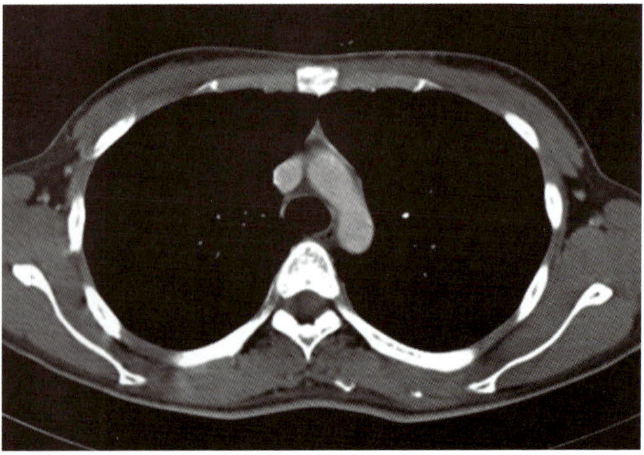

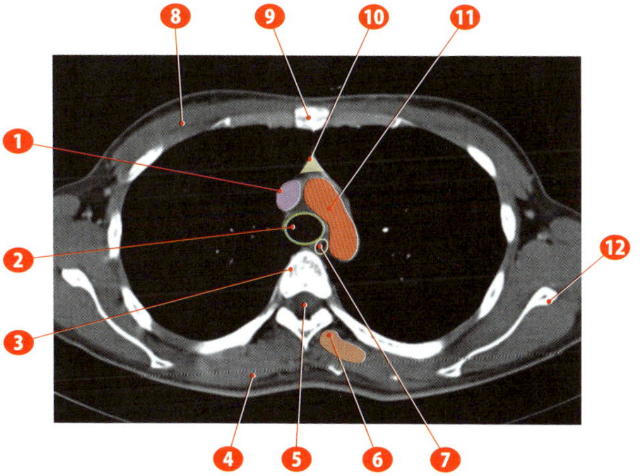


❶ 상대정맥 superior vena cava
❷ 기관 trachea
❸ 흉추 thoracic vertebra
❹ 승모근 trapezius muscle
❺ 척주관 spinal canal
❻ 척주기립근 erector spinae muscle
❼ 식도 esophagus
❽ 대흉근 pectoralis major muscle
❾ 흉골 sternum
❿ 흉선 thymus
⓫ 대동맥궁 aortic arch
⓬ 견갑골 scapula

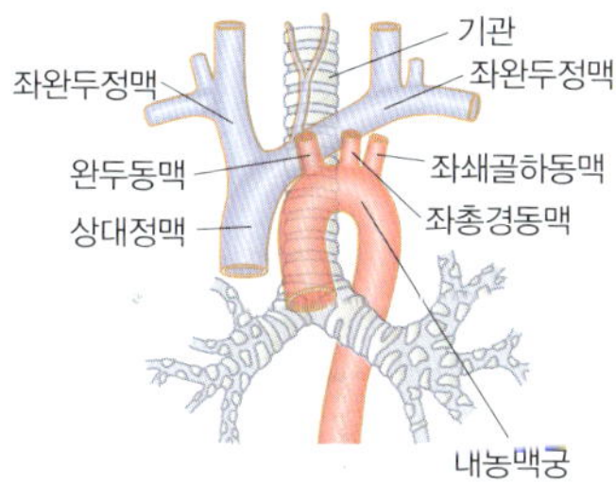


그림● 대동맥궁, 상대정맥, 기관의 위치 관계

**대동맥궁 레벨**

대동맥은 상행대동맥이 흉골병의 높이에서 궁형으로 굴곡되어 하행대동맥에 이행하는 부위이다. 여기에서부터 두경부와 상지로 혈류를 보내는 주된 동맥인 완두동맥과 좌총경 · 쇄골하동맥이 분기된다. 정맥계는 좌심방에 유입되는 상대동맥이 기관의 오른쪽 전방에 위치한다(그림).

# 폐종격 CT(종격) 수평단면상 5

## 독영의 요점

- 좌우의 주기관지를 관찰할 수 있는 레벨로 종격의 중앙부를 주로 관찰할 수 있다.
- 상행대동맥과 하행대동맥을 동시에 관찰할 수 있다.
- 종격 내에 흉선, 동정맥, 식도, 림프절 등의 구조물이 많으며, 다채로운 병변이 출현한다.
- 기관 분기부 림프절의 종대는 이 슬라이스에서 확인하기 쉽다.

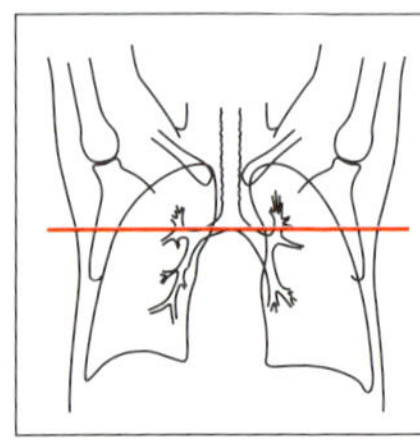

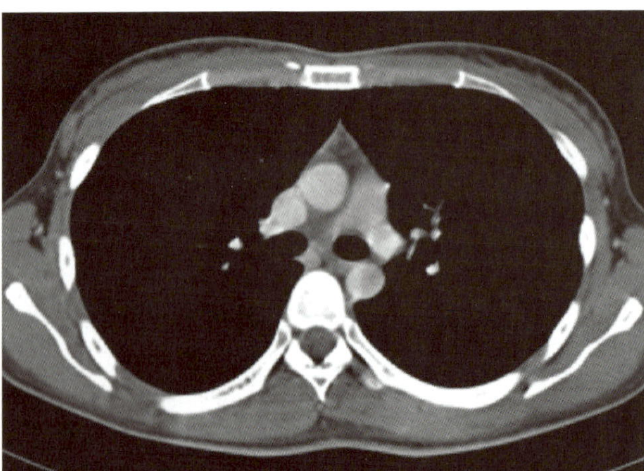

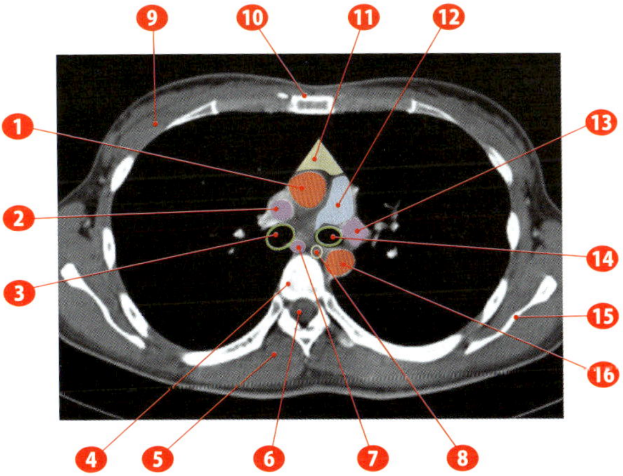


1 상행대동맥 ascending aorta
2 상대정맥 superior vena cava
3 우기관지 right main bronchus
4 흉추 thoracic vertebra
5 척주기립근 erector spinae muscle
6 척주관 spinal canal
7 기정맥 azygos vein
8 식도 esophagus
9 대흉근 pectoralis major muscle
10 흉골병 manubrium of sternum
11 흉선 thymus
12 폐동맥간 pulmonary trunk
13 좌폐동맥 left pulmonary artery
14 좌기관지 left main bronchus
15 견갑골 scapula
16 하행대동맥 descending aorta

**좌폐동맥 레벨**

폐동맥은 좌심실에서 시작되어 폐동맥간이 되며, 좌주기관지의 전방에서 좌측 폐동맥이 분기된다. 이 레벨에서는 좌심실에서 시작한 상행대동맥이 대동맥궁을 거쳐 하행대동맥이 되며, 좌주기관지의 후방 · 종격의 좌측을 하행한다. 또한 식도의 좌측에서는 기정맥이 주행한다. 흉선은 종격에서 보이지만, 연령에 따라서 CT 영상이 달라진다. 20대까지는 화살촉 모양의 음영으로 보이지만, 40대까지는 지방화가 진행되어 윤곽을 확인할 수 없게 된다.

# 폐종격 CT 수평단면상 6

**독영의 요점**

- 상행대동맥과 하행대동맥 사이에 주행하는 좌폐동맥을 관찰할 수 있다.
- 식도는 식도 입구부에서 흉골상연까지를 경부식도, 흉골상연에서 기관분기부하연까지를 흉부상부식도, 기관분기부하연과 식도분문접합부까지를 2등분한 상부를 흉부중부식도, 하부 중 흉부 내 식도를 흉부하부식도, 복강 내 식도를 복부식도로 구분한다.

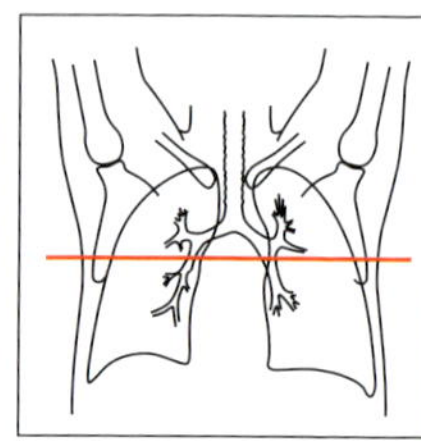

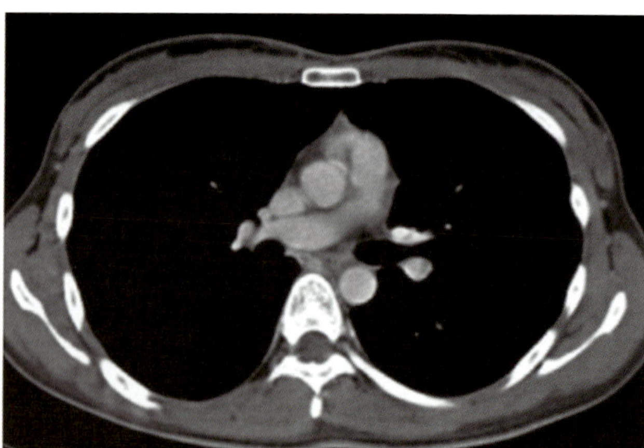

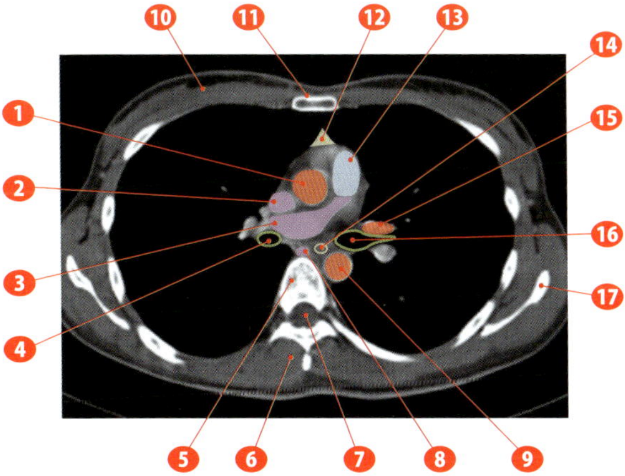


❶ 상행대동맥 ascending aorta
❷ 상대정맥 superior vena cava
❸ 우폐동맥 right pulmonary artery
❹ 중간기관지 intermediate bronchus
❺ 흉추 thoracic vertebra
❻ 척주기립근 erector spinae muscle
❼ 척주관 spinal canal
❽ 기정맥 azygos vein
❾ 하행대동맥 descending aorta
❿ 대흉근 pectoralis major muscle
⓫ 흉골 sternum
⓬ 흉선 thymus
⓭ 폐동맥간 pulmonary trunk
⓮ 식도 esophagus
⓯ 좌상폐정맥 left superior pulmonary vein
⓰ 좌기관지 left main bronchus
⓱ 견갑골 scapula

**우폐문 레벨**

상행대동맥의 좌측에 폐종맥간이 위치한다. 폐동맥과 좌상폐정맥 사이에 심막 공인 좌폐 함요(left pulmonary recess)가 위치하고 있어, 정상에서도 소량의 심낭액이 저류하며, 수농도 영역을 형성한다. 이 소견은 이상은 아니지만 형상에 따라서는 림프절과 착각하는 경우가 있으므로 주의가 필요하다.

# 폐종격 CT 수평단면상 7

## 독영의 요점

- 이 슬라이스에서는 심상연 레벨(좌심이, 동맥원추)이 관찰된다.
- 좌심방의 상연 근처, 좌우 상폐정맥이 좌심방에서 분기된다(그림은 좌측만 관찰할 수 있다).
- 상행대동맥의 기시부에 해당하는 레벨로 이것에 의해서 시작되는 좌관상동맥도 관찰할 수 있다.
- 상행대동맥은 박동에 의한 인공물이 자주 보인다.

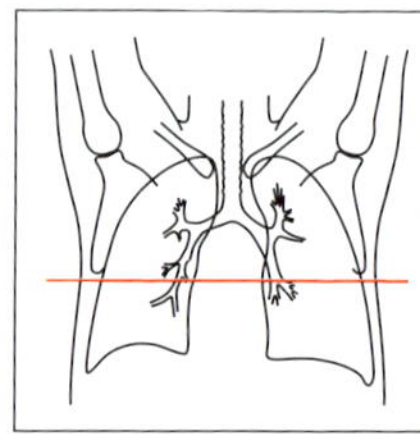

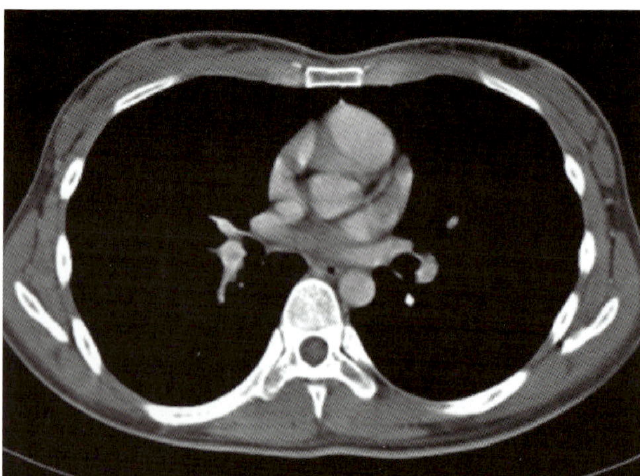

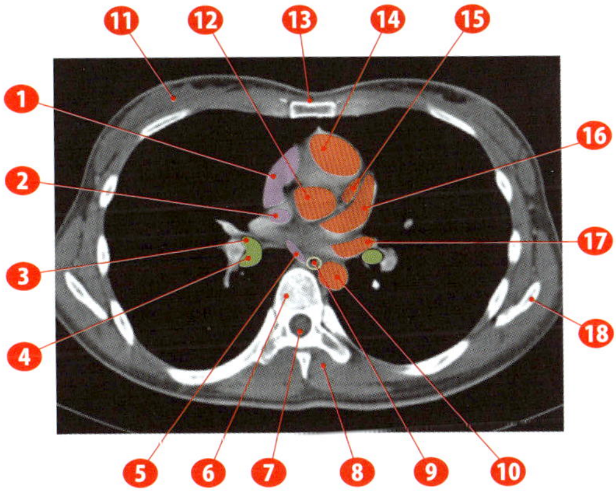


❶ 우심이 right auricle
❷ 상대정맥 superior vena cava
❸ 중엽지 middle lobar bronchus
❹ 우하간 right inferior lobar bronchus
❺ 기정맥 azygos vein
❻ 흉추 thoracic vertebra
❼ 척주관 spinal canal
❽ 척주기립근 erector spinae muscle
❾ 식도 esophagus
❿ 하행대동맥 descending aorta
⓫ 대흉근 pectoralis major muscle
⓬ 상행대동맥 ascending aorta
⓭ 흉골 sternum
⓮ 동맥원추 arterial cone
⓯ 좌관상동맥 left coronary artery
⓰ 좌심이 left auricle
⓱ 좌상폐정맥 left superior pulmonary vein
⓲ 견갑골 scapula

**좌심이 레벨**

상행대동맥은 대동맥변에서 시작하여 동맥원추의 배측, 좌심이의 배내측을 상행한다. 좌심방의 좌측에서 상하 2개의 폐정맥이 분기된다. 식도와 기정맥은 좌심방의 배측과 하행대동맥의 우측을 주행한다. 우심실의 상방은 끝으로 갈수록 가늘어지며, 원추 상태의 동맥원추 옆 폐동맥간으로 이어진다. 좌심방은 상대정맥, 하대정맥, 관상정맥동으로부터 정맥혈을 받는다. 좌심이는 좌심방에서 자라는 귀와 같은 형상을 띤 원추 상태의 주머니로 상행대동맥에 포개어지는 듯이 위치한다.

# 폐종격 CT(종격) 수평단면상 8

## 독영의 요점

- 중앙에 심장이 추출되어 있으며, 우심방과 좌심방, 좌심실이 관찰된다.
- CT는 석회화 병변의 검출에 뛰어나며, 흉막(심막을 포함) 석회화, 판의 석회화, 관동맥 석회화의 유무를 평가할 수 있다. 또한 심낭액 저류의 유무도 평가할 수 있다.
- 좌심방은 심장 배측에 위치한다.
- 좌심방에 혈전이나 종양(좌방 점액종 등)이 형성되면 이것이 뇌색전증의 원인이 되는 경우가 있다.

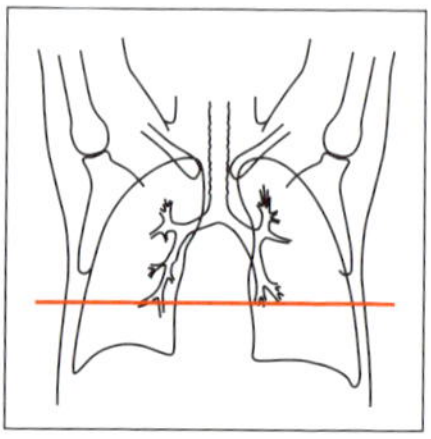

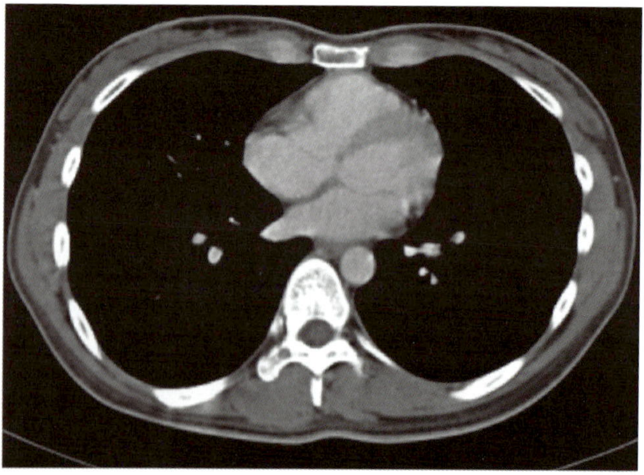

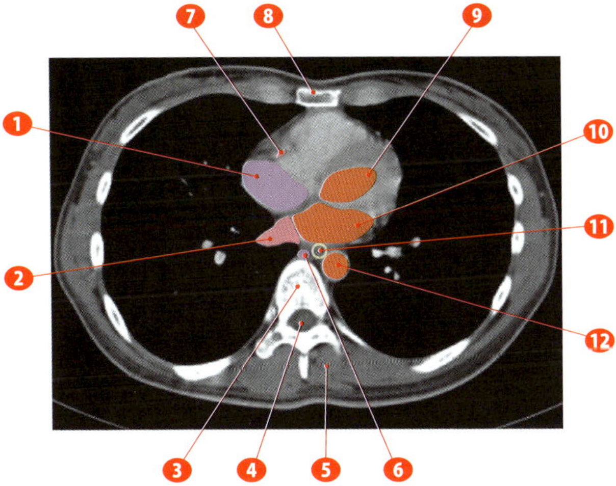




❶ 우심방 right atrium
❷ 우하폐정맥 right inferior pulmonary vein
❸ 흉추 thoracic vertebra
❹ 척주관 spinal canal
❺ 척주기립근 erector spinae muscle
❻ 기정맥 azygos vein
❼ 우관상동맥 right coronary artery
❽ 흉골 sternum
❾ 좌심실 left ventricle
❿ 좌심방 left atrium
⓫ 식도 esophagus
⓬ 하행대동맥 descending aorta

### 좌방 레벨

좌우의 심방과 좌심실의 일부가 보인다. 식도 전방에 좌방이, 좌측 뒤쪽에 하행대동맥이 보인다. 좌심방과 좌심실의 이행부에 승모판이 보이며, 좌실에서 좌방으로의 혈액 역류를 방지한다. 동맥경화성 변화가 강한 경우에는 판에 석회화가 보인다. 좌심방의 양쪽에서 보통 상하 2줄의 폐정맥이 분기된다. 우관상동맥은 상행대동맥 근위단의 대동맥판 바로 위에서 일어나 우심방 앞면을 하행한다.

# 폐종격 CT(종격) 수평단면상 9

## 독영의 요점

- 전신의 정맥혈을 받는 하대정맥이 우심방에 환류하는 레벨이다.
- 좌심실은 심장에서 최대 공간으로 동맥혈을 전신으로 내보낸다.
- 좌심실은 고압계이며, 심실벽은 두껍다.
- 좌심실과 우심실은 심실중격에서 경계된다.
- 기정맥은 흉부 레벨에서는 척추의 앞면을 주행한다.

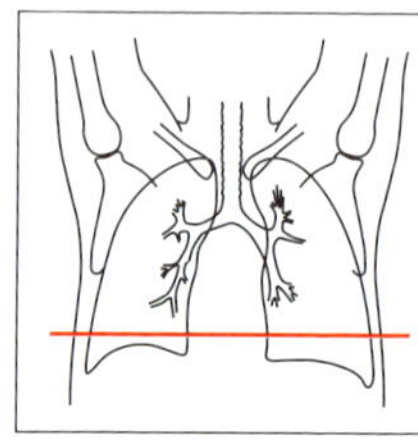

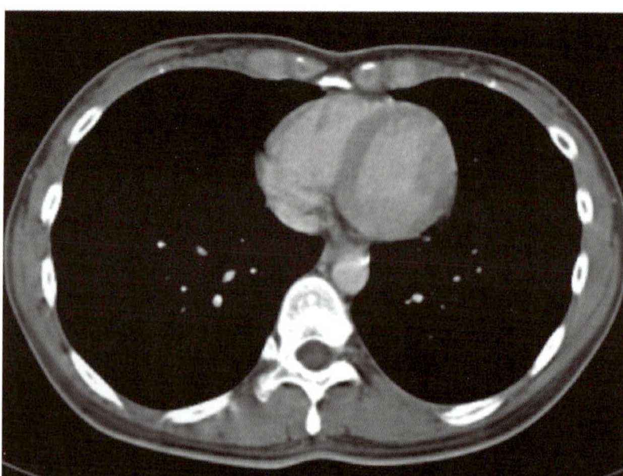

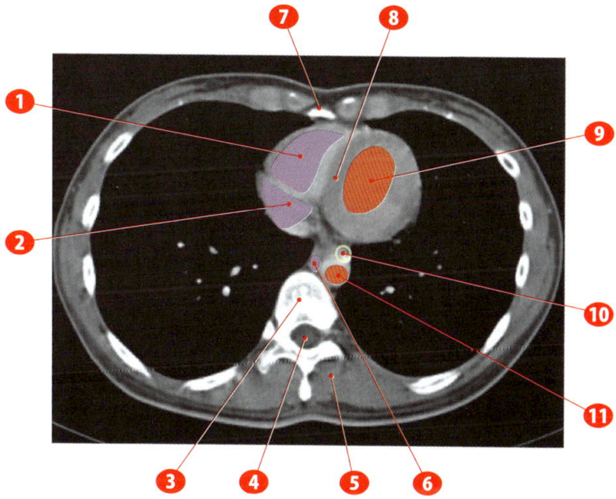


❶ 우심실 right ventricle
❷ 우심방 right atrium
❸ 흉추 thoracic vertebra
❹ 척주관 spinal canal
❺ 척주기립근 erector spinae muscle
❻ 기정맥 azygos vein
❼ 검상돌기 xiphoid process
❽ 심실중격 interventricular septum
❾ 좌심실 left ventricle
❿ 식도 esophagus
⓫ 하행대동맥 descending aorta

**관상정맥동 레벨**

좌우 심실과 우심방이 보인다. 하대정맥은 우심방으로 유입되고, 정맥혈을 좌심계로 환류시킨다. 우심방과 우심실 사이에는 삼첨판이 있어, 혈액의 역류를 방지한다. 좌우 심실은 심실중격에서 경계된다. 이 부분에 공이 비어 있는 상태가 심실중격결손증(ventricular septal defect: VSD)이다. 관상정맥동은 심장의 주된 정맥으로 우심방으로 유입된다.

# 폐종격 CT(종격) 수평단면상 10

## 독영의 요점

- 흉강과 복강으로 이행하는 레벨로 간장의 상연이 관찰된다.
- 식도는 복강에 이행되면 복부식도가 된다.
- 복강 내의 하대정맥은 우심부하(우심부전 등)가 있으면 하대정맥이 확장되고, 간정맥도 확장된다.
- 역으로 탈수 경향이 있으면 하대정맥은 탄력이 없어져 가늘게 보인다.
- 수편단면상에서는 횡격막을 인식하기 어려운 경우가 있다.

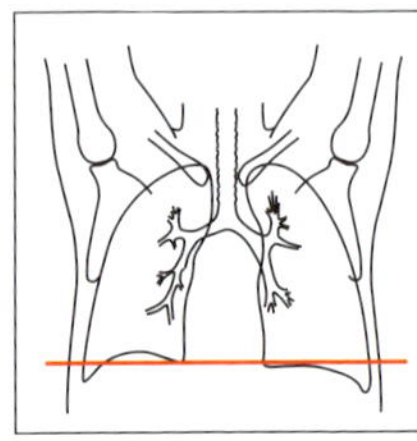

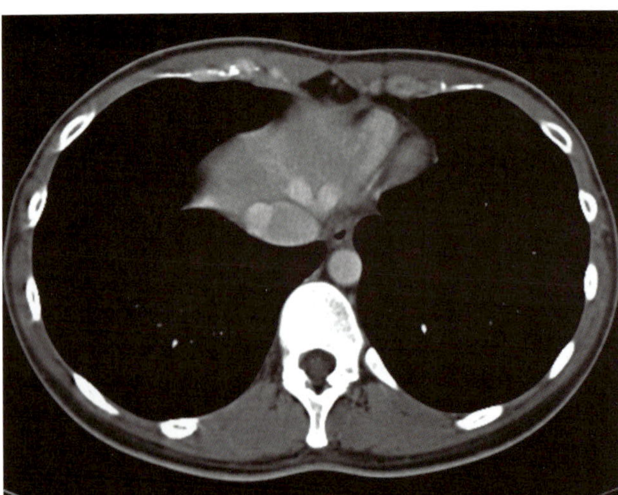

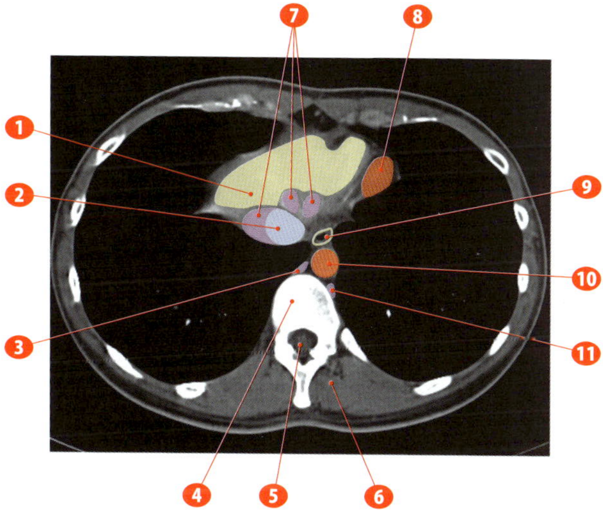


❶ 간장 liver
❷ 하대정맥 inferior vena cava
❸ 기정맥 azygos vein
❹ 흉추 thoracic vertebra
❺ 척주관 spinal canal
❻ 척주기립근 erector spinae muscle
❼ 간정맥 hepatic vein
❽ 좌심실 left ventricle
❾ 식도 esophagus
❿ 하행대동맥 descending aorta
⓫ 반기정맥 hemiazygos vein

**폐저부 레벨**

이 레벨에서는 흉강과 복강이 횡격막을 경계로 이행하는 레벨로 영상은 폐와 간장의 이행부이다. 하대정맥과 그에 유입되는 3개(우 · 좌 · 중)의 간정맥이 보인다. 식도는 대동맥의 앞면을 하행하여 위분문부로 이행한다. CT의 수평단면상에서 횡격막은 불명확하기 때문에 흉복의 경계 인식이 곤란하다. 관상단면상이나 시상단면상이 횡격막면의 관찰에 유용하다.

# 폐종격 CT(폐야) 수평단면상 1

## 독영의 요점

- 폐야 조건에서는 주로 공기를 포함하는 구조가 검게(저흡수로) 추출된다.
- 공기가 적은 구조물일수록 하얗게(피하 지방 < 동정맥 < 골조직) 추출된다.
- 폐첨부는 진구성 폐결핵의 호발부위로 흉막 비후나 석화 결절, 기관지 확장, 상엽무기폐 등이 관찰된다. 그 밖에도 폐결핵은 상엽 $S^1$, $S^2$, $S^{1+2}$, 하엽 $S^6$ 등이 보인다.

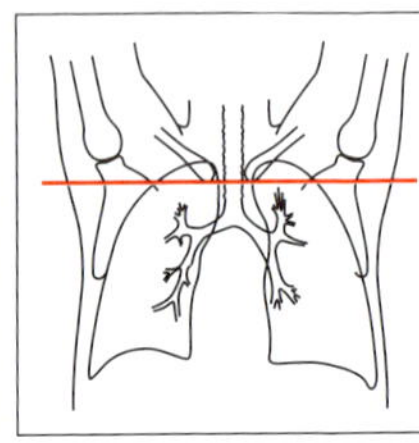

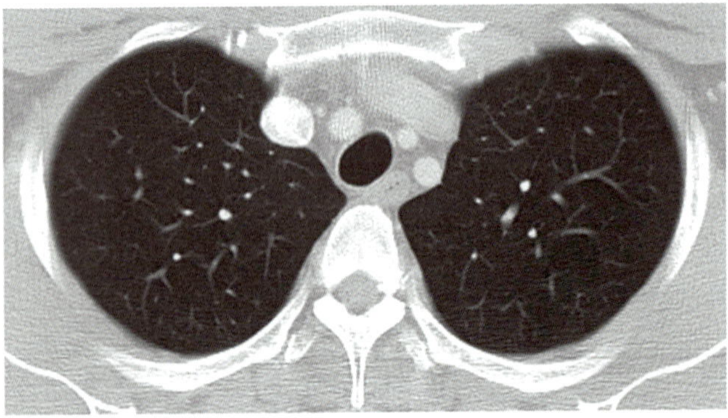

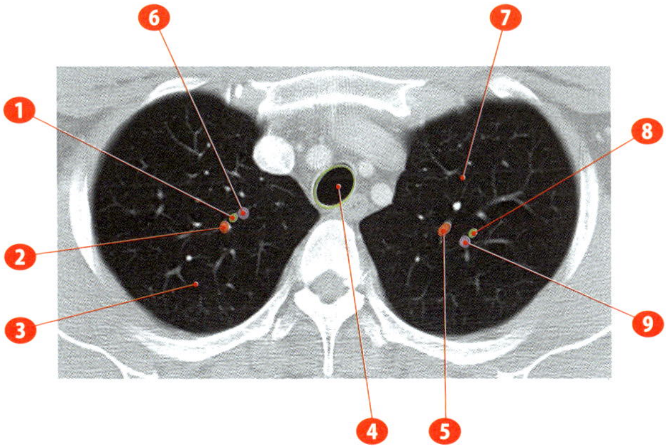


1. $B^1$
2. $V^1$
3. 우폐 right lung
4. 기관 trachea
5. $V^1$
6. $A^1$
7. 좌폐 left lung
8. $B^{1+2}$
9. $A^{1+2}$

**폐첨부 레벨**

CT는 수평단면의 X선을 촬영하는 방법으로 목적 장기 내 조직의 특성에 맞춘 표시 조건을 선택할 필요가 있다. 흉부에서는 주로 종격이나 심장대혈관 등의 연부조직을 관찰하는데 적합한 종격 조건과 폐실질을 관찰하는데 적합한 폐야 조건의 2종류의 표시법이 필요하다. 폐첨은 양쪽 폐의 상방 선단에 있으며, 이 영역은 단순 X선 사진으로는 평가하기 어렵기 때문에 CT가 유용하다. 이 슬라이스는 대부분이 폐첨구($S^1$)에 해당한다.

# 폐종격 CT(폐야) 수평단면상 2

## 독영의 요점

- 이 슬라이스에서는 주로 양쪽 상엽이 추출되어 있다.
- 기관은 내부에 공기가 추출되기 때문에 확인하기 쉽다.
- 폐동맥은 기관지와 병행하여 주행한다.
- 폐정맥은 폐구역 간을 주행하기 때문에 보통 CT에서는 확인하기 어렵다.
- 폐구역의 확인은 주로 기관지(및 같이 주행하는 폐동맥)의 주행을 추적하여 시행한다.

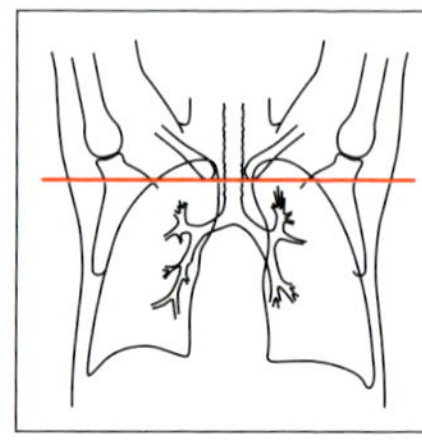

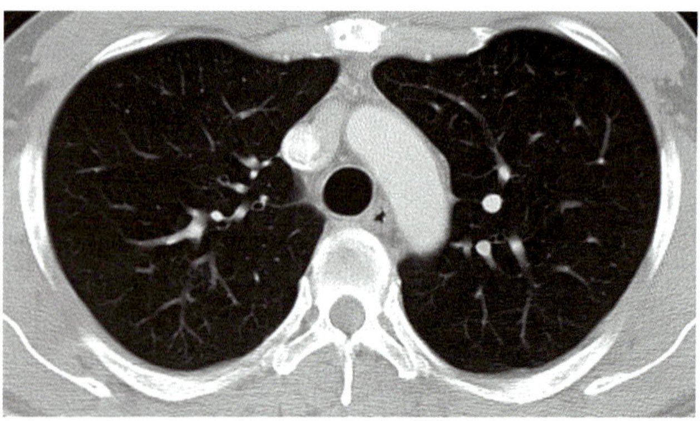

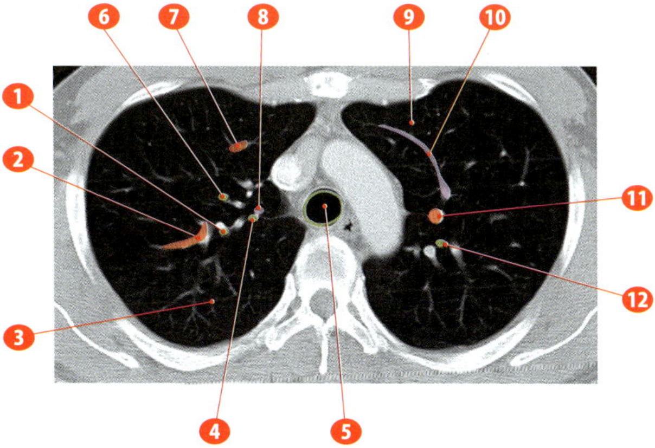


1 $B^2$
2 $V^1$
3 우폐 right lung
4 $B^1$
5 기관 trachea
6 $B^3$
7 $V^3$
8 $A^1$
9 좌폐 left lung
10 $A^3$
11 $V^1$
12 $B^{1+2}$

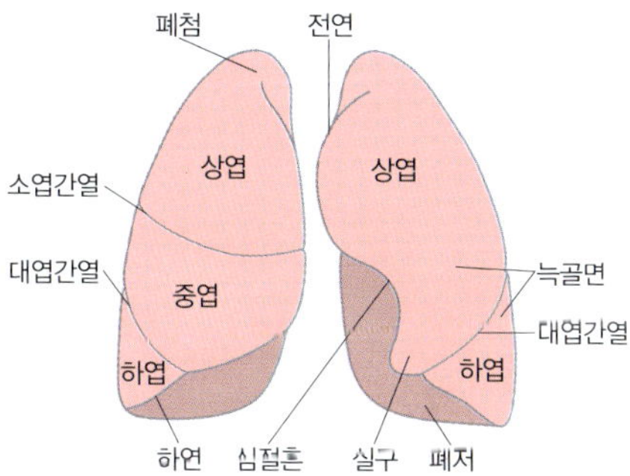


**그림● 폐의 구조**

### 완두동맥 레벨

좌폐는 대엽간열(major interlobar fissure)과 소엽간열(minor fissure)에 의해 상 · 중 · 하엽의 3엽으로, 좌엽은 대엽간열에 의해 상엽설구 · 하엽의 2엽으로 나뉜다. CT에서는 폐엽 · 폐구역을 확인하기 위해서는 대엽간열 및 소엽간열, 기관지 · 폐동정맥을 확인할 필요가 있다(그림).

# 폐종격 CT(폐야) 수평단면상 3

## 독영의 요점

- 폐종격 CT(폐야) 수평단면상2(p.156)보다 5mm 밑의 슬라이스이다.
- 상폐야와 하폐야의 혈관 영상의 굵기 비율은 정상 배와위(보통 CT를 촬영한 몸의 위치)에서 1:1이다.
- 폐혈류가 증가(빈혈, 발열, 과잉수액, 좌우 단락질환 등)하면, 폐혈관 영상이 증강된다(굵어진다).

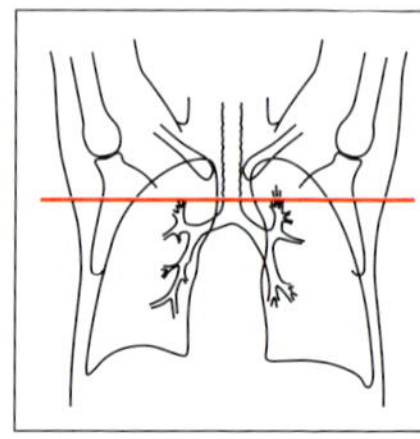

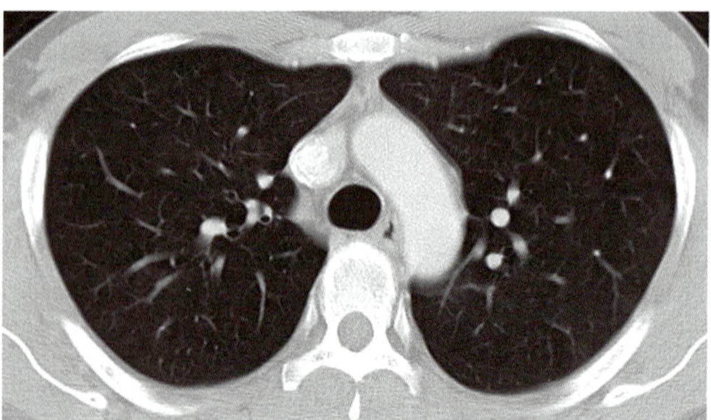

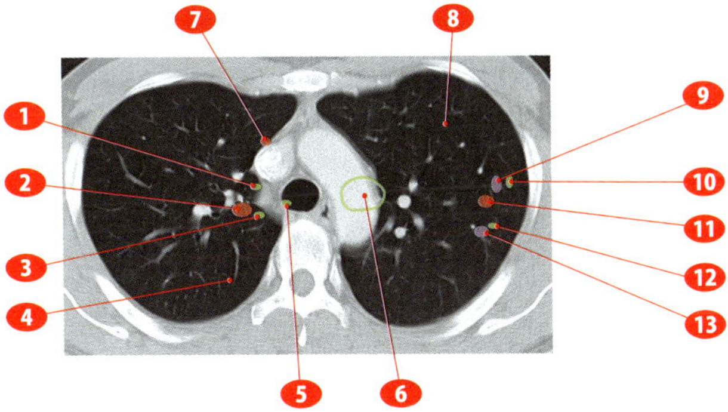


1. $B^3$
2. $V^2$
3. $B^2$
4. 우폐 right lung
5. $B^1$
6. 기관 trachea
7. $V^3$
8. 좌폐 left lung
9. $A^3$
10. $B^3$
11. $V^1$
12. $B^{1+2}$
13. $A^{1+2}$

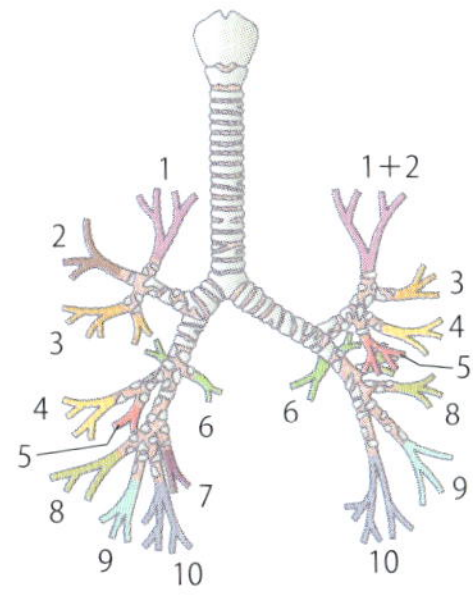


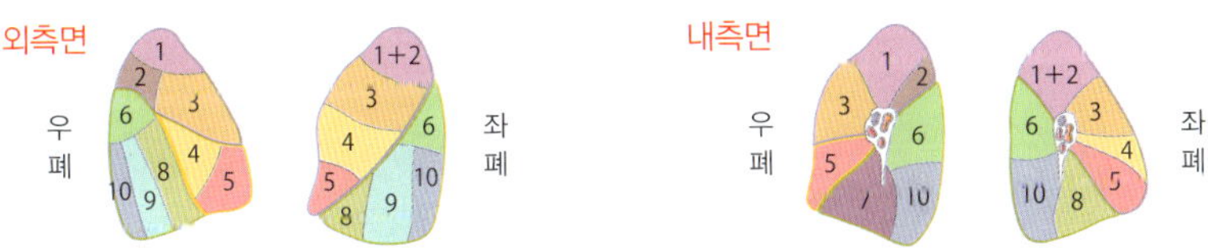


### 대동맥궁 상반 레벨

폐엽은 1차 기관지(상간, 중엽지, 하간)에서 지배된다. 1차 기관지의 다음 분지(2차 기관지)의 지배 영역을 구역, 그 다음 분지(3차 기관지)의 지배 영역을 아구역이라고 부른다. 폐동맥은 기관지와 함께 주행하며, 폐정맥과 입체적으로 교차하는 것처럼 존재한다. 폐정맥은 아구역, 구역 사이를 주행한다(그림 및 p.161의 표 참조).

# 폐종격 CT(폐야) 수평단면상 4

**독영의 요점**

- 대동맥궁에서 하행대동맥으로 이행하는 레벨이다.
- 기관 투량상은 정중앙에 위치하며, 대동맥궁에 의해 생리적 압배를 조금 받는다.
- 종격종양이나 액체 저류, 갑상선종, 동맥류 등이 있는 경우, 종격은 편위된다.
- 만성 폐색성 폐질환 환자에서는 일반적으로 기관 확장 경향이 보인다.
- 정상 기관 폭은 14~22mm로 분기각은 평균 60°, 흡기에서 증가한다.

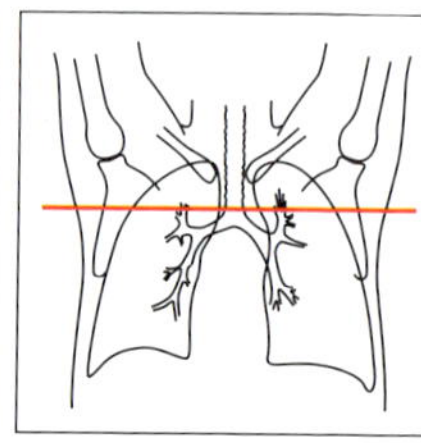

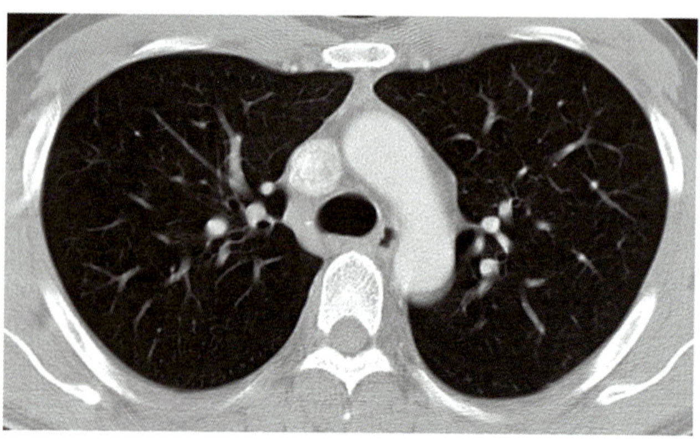

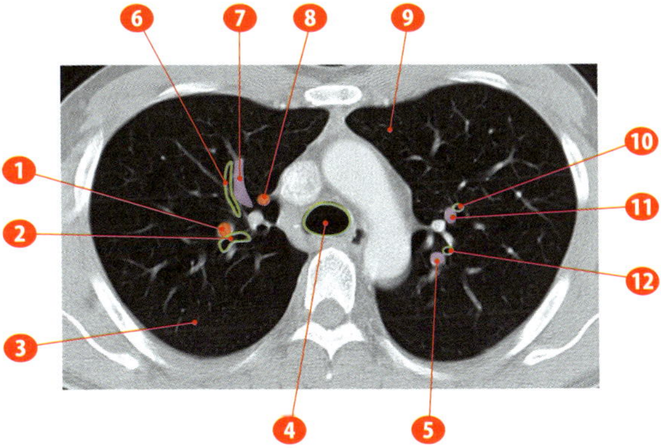


❶ $V^2$
❷ $B^2$
❸ 우폐 right lung
❹ 기관 trachea
❺ $A^{1+2}$
❻ $B^3$
❼ $A^3$
❽ $V^1$
❾ 좌폐 left lung
❿ $B^3$
⓫ $A^3$
⓬ $B^{1+2}$

**구역기관지와 폐구역**

<table>
<tr><th colspan="2">우폐</th><th colspan="2">좌폐</th></tr>
<tr><td>상엽</td><td>1. 폐첨구상엽<br>2. 후상엽구<br>3. 전상엽구</td><td>상엽</td><td>1+2. 폐첨후구<br>3. 전상엽구<br>4. 상설구<br>5. 하설구</td></tr>
<tr><td>중엽</td><td>4. 외측중구<br>5. 내측중구</td><td rowspan="2">하엽</td><td rowspan="2">6. 상 · 하엽구<br>7*. 상지,하엽구<br>8. 전폐저구<br>9. 외측폐저구<br>10. 후폐지구<br>*자주 결여된다.</td></tr>
<tr><td>하엽</td><td>6. 상 · 하엽구<br>7. 내측폐저구<br>8. 전폐저구<br>9. 외측저폐구<br>10. 후폐저구</td></tr>
</table>

### 대동맥궁 레벨

기본적으로 구역지보다 말초는 구역~아구역의 중심부를 폐동맥과 기관지가 함께 주행하며, 구역~아구역의 경계부를 폐정맥이 주행한다. 폐정맥의 분기 양식에는 많은 변이가 있으며, 최종적으로 좌우의 상하폐정맥이 되어 좌심방으로 유입된다. 이들의 기관지 · 폐혈관에는 모두 명칭이 부여되어, 기관지는 B, 동맥은 A, 정맥은 V의 기호로 표시된다.

# 폐종격 CT(폐야) 수평단면상 5

## 독영의 요점

- 기관이 좌우 주기관지로 나뉘는 레벨이다.
- 기관은 갑상선, 후두, 식도, 폐에 접해있기 때문에 이들 장기의 악성종양에서 직접 침윤을 받는다.
- 기관 · 기관분기부, 좌우 주기관지의 주위에는 다수의 림프절이 존재한다.
- 폐암 등의 악성종양이 기관분기부의 림프절에 전이되면, 분기부는 크게 열리고, 단순 X선 사진이나 CT에서 이상을 지적할 수 있는 경우가 있다.

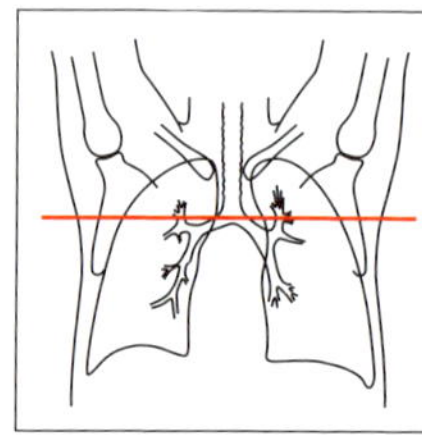

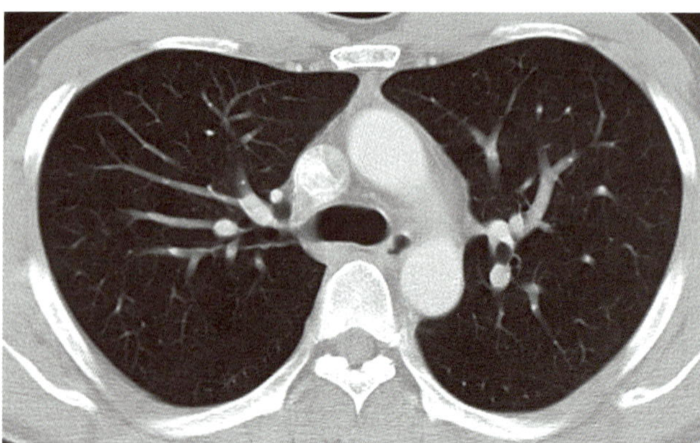

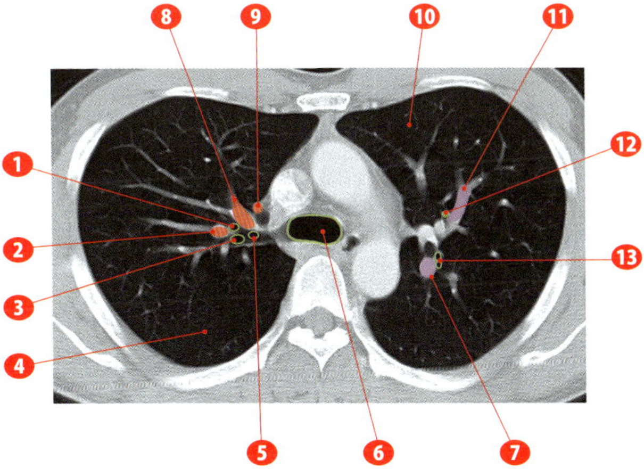


1. $B^3$
2. $V^2$
3. $B^2$
4. 우폐 right lung
5. $B^1$
6. 기관분기부 carina
7. $A^{1+2}$
8. $V^3$
9. $V^1$
10. 좌폐 left lung
11. $A^3$
12. $B^3$
13. $B^{1+2}$

### 대동맥궁 하반 · 기관분기부 직상 레벨

이 레벨에서 우폐는 우상엽시관지에서 $B^1$, $B^2$, $B^3$가 분기되어 있다. $B^1$이 폐첨 방향으로, $B^2$가 후외측 방향으로, $B^3$가 전방으로 주행한다. 이와 함께 주행하는 동맥이 보인다. $V^1$은 가장 안쪽 방향에 확인된다. 좌폐는 $B^3$가 앞쪽을 향하며, $A^3$가 함께 주행한다. $B^{1+2}$과 $A^{1+2}$는 뒤쪽으로 주행한다.

# 폐종격 CT(폐야) 수평단면상 6

## 독영의 요점

- 기관에서 좌우 주기관지로 분기된 직후의 레벨이다.
- 이물질이나 종양이 있는 경우는 기관·기관지 내의 투량상이 불명확해진다.
- 건전지나 동전 등의 이물질은 단순 X선 사진이나 CT에서 명확하게 추출된다.
- 오른쪽 주기관지 쪽이 급격히 분기되기 때문에 기관 내에 오음된 이물은 우측에 많다.

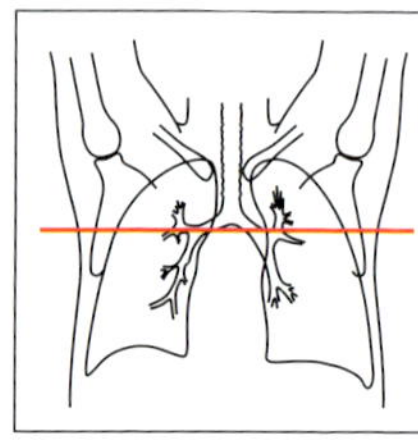

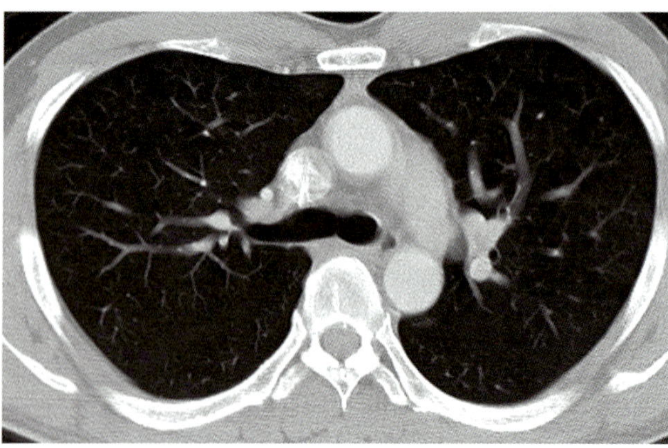

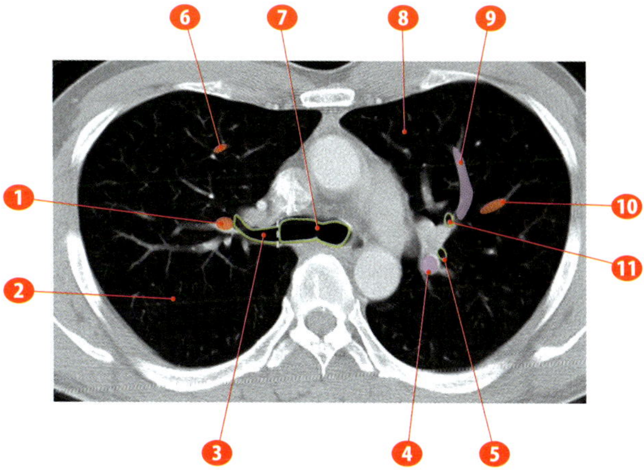


❶ $V^2$
❷ 우폐 right lung
❸ 우상엽기관지 right superior lobar bronchus
❹ $A^{1+2}$
❺ $B^{1+2}$
❻ $V^3$
❼ 기관분기부 carina
❽ 좌폐 left lung
❾ $A^3$
❿ $V^3$
⓫ $B^3$

**기관분기부 레벨**

기관은 제6경추의 높이에서 시작하여 식도 전면을 정중앙선으로 따라 하행하여 종격 상부로 들어간다. 뒤이어 제5~제6흉추의 높이에서 좌우 기관지로 나뉜다. 이곳을 기관분기부라고 한다. 이 레벨은 폐문을 구성하며, 양쪽 폐에서 유입된 동정맥이나 림프절 등의 구조가 다채로워 폐문부 폐암이나 악성종양의 림프절전이, 악성림프종, 육아종성 질환(결핵, 사르코이드증) 등이 호발한다.

## 폐종격 CT(폐야) 수평단면상 7

**독영의 요점**

- 오른쪽 주기관지는 상엽기관지를 분기한 후, 중간기관지가 된다.
- 왼쪽 주기관지는 상엽 · 하엽기관지로 직접 분기된다.
- 이 레벨에서는 폐문의 상부를 구성하며, 좌우 상엽으로 혈액을 보내는 동정맥이나 기관지를 볼 수 있다.

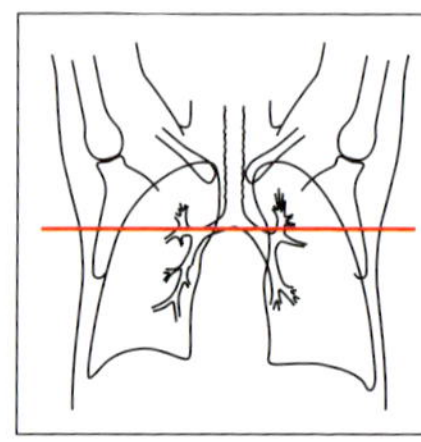

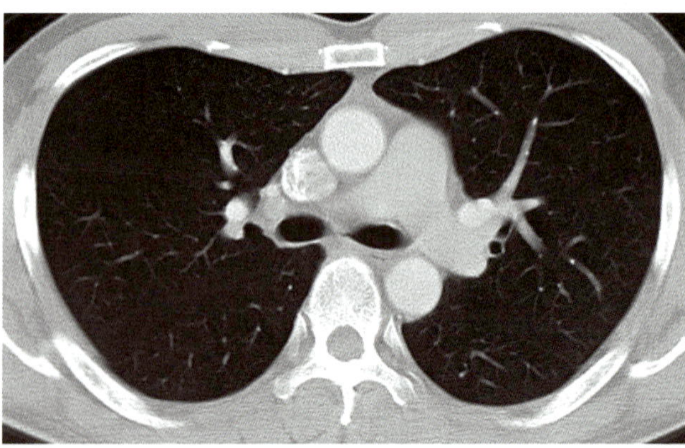

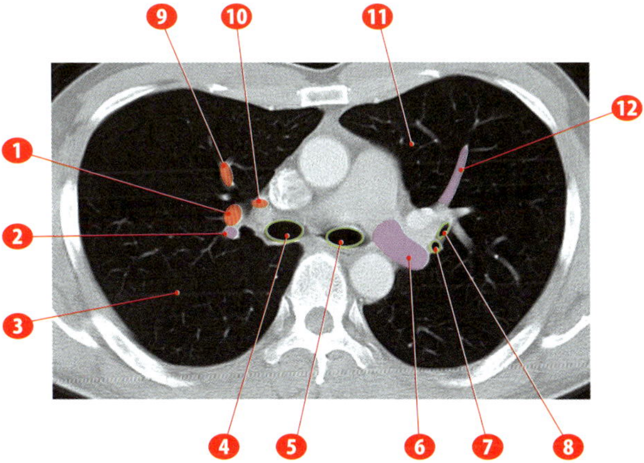


1. $V^2$
2. 우상간폐동맥 right superior trunk pulmonary artery
3. 우폐 right lung
4. 중간기관지 intermediate bronchus
5. 좌주기관지 left main bronchus
6. 좌폐동맥 left pulmonary artery
7. $B^{1+2}$
8. $B^3$
9. $V^3$
10. $V^1$
11. 좌폐 left lung
12. $A^3$

### 기관 분기부 직하 · 우중간기관지 기시부 레벨

우측 주기관지는 상엽기관지를 분기한 후, 중간기관지가 되어 중엽기관지를 분기, 하간이 되어 하엽상구 기관지($B^6$)를 뒤쪽으로 분기한 후 순차적으로 $B^7$, $B^8$, $B^9$, $B^{10}$을 분기한다. 좌측 주기관지는 상엽기관지와 하엽기관지로 분기된다. 상엽기관지는 상구기관지와 설구기관지로 분기된다. 하엽기관지의 분기는 오른쪽과 같지만, 왼쪽에서는 $S^7$이 결여되는 것으로 알려져 있다.

## 폐종격 CT(폐야) 수평단면상 8

**독영의 요점**

- 우중간기관지는 하엽상구역지를 분기하며 중엽기관지를 분기한 후 하간이 된다.
- 좌폐에서는 상엽기관지가 설구기관지를 분기한 후, 하엽기관지가 된다.
- 비결핵성 항산균증은 결핵균 이외의 항산균 감염증으로 중년 여성에게 많다. 오른쪽 중엽이나 왼쪽 상엽설구가 호발하는 부위로 다발 결절 영상이나 기관지 확장을 볼 수 있다.

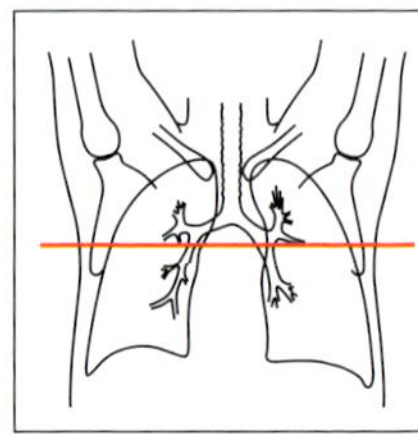

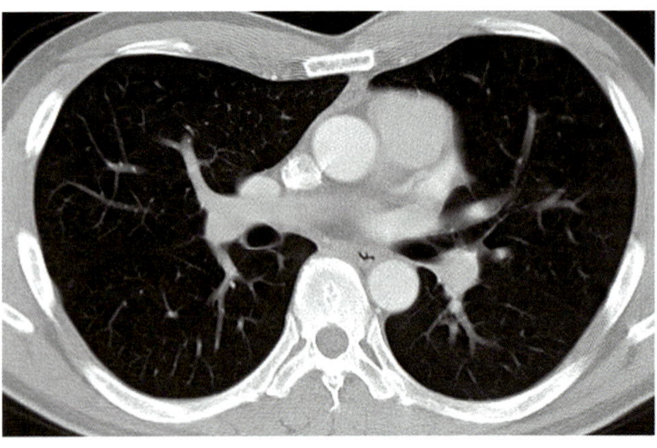

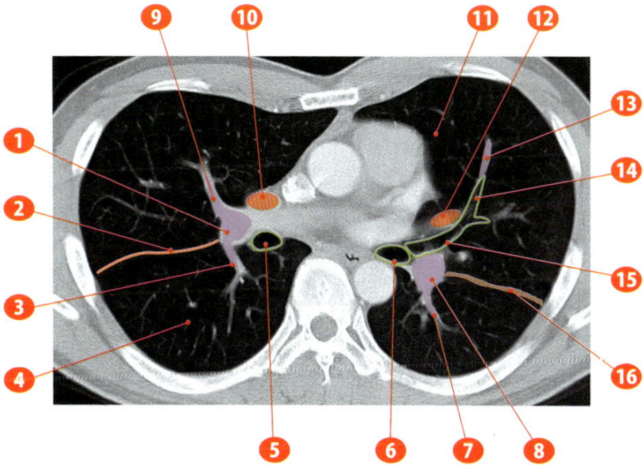


1. 우폐동맥 right pulmonary artery
2. 대엽간열 major interlobar fissure
3. $A^6$
4. 우폐 right lung
5. 중간기관지 intermediate bronchus
6. 좌하엽기관지 left inferior lobar bronchus
7. $A^6$
8. 좌폐동맥 left pulmonary artery
9. $A^4 + A^5$
10. 우상폐정맥 right superior pulmonary vein
11. 좌폐 left lung
12. $V^4$
13. $A^4$
14. $B^4$
15. 좌설구기관지 left lingual bronchus
16. 대엽간열 major interlobar fissure

**왼쪽 상엽기관지 기시부 레벨**

좌우 폐에서 대엽간열이 보이며, 이에 의해 상엽과 하엽을 확인할 수 있다. 우폐에서는 엽간폐동맥에서 우중엽지($A^4 + A^5$)와 $A^6$가 분기되어 있다. 좌폐의 엽간폐동맥에서도 설구로 동맥지($A^4$)가, 상하엽구($S^6$)로 동맥지($A^6$)가 분기된다(영상에서는 $A^6$의 분기부만 추출되어 있다). 좌폐에서는 설구기관지가 분기된 직후에 하엽기관지가 된다.

# 폐종격 CT(폐야) 수평단면상 9

## 독영의 요점

- 양쪽의 하엽기관지 이하의 세 기관지와 중엽 · 설구지, 이에 상당하는 폐구역, 동정맥을 볼 수 있다.
- 우폐의 중엽, 좌폐의 설구가 전방에 위치한다.
- 중엽 · 설구는 외측 → 내측 방향으로 $S^4$, $S^5$ 순으로 위치한다.
- 하엽의 $B^8$, $B^9$, $B^{10}$은 외측 → 내측으로 부채꼴 모양으로 유입된다.

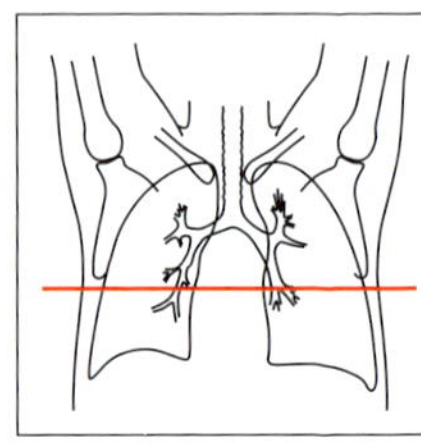

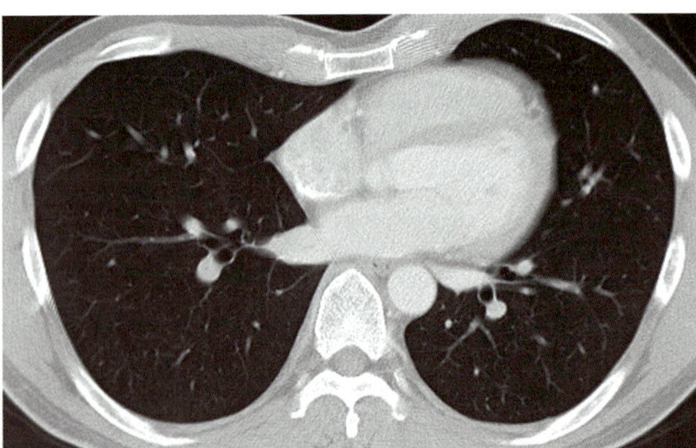

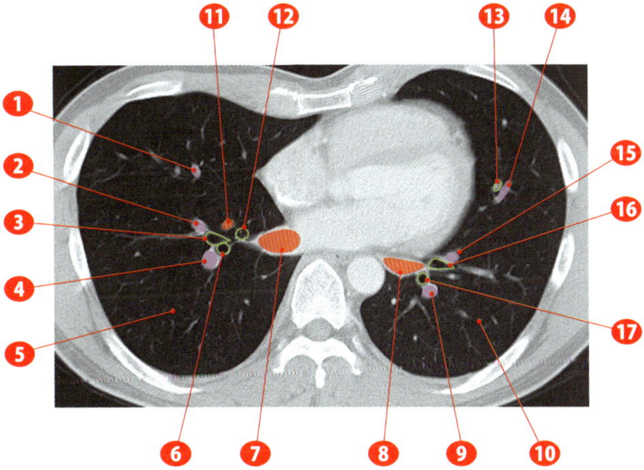


❶ $A^5$
❷ $A^8$
❸ $B^8$
❹ $A^9 + A^{10}$
❺ 우폐 right lung
❻ $B^9 + B^{10}$
❼ 우하폐정맥 right inferior pulmonary vein
❽ 좌하폐정맥 left inferior pulmonary vein
❾ $A^9 + A^{10}$
❿ 좌폐 left lung
⓫ $V^7$
⓬ $B^7$
⓭ $B^4$
⓮ $A^4$
⓯ $A^8$
⓰ $B^8$
⓱ $B^9 + B^{10}$

### 양쪽 하폐정맥 근방 레벨

이 레벨에서는 양쪽의 하폐정맥이 좌방으로 유입되고 있다. 우폐에서는 중간기관지에서 $B^6$가 후방으로 분기된 후, $B^7$가 전하내방으로, $B^8$가 전하외방, $B^9 + B^{10}$이 후하방으로 분기된다. 좌폐에서는 하엽기관지는 우선 후방으로 $B^6$를 분기한다. 좌측에서 $B^7$은 자주 결여되며, 전방 아래쪽의 $B^8$과 후방의 $B^9 + B^{10}$으로 분기되며, $B^9$는 외방으로, $B^{10}$은 내방으로 주행한다.

## 폐종격 CT(폐야) 수평단면상 10

**독영의 요점**

- 양쪽의 하엽기관지 이하의 아구역지와 중엽 · 설구기관지의 아구역지, 그에 해당하는 폐구역, 동정맥을 볼 수 있다.
- 폐의 아랫면에 해당하는 부분으로 이 부분은 입위에서 무게에 의한 영향(무기폐, 폐 혈류량 증가 등)을 받기 쉽다.
- 흉수는 중력 · 체위 등의 영향으로 폐 아랫면에 저류하기 쉽고, 이 단면에서 평가하기 쉽다.

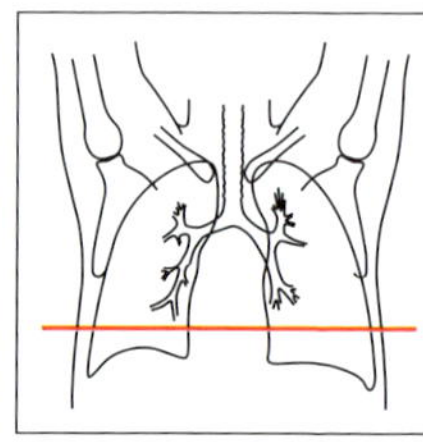

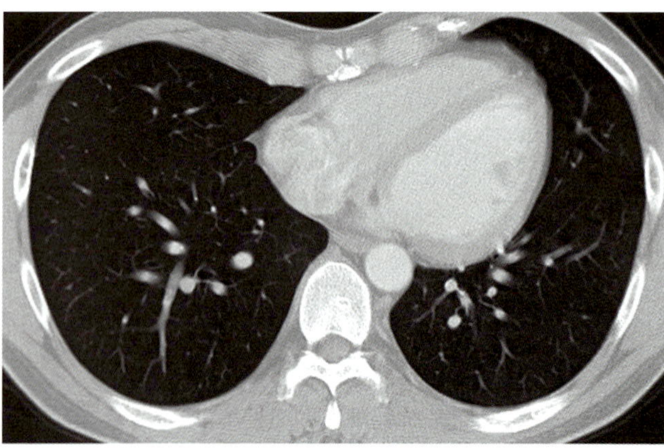

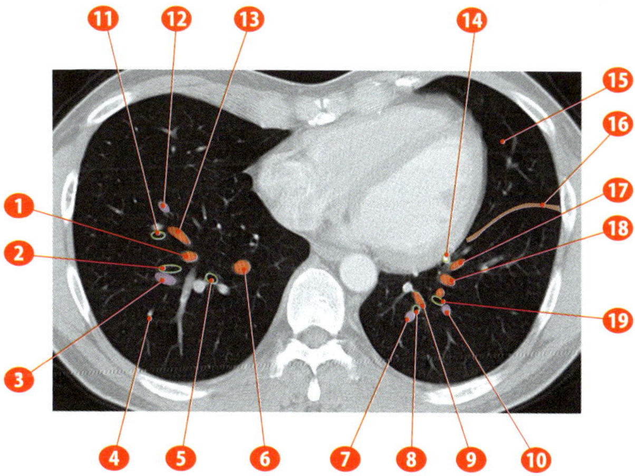


1. $V^9$
2. $B^9$
3. $A^9$
4. 우폐 right lung
5. $B^{10}$
6. $V^{10}$
7. $A^{10}$
8. $B^{10}$
9. $V^{10}$
10. $A^9$
11. $B^8$
12. $A^8$
13. $V^8$
14. $B^8$
15. 좌폐 left lung
16. 대엽간열 major interlobar fissure
17. $V^8$
18. $V^9$
19. $B^9$

**폐저부 레벨**

이 레벨에서는 양쪽 하엽의 $B^8$, $B^9$, $B^{10}$의 아구역지, 우중엽 · 좌설구 아구역지의 일부, 이들과 함께 주행하는 동맥, 구역 간을 주행하는 정맥을 볼 수 있다. 하엽은 양쪽이 다 내측부터 $B^{10} \rightarrow B^9 \rightarrow B^8$로 부채꼴 모양으로 주행하기 때문에 비교적 확인하기 쉽다.

# 폐종격 MRI 관상단면상 1

## 독영의 요점

- 흉부 MRI는 공기를 포함한 폐야의 관찰에는 불충분하지만, 종격 구조(심대혈관, 흉벽 등의 연부 조직) 관찰에는 뛰어나다.
- 상행대동맥에서 대동맥구로 이행하며, 처음에 분기되는 주요 분지인 완두동맥을 볼 수 있다.
- 심혈관계는 심장의 박동이나 혈류에 의한 영향으로 신호가 불균일해지기 때문에 독영에는 주의를 필요로 한다.

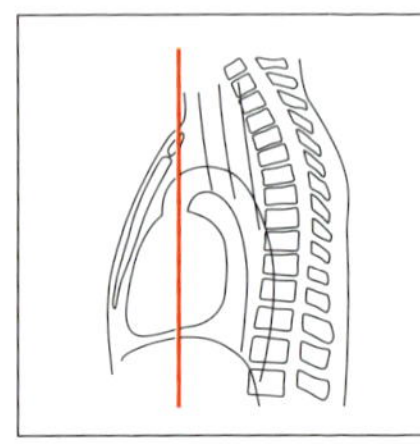

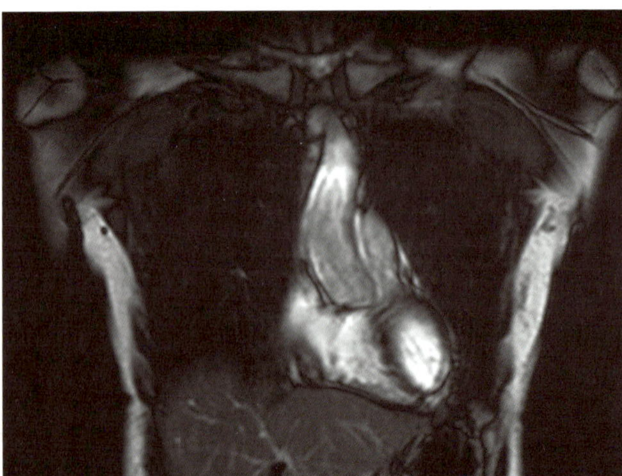

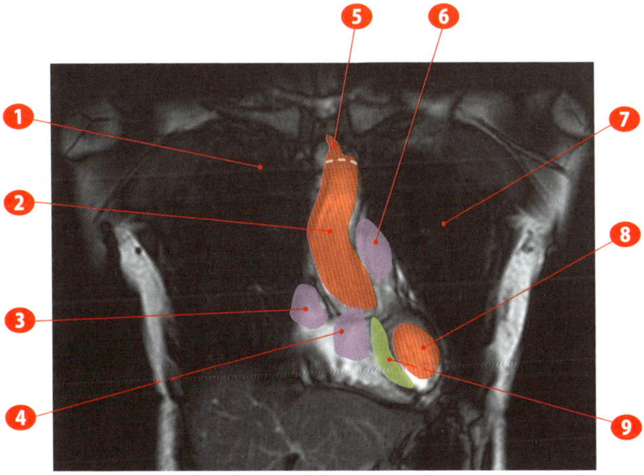


1 우폐 right lung
2 상행대동맥 ascending aorta
3 우심방 right atrium
4 우심실 right ventricle
5 완두동맥 brachiocephalic trunk
6 폐동맥간 pulmonary trunk
7 좌폐 left lung
8 좌심실 left ventricle
9 심실중격 interventricular septum

**완두동맥 기시부 레벨**

성인의 대동맥궁은 보통 완두동맥, 좌총경동맥, 좌쇄골하동맥을 분기한다. 영상은 3분지 중 처음에 분기되는 완두동맥을 볼 수 있다. 그 왼쪽에 우실유출로(좌심실 → 삼첨판)를 끼고 양쪽 폐로 정맥혈을 보내는 폐동맥간이 좌우 폐동맥으로 분기된다. 우심실과 좌심실은 심실중격에 의해 분리되어 있다. 이 부분이 결손되면 심실중격결손증(ventricular septal defect: VSD)을 발증한다.

# 폐종격 MRI 관상단면상 2

## 독영의 요점

- 대동맥궁에서 좌총경맥동이 분기되는 레벨이다.
- 완두동맥에서 우총경동맥과 우쇄골하동맥이 분기된다.
- 우심실과 좌심실은 심실중격에서 분리되어 있다.
- 상대정맥은 두경부 · 상지 · 흉곽으로부터 정맥혈을 받아 우심방에 환류시킨다.

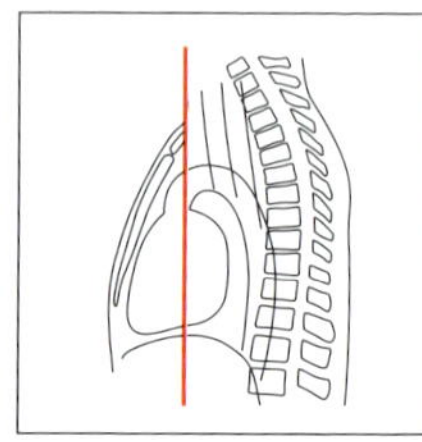

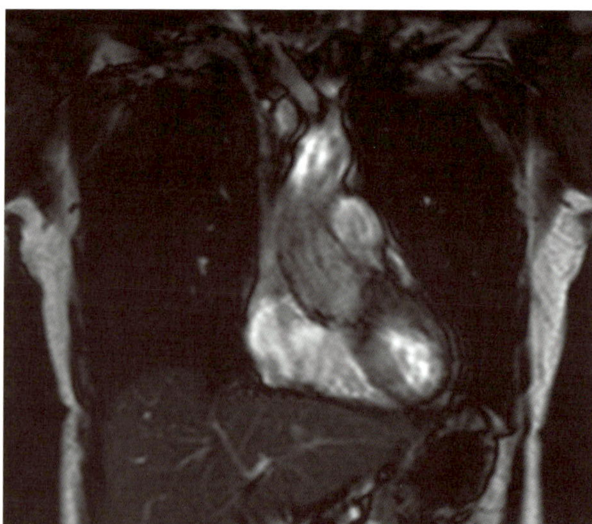

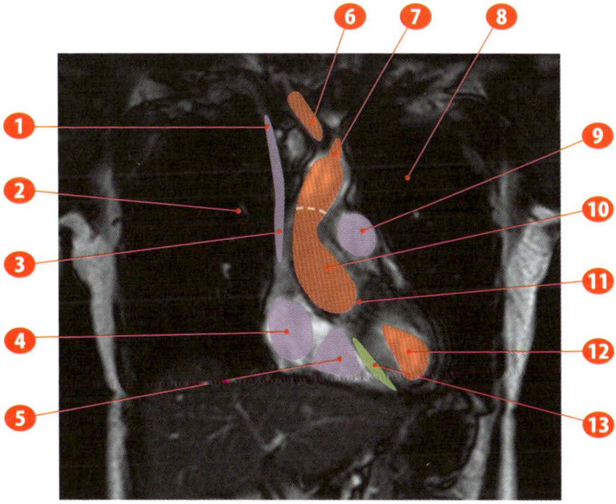


❶ 좌완두정맥 left brachiocephalic vein
❷ 우폐 right lung
❸ 상대정맥 superior vena cava
❹ 우심방 right atrium
❺ 우심실 right ventricle
❻ 완두동맥 brachiocephalic trunk
❼ 좌총경동맥 left common carotid artery
❽ 좌폐 left lung
❾ 폐동맥간 pulmonary trunk
❿ 상행대동맥 ascending aorta
⓫ 대동맥판 aortic valve
⓬ 좌심실 left ventricle
⓭ 심실중격 interventricular septum

### 좌총경동맥 기시부 레벨

심장의 좌실에서 구출된 동맥혈은 좌심실에서 대동맥판을 끼고 상행대동맥이 되어 전신의 장기 · 조직을 순환한다. 대동맥궁에서 분기되는 총경동맥은 좌우 한 쌍 있으며, 주로 두경부(뇌와 안면)를 순환한다. 또한, 대동맥궁부에서 분기되는 좌총경동맥으로 확인된다. 상행대동맥의 우측에서는 상대정맥이 우심방으로 유입되고, 두경부, 상지, 흉부로부터의 정맥혈을 받는다.

# 폐종격 MRI 관상단면상 3

## 독영의 요점

- 관상단면상에서 우심방은 전방에서, 좌심방은 후방에서 관찰된다.
- 좌우 폐동맥이 분기되는 레벨이다.
- 우폐동맥은 좌측에 거의 수평으로, 좌폐동맥은 거의 바로 뒤에서 주행한다.
- 좌우의 폐동맥혈은 폐포에서 가스가 교환되어, 산소화돼서 폐정맥이 되며 좌심방에 유입된다.

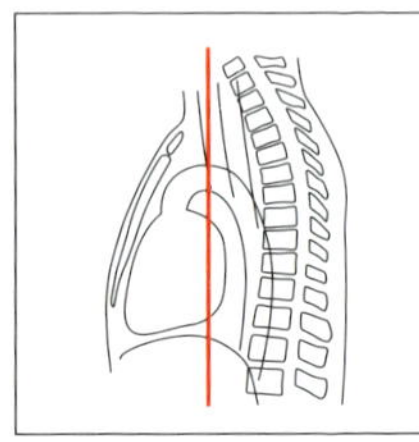

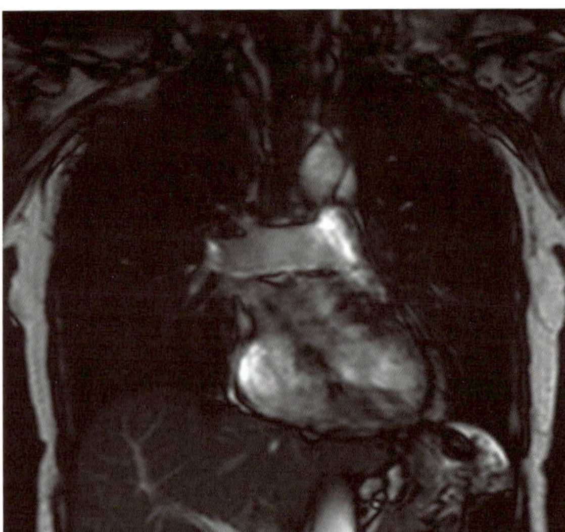

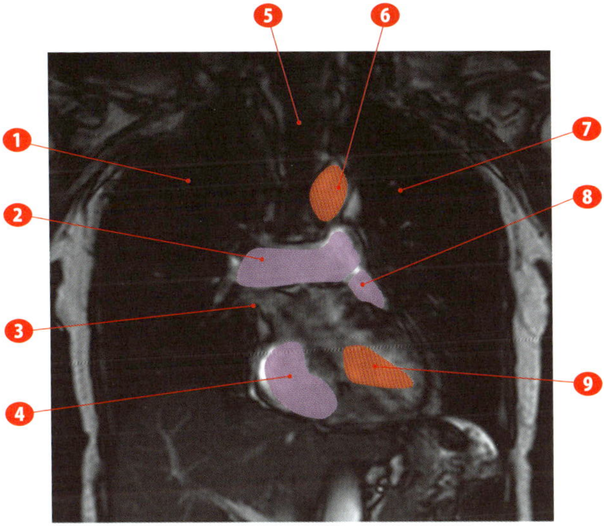


❶ 우폐 right lung
❷ 우폐동맥 right pulmonary artery
❸ 우폐정맥 right pulmonary vein
❹ 우심방 right atrium
❺ 기관 trachea
❻ 대동맥궁 aortic arch
❼ 좌폐 left lung
❽ 좌폐동맥 left pulmonary artery
❾ 좌심실 left ventricle

**좌우 폐동맥 분기부 레벨**

우폐동맥 레벨 좌방에서 분기되는 우폐정맥을 볼 수 있다. 우폐동맥은 기관 분기부의 조금 꼬리쪽 · 배쪽을 우외측으로 주행하며, 상엽을 향하는 상간폐동맥과 외측을 향하는 엽간폐동맥으로 분기된다. 좌폐동맥 본간은 우폐동맥 분기 후에 왼쪽 주기관지를 배쪽에서 머리 뒤쪽으로 넘어간다. 이 사이에 상구나 설구의 폐동맥, 하엽의 폐동맥을 순차 분기한다. 영상은 폐동맥간에서 좌우의 폐동맥이 분기되는 레벨이다.

# 폐종격 MRI 관상단면상 4

## 독영의 요점

- 좌우폐동맥이 분기된 후 말초가지가 관찰된다.
- 좌우의 폐동맥은 높이가 다르며, 왼쪽이 높고, 약 1.5cm의 고저 차가 있다.
- 이것은 좌폐동맥이 기관을 넘어 뒤쪽으로 향하는 것에 의한 것이다.
- 좌심방은 심장의 가장 뒤쪽에 존재한다.

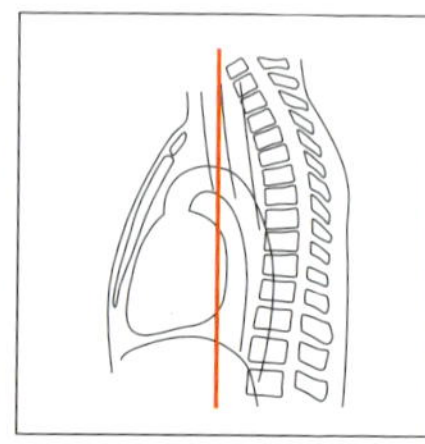

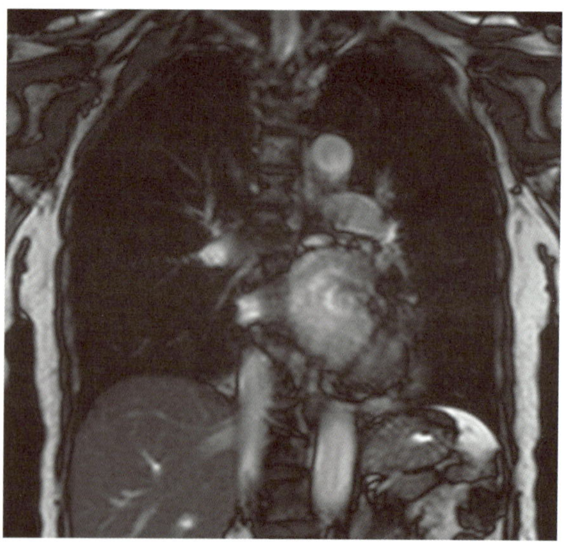

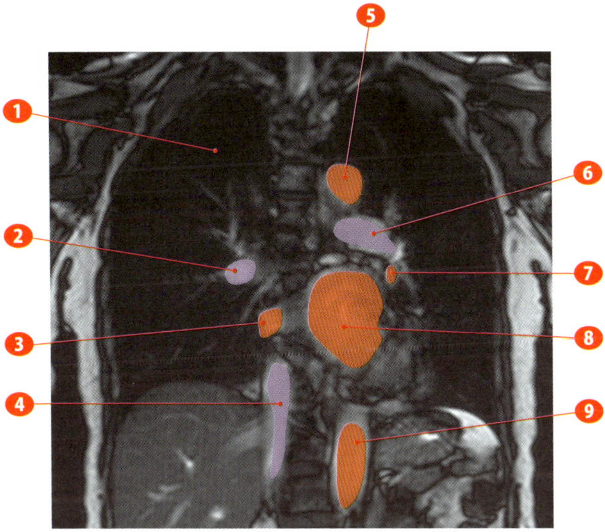


❶ 우폐 right lung
❷ 우폐동맥 right pulmonary artery
❸ 우하폐정맥 right inferior pulmonary vein
❹ 하대정맥 inferior vena cava
❺ 대동맥궁 aortic arch
❻ 좌폐동맥 left pulmonary artery
❼ 좌상폐정맥 left superior pulmonary vein
❽ 좌심방 left atrium
❾ 하행대동맥 descending aorta

### 좌심방 레벨

좌방 쪽에서 보면 보통은 좌우 모두 다 상폐정맥, 하폐정맥, 합계 4개의 폐정맥으로 분기된다. 우상폐정맥은 우상엽과 중엽의 혈류를 받는다. 좌상폐정맥은 좌상구와 설구의 혈류를 받는다. 하폐정맥은 양쪽 다 하엽의 혈류를 받는다. 영상은 심장 뒤쪽(좌심방 쪽)의 레벨로 우하폐정맥이 좌방에서 분기되어 있다. 좌우의 상폐정맥도 볼 수 있다.

# 폐종격 MRI 시상단면상 1

**독영의 요점**

- 종격은 전벽이 흉골, 후벽이 척주, 하벽이 횡격막으로 구성된다. 상벽은 존재하지 않고 흉곽상구라고 불린다.
- 흉골과 심낭전부 사이를 전종격, 심낭전부와 후부 사이를 중종격, 심낭후부와 척주 사이를 후종격으로 구분한다.
- 이 단층은 종격의 거의 중앙부 레벨로 기관이나 흉추 중앙부, 흉수를 관찰할 수 있다.

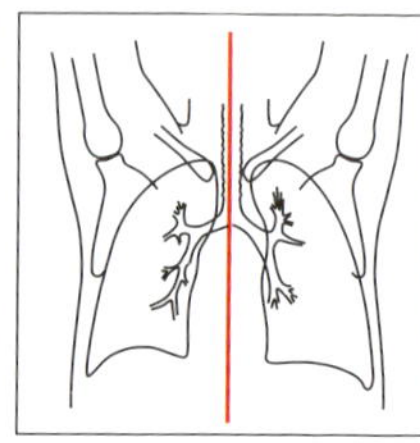

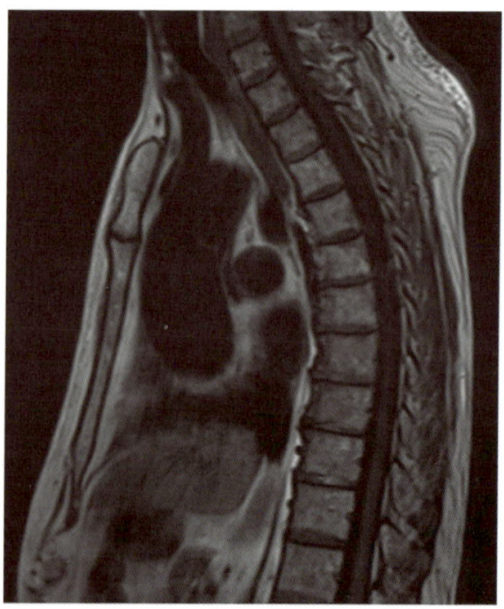

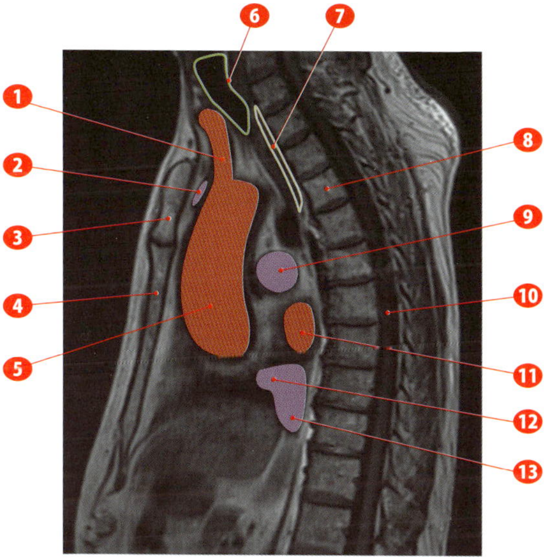


❶ 완두동맥 brachiocephalic trunk
❷ 좌완두정맥 left brachiocephalic vein
❸ 흉골병 manubrium of sternum
❹ 흉골체 body of sternum
❺ 상행대동맥 ascending aorta
❻ 기관 trachea
❼ 식도 esophagus
❽ 흉추 thoracic vertebra
❾ 우폐동맥 right pulmonary artery
❿ 흉수 thoracic spinal cord
⓫ 좌심방 left atrium
⓬ 우심방 right atrium
⓭ 하대정맥 inferior vena cava

**상행대동맥 레벨**

종격은 전종격, 중종격, 후종격으로 3등분 된다. 전종격은 심장대혈관의 전방부로 중종격은 기관 및 식도 주위, 후종격은 추체 주변 영역이다. 이 슬라이스는 기관보다 조금 오른쪽 슬라이스로 상행대동맥과 대동맥궁부에서 처음으로 분기되는 완두동맥을 볼 수 있다.

## 폐종격 MRI 시상단면상 2

### 독영의 요점

- 상행대동맥에서 대동맥궁으로 이행하는 레벨로 대동맥궁에서 분기되는 좌총경동맥을 볼 수 있다.
- 기관보다 조금 좌측 레벨로 식도의 주행을 확인할 수 있다.
- 좌완두정맥은 흉골의 뒤쪽, 대동맥궁의 전방을 횡단하는 것처럼 주행한다.

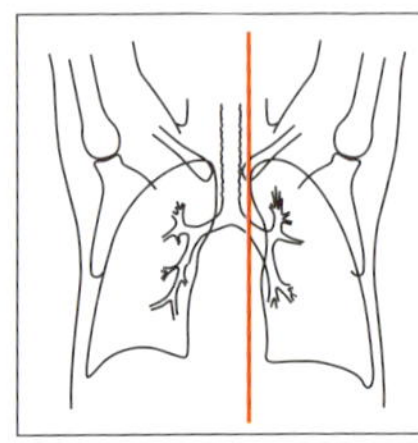

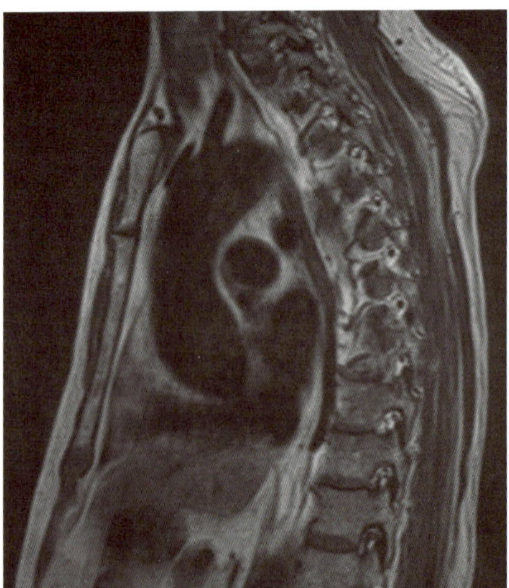

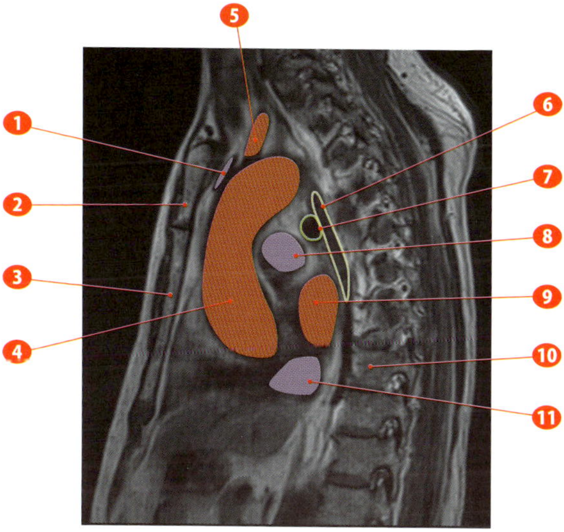


❶ 좌완두정맥 left brachiocephalic vein
❷ 흉골병 manubrium of sternum
❸ 흉골체 body of sternum
❹ 상행대동맥 ascending aorta
❺ 좌총경동맥 left common carotid artery
❻ 식도 esophagus
❼ 좌기관지 left main bronchus
❽ 우폐동맥 right pulmonary artery
❾ 좌심방 left atrium
❿ 흉추 thoracic vertebra
⓫ 우심방 right atrium

**좌총경동맥 기시부 레벨**

MRI는 대조 능력이 높고, 다른 조직 간의 식별 능력이 CT보다 뛰어나다. 또한 많은 방향으로부터의 분석에 유용하다. 그러나 공간분해능력은 CT보다 떨어진다. 시상단면상은 종격과 흉벽의 구조(대혈관 · 뼈 · 연부조직) 평가에 유용하다. 이 슬라이스에서는 대동맥궁부에서 왼쪽 경동맥이 분기된다. 우폐동맥은 상행대동맥의 뒤쪽을 주행한다.

# 폐종격 MRI 시상단면상 3

## 독영의 요점

- 대동맥궁에서 하행대동맥으로 이행하는 레벨이다.
- 대동맥궁부의 관찰에는 시상단면상이 적합하며, 대동맥류나 대동맥 해리의 진전 범위 등을 평가할 수 있다.
- MRI는 조영제 없이 혈류의 평가가 가능하며, 신장기능이 저하된 환자, 아급성기, 만성기의 대동맥 해리 환자의 경과 관찰에도 적합하다.

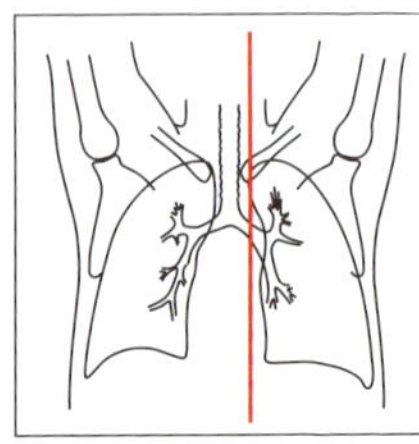

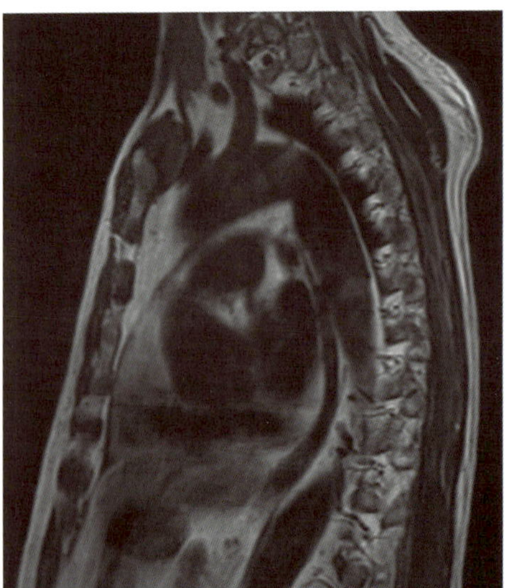

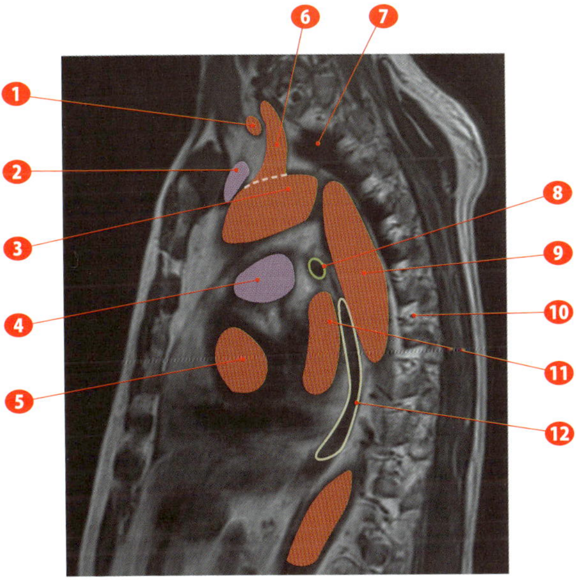


❶ 좌총경동맥 left common carotid artery
❷ 좌완두정맥 left brachiocephalic vein
❸ 대동맥궁 aortic arch
❹ 폐동맥간 pulmonary trunk
❺ 대동맥구 aortic bulb
❻ 좌쇄골하동맥 left subclavian artery
❼ 좌폐 left lung
❽ 좌기관지 left main bronchus
❾ 하행대동맥 descending aorta
❿ 흉추 thoracic vertebra
⓫ 좌심방 left atrium
⓬ 식도 esophagus

**대동맥궁부 레벨**

대동맥궁부에서 좌쇄골하동맥이 분기되는 레벨이다. 이 레벨에서는 좌실유출로가 되는 대동맥판을 볼 수 있다. 그 위쪽에 우실유출로인 폐동맥간을 볼 수 있다. 좌심방은 심장의 뒤쪽에 위치한다.

# 폐종격 MRI 시상단면상 4

## 독영의 요점

- 흉부 하행대동맥의 주행을 확인할 수 있다.
- MRI는 연부조직과의 대조에 뛰어나며 폐암 등의 악성종양의 대동맥, 폐동정맥, 상대정맥, 좌방 등으로의 심대혈관 침윤, 흉벽 침윤 진단에도 유용하다.
- MRI 검사는 가스나 공기의 추출에는 적합하지 않으며, 기흉이나 종격기종 등의 진단에 적합하지 않다.

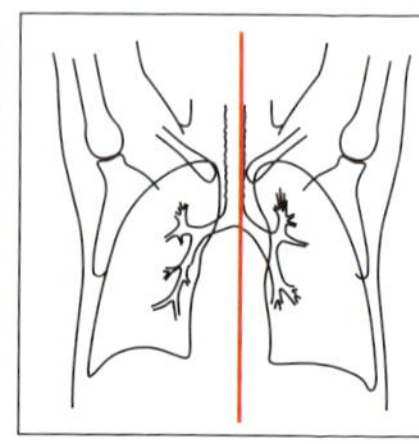

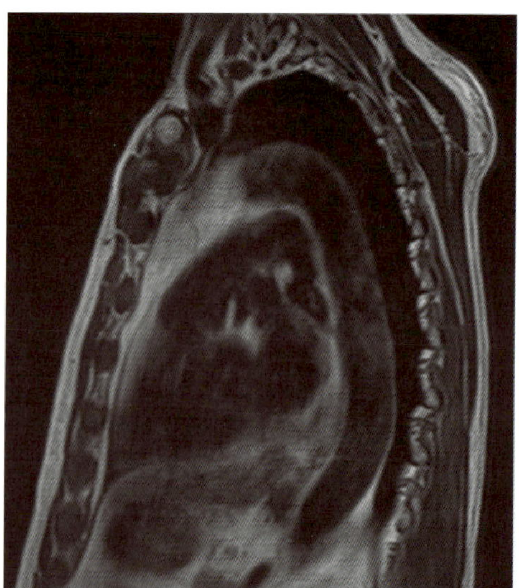

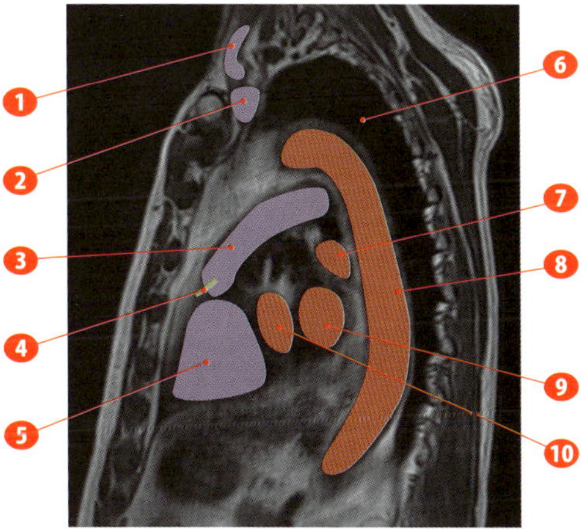


❶ 좌내경정맥 left internal jugular vein
❷ 좌완두정맥 left brachiocephalic vein
❸ 폐동맥간 pulmonary trunk
❹ 폐동맥판 valve of pulmonary trunk
❺ 우심실 right ventricle
❻ 좌폐 left lung
❼ 좌폐정맥 left pulmonary vein
❽ 하행대동맥 descending aorta
❾ 좌심방 left atrium
❿ 좌심실 left ventricle

**우실유출로 레벨**

흉부 영역에서 MRI는 흉벽 · 종격질환에서 많이 사용된다. 지방조직과 근조직과의 대조차가 명확하므로 진단에 참고가 된다. 대표적 질환에 전종격 종양의 뇌선종, 중종격의 악성림프종, 후종격의 신경초종 등이 있다. 이 레벨에서는 좌실유출로(좌심실 → 폐동맥판)가 추출되어 있다. 구출된 정맥혈은 양쪽 폐에 보내져 가스 교환된 후, 좌심방으로 환류된다.

# 심대혈관 CTA 관상단면상 1

**독영의 요점**

- 심장은 내강이 네 구역으로 나뉜다.
- 뒤쪽 구역은 우심방, 좌심방이 존재한다.
- 좌심방은 하대정맥, 상대정맥, 관상정맥동의 혈류를 받는다. 좌심방은 양쪽 폐정맥으로부터 혈류를 받는다.
- 좌우심방 사이는 심방중격에서 경계되고 있다. 각각 삼첨판, 승모판을 끼고 좌우심실로 이어지고 있다. 좌심실에서 대동맥이 분기되고, 우심실에서는 폐동맥이 분기되고 있다.

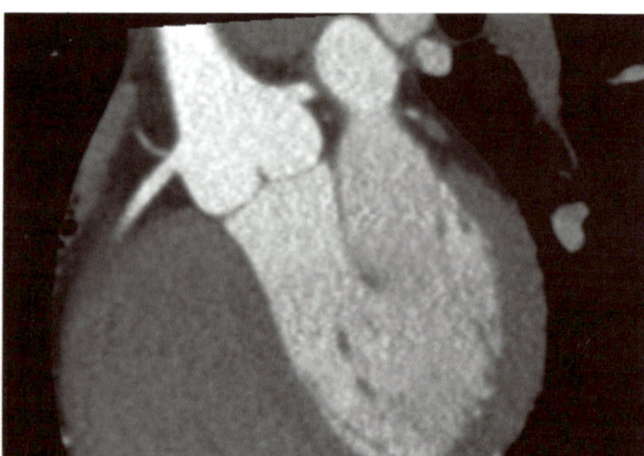

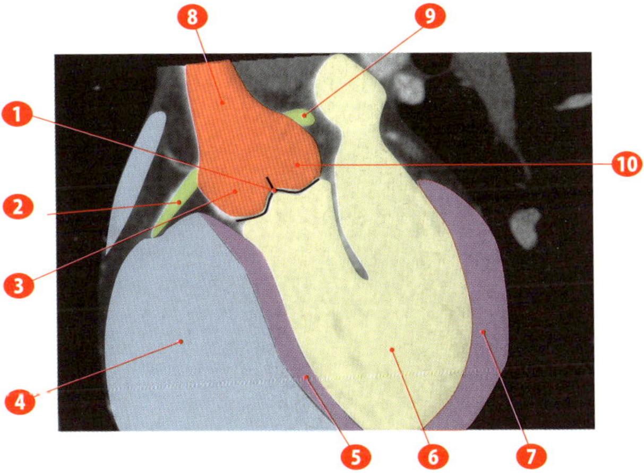


❶ 대동맥판 aortic valve
❷ 우관상동맥 right coronary artery
❸ 우관상동맥동 right coronary sinus
❹ 우심실 right ventricle
❺ 좌실벽중격 left ventricular septal wall
❻ 좌심실 left ventricle
❼ 좌실벽측벽 left ventricular wall
❽ 대동맥 aorta
❾ 좌관상동맥 left coronary artery
❿ 좌관상동맥동 left coronary sinus

**심장 CT**

심장 CT는 관동맥의 내강 협착, 플라크의 성상 진단에 유용하다. 관동맥 병변 이외에서는 심근의 벽후, 심방 또는 심실중격결손의 유무, 구출률, 벽운동, 심근 섬유화, 판구면적의 유무, 좌실유출로 협착 유무 등의 평가를 수행할 수 있다.

# 심대혈관 CTA 관상단면상 2

## 독영의 요점

- 좌심실은 우심실에 비해 부하율이 많으며, 벽이 두껍다.
- 전벽에서는 전유도근, 하벽에서는 후유두근이 융기되어 있어 거기서부터 건삭이라고 불리는 섬유가 승모판으로 연결되어 있다.
- 심근의 심내강측은 심내막이 존재하며, 방실판이나 동맥판은 심내막이 융기되어 있다. 심근의 외측에는 섬유성 심근, 장막성 심근이 존재한다.

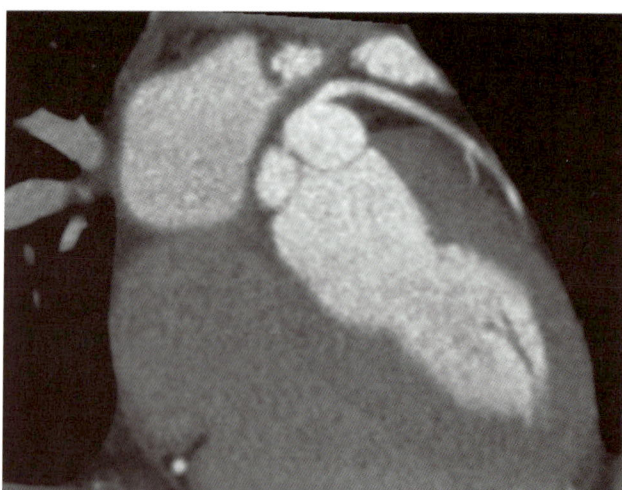

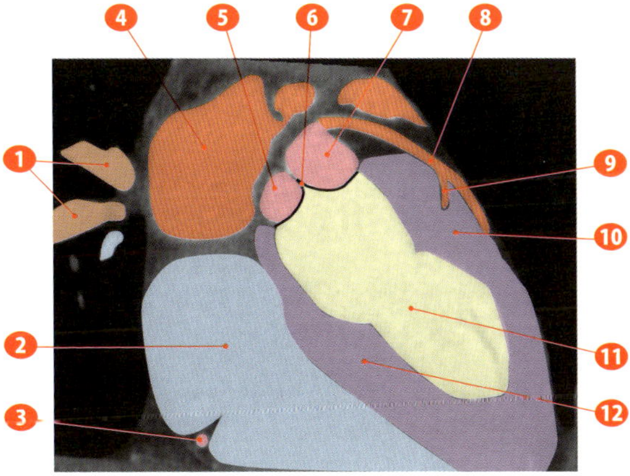


1. 우폐정맥 right pulmonary vein
2. 우심방 right atrium
3. 우관상동맥 right coronary artery
4. 좌심방 left atrium
5. 우관상동맥동 right coronary sinus
6. 대동맥판 aortic valve
7. 좌관상동맥동 left coronary sinus
8. 좌관상동맥 전하행지 left anterior descending coronary artery
9. 중격지 septal branch
10. 좌실벽측벽 left ventricular wall
11. 좌심실 left ventricle
12. 좌심벽중격 left ventricular septal wall

**관동맥**

좌우관상동맥이 대측의 관상동맥동이나 무관상동맥동에서 기시되는 경우가 있다. 대동맥이나 폐동맥 사이를 주행함에 따른 압박이나 기시부가 각 동맥동에서 예각적으로 분기되는 것 등이 허혈의 원인이 되어 돌연사를 일으키는 경우가 있다.

# 심대혈관 CTA 수평단면상

## 독영의 요점

- 심장의 판에는 방실판(삼첨판, 승모판)과 동맥판(대동맥판, 폐동맥판)이 있다.
- 방실판에는 건삭이 존재하지만, 동맥판에는 없다.
- 동맥판은 주름이 부풀어 오른 모양 때문에 반월판이라고 부른다. 대동맥판은 뒤 · 오른쪽 · 왼쪽, 폐동맥판은 앞 · 오른쪽 · 왼쪽의 반월판으로 구성된다.
- 승모판은 이첨판(전첨, 후첨)으로 구성된다.

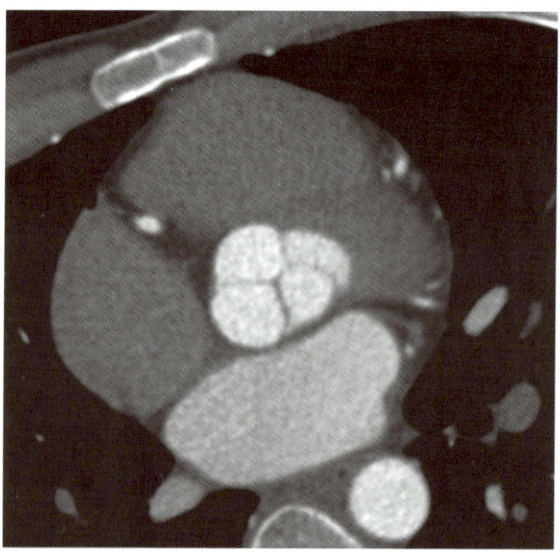

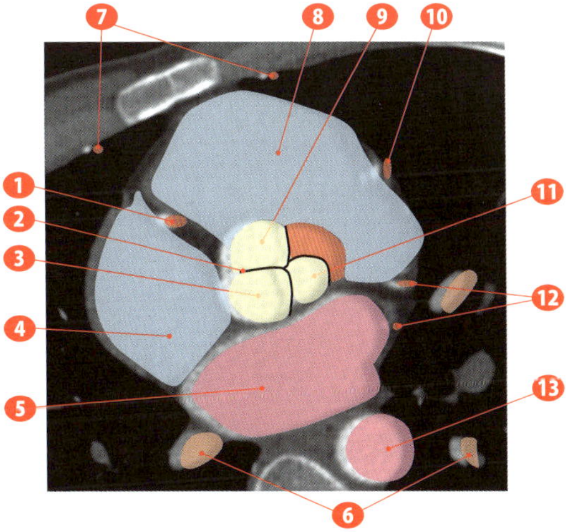


❶ 우관상동맥 right coronary artery
❷ 대동맥판 aortic valve
❸ 무관상동맥동 no coronary sinus
❹ 우심방 right atrium
❺ 좌심방 left atrium
❻ 폐정맥 pulmonary vein
❼ 내흉동맥 internal thoracic artery
❽ 우심실 right ventricle
❾ 우관상동맥동 right coronary sinus
❿ 좌관상동맥 전하행지 left anterior descending coronary artery
⓫ 좌관상동맥동 left coronary sinus
⓬ 좌관상동맥 회선지 left circumflex coronary artery(LCX)
⓭ 대동맥 aorta

**심장 CT(관동맥)**

심장 CT에서는 관동맥 내강 협착의 평가를 수행하는 이점이 있지만, 동맥벽의 석회화가 과대평가되기 쉬우며, 저흡수치의 인공물을 생성하기 때문에 고도 석회화 병변에서는 관동맥 내강 평가는 불리해진다. 그렇기 때문에 단순 CT로 고도 석회화가 발견된 경우에는 관동맥 평가를 목적으로 하는 조영 CT를 시행하지 않고, 심장 카테터에 의한 협착도 진단이나 심근 신티그래피에 의한 허혈의 기능적인 진단을 시행해야 한다는 의견도 있다.

# 심대혈관조영 CT(VR)상 1

## 독영의 요점

- 좌관상동맥동에서 분기하여 주간부(LMT)를 경유한 후, 전하행지(LAD)와 회선지(LCX)로 나뉜다.
- 전하행지와 회선지의 분지부에서 측벽 쪽을 하행하는 가지(high lateral brunch)도 많이 존재한다.

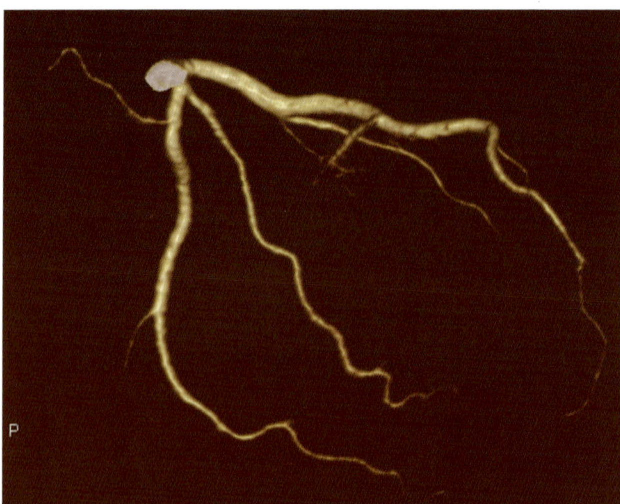

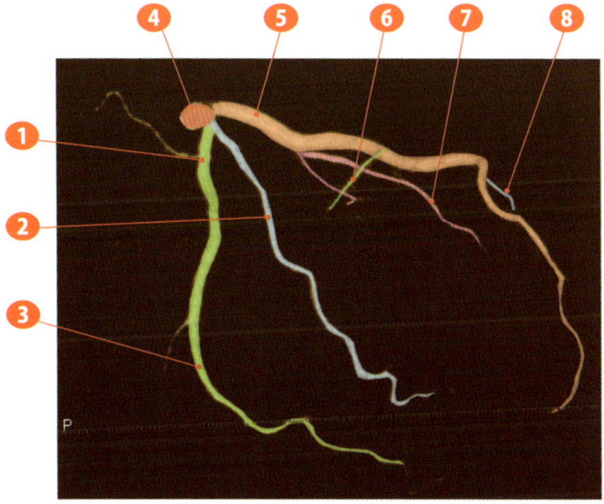


❶ 좌관상동맥 회선지 left circumflex coronary artery(LCX)
❷ 둔연지 obtuse marginal branch
❸ 후측벽지 posterolateral artery
❹ 좌관상동맥주간부 left main trunk coronary artery(LMT)
❺ 좌관상동맥 전하행지 left anterior descending coronary artery(LAD)
❻ 중격지 septal branch
❼ 제1대각지 first diagonal branch
❽ 제2대각지 second diagonal branch

**석회화 스코어**

관동맥벽의 석회화를 정량화함에 따라서 벽의 석회화 중증도를 수치화할 수 있다(석회화 스코어). 고도 석회화 예에서는 10년 생존율이 저하되는 경우가 보고되었으며, 고도 석회화 증례에서는 조영 CT를 시행하지 않고, 단순 CT로 석회화 스코어만 검사하는 데에도 임상적 의의가 있다.

# 심대혈관조영 CT(VR)상 2

## 독영의 요점

- 관동맥 CT 혈관조영은 CT의 다열화에 의해 가능해진 검사이다. 최근 CT 장치의 진보에 의해 단시간에 고분해능력의 촬영이 가능하게 되었다. 심장 카테터와 비교하여 비침습적이며 조영제 사용량도 적고, 벽재 플라크(plaque)성 상태 진단도 가능해졌다.
- 그러나 영상 인공물도 적지 않게 출현한다. 특히 석회화 병변부의 내강 협착도의 평가가 곤란한 것은 큰 과제이기도 하다.

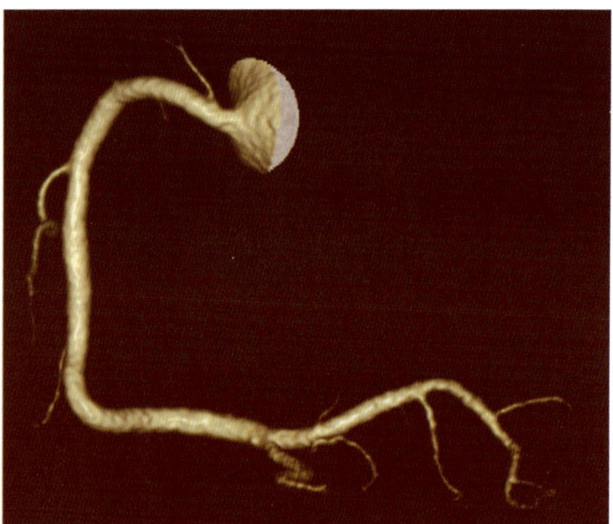

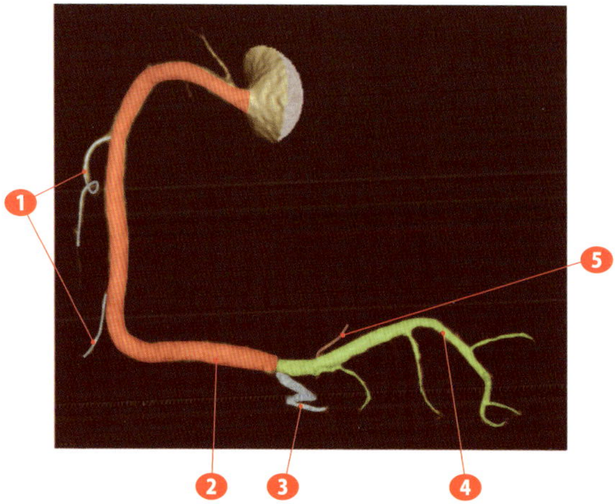


❶ 우심실가지 right ventricular branch
❷ 우관상동맥 right coronary artery
❸ 후하행지 posterior descending branch
❹ 후측벽지 posterolateral artery
❺ 방실결절지 atrioventricular nodal branch

**관동맥 플라크(plaque)**

심근경색 증상 예에서는 발증 전에 관동맥의 고도 협착을 고율로 동반하는 것이 아니라 오히려 불안정 플라크가 원인의 하나로 인식되고 있다. 불안정 플라크는 지질에 풍부하며, 얇은 섬유성 격벽, 염증 세포 침윤 등의 특징을 가지고 있다. 불안정 플라크는 CT에서는 풍부한 지질에 의해 흡수치가 낮고, 작은 석회화(spotty calcification), 국소적인 동맥경의 확대(positive remodeling)를 특징으로 들고 있다.

# 심대혈관 DSA 좌실조영상(우전사위)

## 독영의 요점

- 좌심실로 카테터를 진행시켜 조영한다.
- 좌심실의 형태 평가, 벽운동 평가, 내강 용적의 정량화, 승모판 폐색 부전이나 심실중격결손의 확인 · 평가, 좌실벽재혈전에 유용하다.

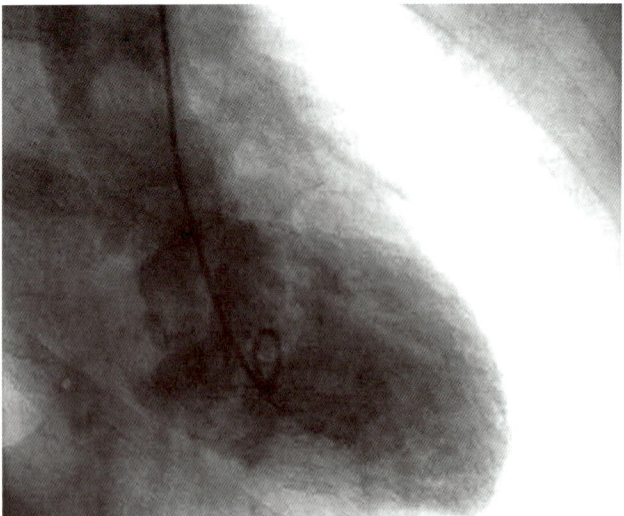

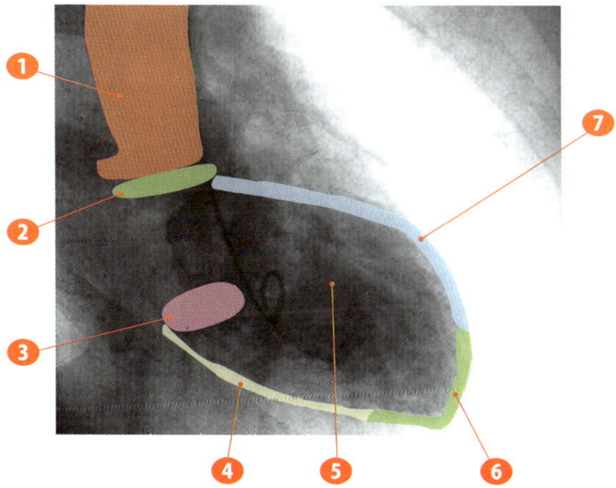




❶ 대동맥 aorta
❷ 대동맥판 aortic valve
❸ 승모판륜 mitral annulus
❹ 좌심실하벽측 left ventricular inferior wall
❺ 좌심실 left ventricle
❻ 좌심실심첨부 left ventricular apex cordis
❼ 좌심실전벽측 left ventricular anterior wall

### 유합영상(fusion image)

최근에는 심장 CT와 심근 신티그래피 또는 지연조영 MRI의 유합영상(fusion image)을 작성함에 따라 혈류저하 영역을 해부적 정보와 합쳐 평가할 수 있다. 관동맥의 주행은 변이가 많이 존재하기 때문에 심근 신티그래피에서의 허혈 진단만으로는 책임 병변이 확실하지 않은 경우가 많이 있어 카테터나 수술 전의 평가에 유용하다.

# 심대혈관 DSA 좌실조영상(좌전사위)

## 독영의 요점

- RAO(right anterior oblique: 우전사위)는 측벽, 하벽, 심첨부, 승모판륜, LAO(left anterior oblique: 좌전사위)는 측벽과 중격의 관찰에 유용하다.
- 판 역류나 심실중격결손의 유무 평가에는 두미 방향의 사위도 추가하여 관찰하기 쉬운 각도에서 촬영을 시행한다.

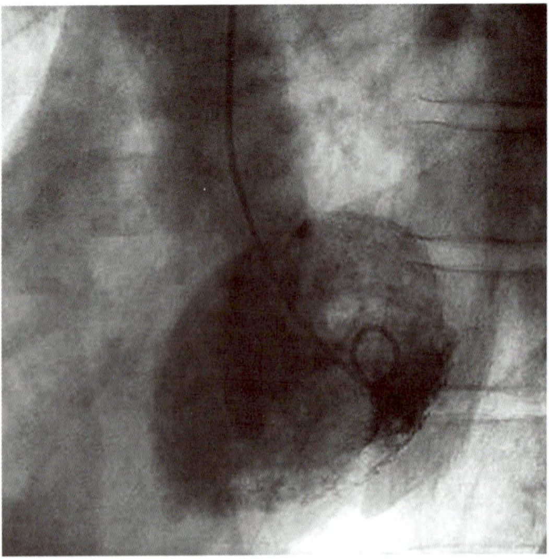

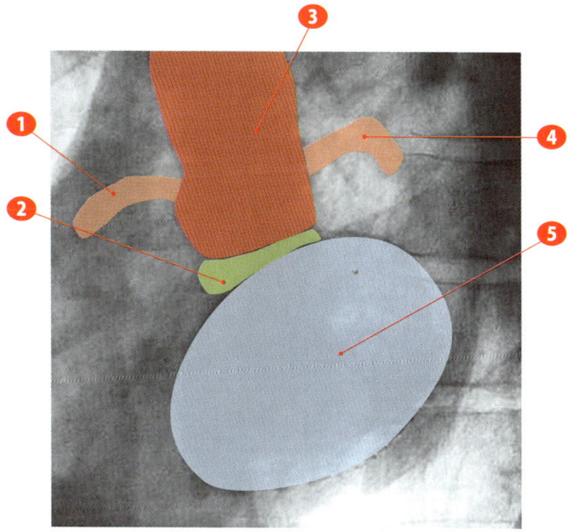


❶ 우관상동맥 right coronary artery
❷ 대동맥판 aortic valve
❸ 대동맥 aorta
❹ 좌관상동맥 left coronary artery
❺ 좌심실 left ventricle

**좌실벽운동**

좌실조영은 좌실 내강 평가에 유용하다. 그 밖에는 CT, MRI, 핵의학에서의 영화영상에 의한 내강 용적이나 벽운동의 평가가 가능하다. 혈관 또는 변성에 의한 병변 부위는 벽운동이나 벽후 변동을 저하시킨다.

# 관동맥 DSA 좌관상동맥조영상(우전사위)

## 독영의 요점

- 좌관상동맥 주간부(LMT)에서 분기된 후, 좌심실의 앞부분을 주행하고, 중격지와 대각지를 분기한다.
- 중격지는 보통 수십 개 존재한다. 중격지는 전하행지에서 배하 방향으로 주행하는 분지이다.

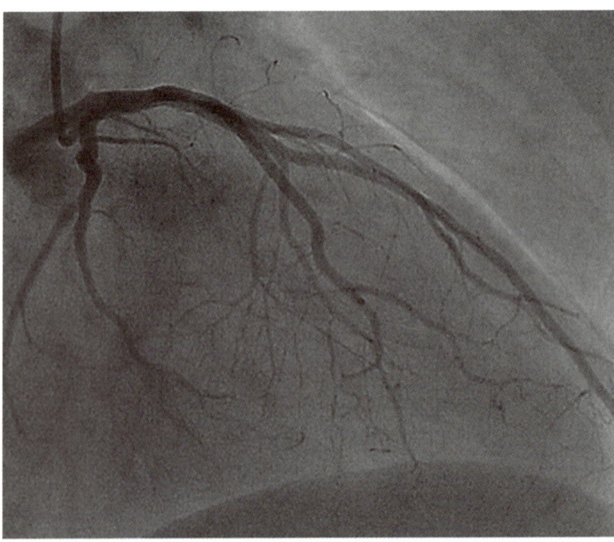

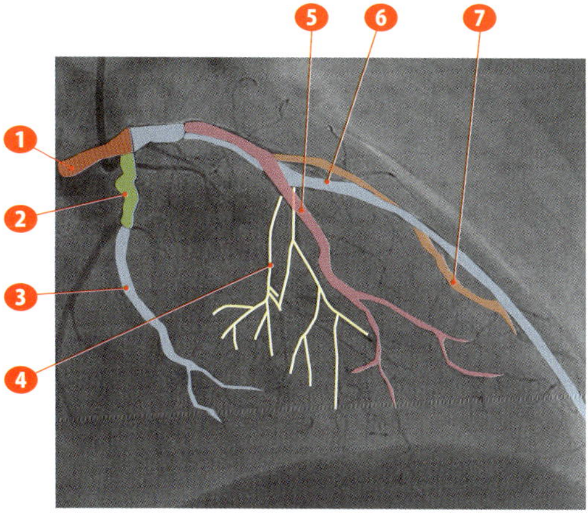


❶ 좌관상동맥 주간부 left main trunk coronary artery(LMT)
❷ 좌관상동맥 회선지 left circumflex coronary artery(LCX)
❸ 둔연지 obtuse marginal branch
❹ 중격지 septal branch
❺ 제1대각지 first diagonal branch
❻ 좌관상동맥전하행지 left anterior descending coronary artery
❼ 제2대각지 second diagonal branch

**관동맥 협착의 정도**

허혈의 진단은 전후 동맥경에 대한 내강의 개존(開存)도로 평가한다. 이하 7단계의 평가가 이루어진다.
0%(협착 없음), 25% 협착(1~25%), 50% 협착(26~50%), 75% 협착(51~75%), 90% 협착(76~90%), 99% 협착(91~99%), 100% 협착(내강 개존 없음)

# 관동맥 DSA 좌관상동맥조영상(좌전사위)

## 독영의 요점

- 좌관상동맥 주간부(LMT)에서 분기된 후, 좌심실의 측벽 또는 후벽 방향으로 주행한다.
- 후벽측의 혈류는 회선지로부터 오는 것이 많지만, 우관상동맥 우위에서 오는 경우도 적지 않다.

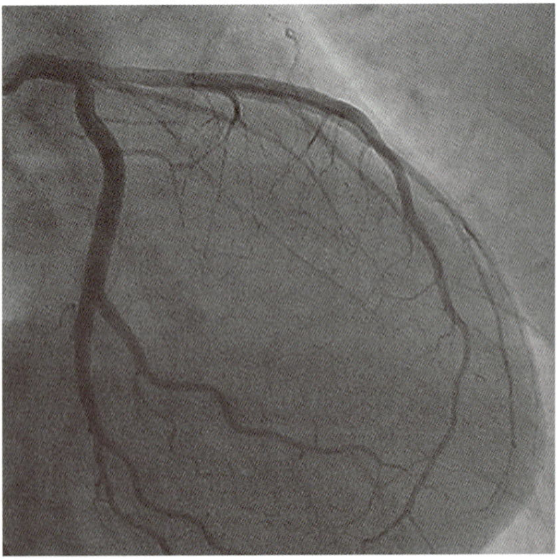

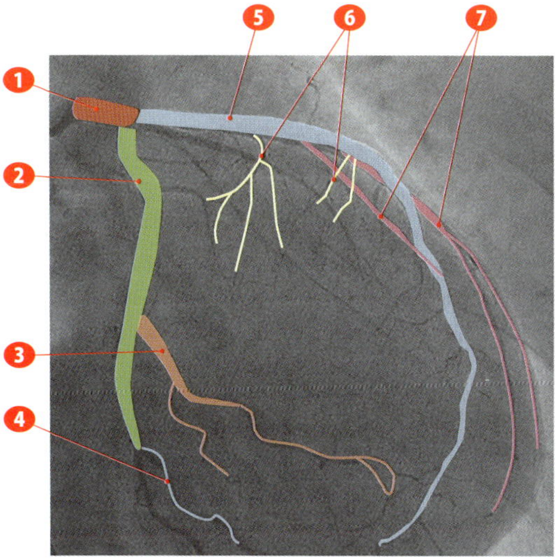


❶ 좌관상동맥 주간부 left main trunk coronary artery(LMT)
❷ 좌관상동맥 회선지 left circumflex coronary artery
❸ 둔연지 obtuse marginal branch
❹ 후측벽지 posterolateral artery
❺ 좌관상동맥전하행지 left anterior descending coronary artery
❻ 중격지 septal branch
❼ 대각지 diagonal branch

**관동맥의 정상 변이**

관동맥이 일부에서 심근 내에 깊숙이 들어있는 정상 변이가 존재하며, myocardial bridge라고 한다. 좌관상동맥의 저하행지에 비교적 많다고 알려져 있다. 영상진단에서의 지적률은 수 퍼센트이지만, 부검 예에서는 미세한 것까지 평가할 수 있기 때문에 약 반 정도 볼 수 있다. 심근 내에 존재하기 때문에 심수축기에는 내강 협착을 일으키며 심박수의 상승을 수반하며, 심근허혈의 원인이 된다. 돌연사에 이르는 경우도 있다.

# 관동맥 DSA 우관상동맥조영상(우전사위)

**독영의 요점**

- 우관상동맥(RCA)은 후방실간구를 분기한 후, 심하면을 주행하는 후하행지, 방실결절가지나 좌실 후벽을 영양하는 종말지로 나뉜다.
- 방실결절지에 허혈이 일어나면 방실블록이 원인이 될 수 있다.

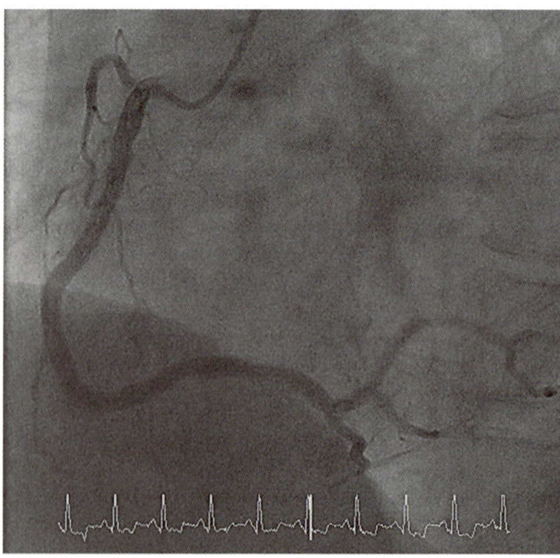

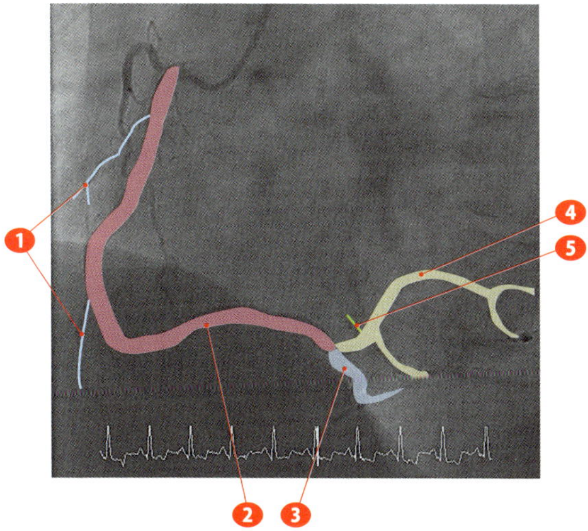


❶ 우심실가지 right ventricular branch

❷ 우관상동맥 right coronary artery(RCA)

❸ 후하행지 posterior descending branch

❹ 후측벽지 posterolateral artery

❺ 방실결절지 atrioventricular nodal branch

**관동맥 이상**

단관동맥증은 대동맥에서 유일하게 관동맥이 분기하여 심장 전체가 혈류되는 기형이다. 약 40%가 심근기형을 합병하기 때문에 최근에는 심장 CT의 역할이 증가되고 있다. 관동맥루는 관동맥이 심강 내나 대혈관으로 교통하는 것이 확인되는 기형이다. 외상성이나 의원성인 경우도 있다. 환류 부위는 우실 · 정맥계가 대부분이다. 연령이 증가함에 따라 심질환의 합병이 많아지기 때문에 수술 또는 카테터 치료가 바람직하다.

## 관동맥 DSA 우관상동맥조영상(좌전사위)

### 독영의 요점

- 좌우관상동맥은 말초측에서는 근접해 있으며 근위측에서 만성폐색이나 고도 협착이 발생한 경우는 양쪽이 다 측부 혈행로로 발달할 수도 있다.
- 측부로가 굵은 경우에는 조영 CTA로 평가가 가능하며, 심첨부측에서 좌관상동맥 전하행지와 우관상동맥, 후벽측에서 좌관상동맥 하행지와 회선지에서의 측부로의 발달이 확인되는 경우가 많다.

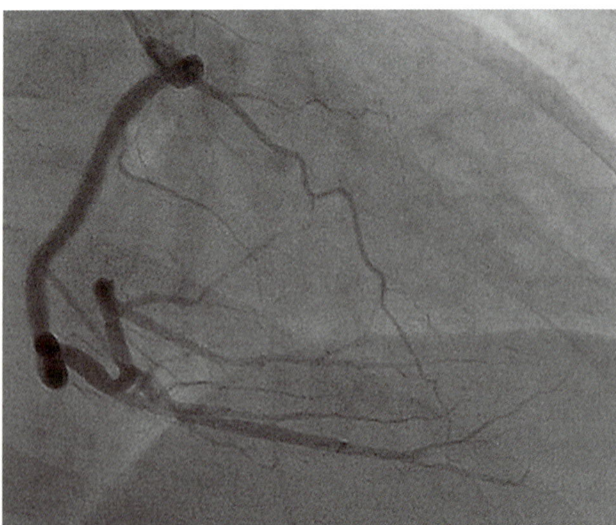

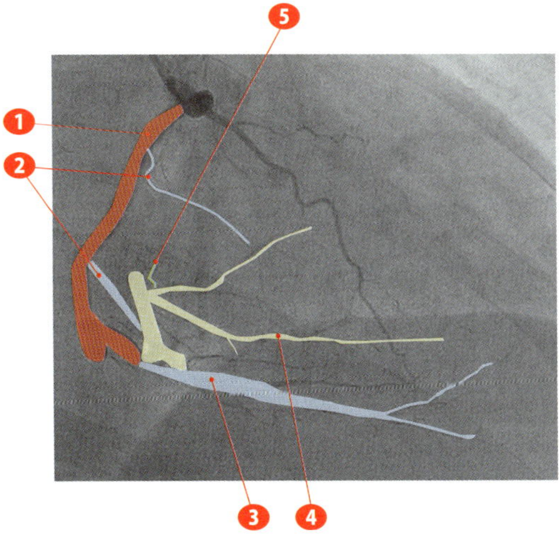


❶ 우관상동맥 right coronary artery
❷ 우심실가지 right ventricular branch
❸ 후하행지 posterior descending branch
❹ 후측벽지 posterolateral artery
❺ 방실결절지 atrioventricular nodal branch

**관연축성 협심증**

관연축성 협심증은 관동맥이 일시적으로 협착 또는 폐색을 일으키고, 심근허혈을 일으키는 증상이며, 심근경색이 합병되는 경우가 있다. 심장 카테터 검사에서는 아세틸콜린 등을 이용한 유발시험에 의한 협착 유무로 진단한다. 유발되어 협착된 관동맥은 니트로글리세린으로 회복한다.

# 복부 XP 정면상

## 독영의 요점

- 복부 단순 X선 사진에서는 뼈나 장관 가스가 명확하게 추출되지만, 그 외에도 많은 구조물은 주위의 지방조직의 존재에 의해 대조가 이루어지며, 일부만이 추출된다.
- 정상 구조물의 소실이나 편위가 병변의 존재를 시사하는 사인이 된다.

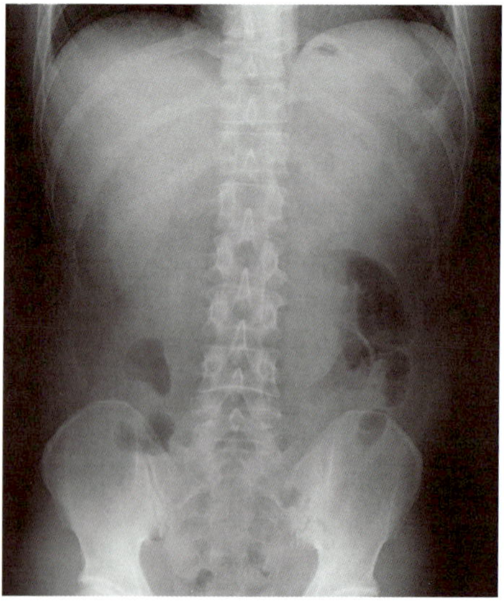

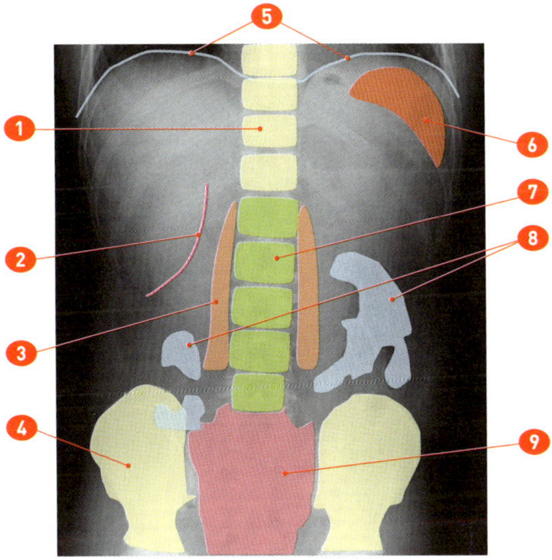


❶ 흉추 thoracic vertebra
❷ 간하부 lower liver
❸ 대요근 psoas major muscle
❹ 장골 ilium
❺ 횡격막면 diaphragmatic surface
❻ 비장 spleen
❼ 요추 lumbar vertebra
❽ 장관가스 intestinal gas
❾ 천골 sacrum

### 복강 내 유리가스

입위에서의 촬영은 횡격막하의 유리가스 진단을 가능하게 하지만, 복부보다도 흉부 단순 X선 사진이 유용하다. 입위에서 촬영이 불가능한 경우는 측와입정면 촬영법(decubitus 촬영)이 필요하다. 유리가스는 대부분이 소화관 천공이 원인이다. 유리가스가 의심되는 경우는 CT가 유용하다. 일반적인 복부 조건에서는 지방과 기체 대조가 어려우며, 윈도우 폭을 넓혀, 윈도우 레벨을 낮게 설정함으로 인해 유리가스의 진단이 용이해진다.

# 복부 XP(UGI) 입위 충만상

## 독영의 요점

- 충만법은 충분조영제(황산 바륨)를 경구투여한 후, 입위 또는 복와위에서 촬영하는 방법으로, 위 또는 십이지장의 형태를 관찰하는 데 유용하다.
- 위의 신전 불량, 변연의 부정 · 경화, 경련 등의 형태를 진단할 수 있다.

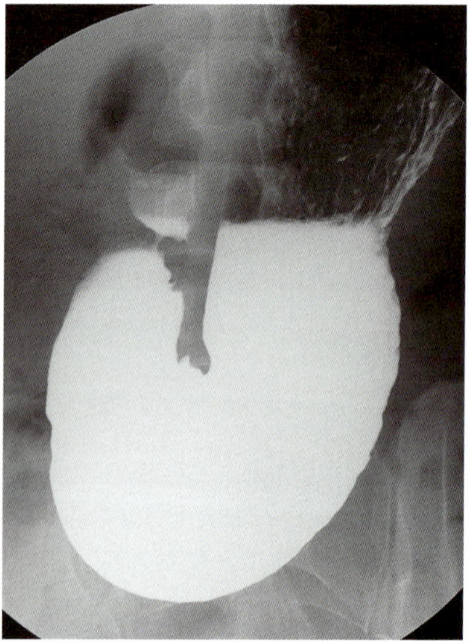

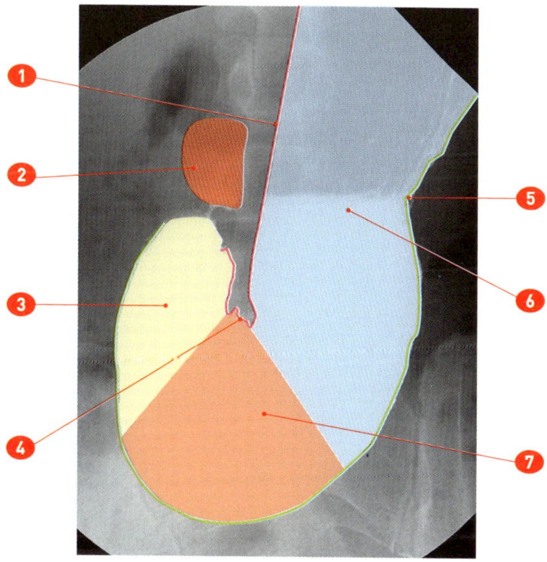


❶ 소만 lesser curvature of stomach
❷ 십이지장 구부 duodenal bulb
❸ 전정부 antrum of stomach
❹ 위각 gastric angle
❺ 대만 greater curvature of stomach
❻ 위체부 body of stomach
❼ 위각부 angular region of stomach

### 위암의 심달도 분류

위벽의 구조는 내강벽부터 점막, 섬막근판, 점막하층, 고유근층, 장막하층 및 장막으로 구성되어 있다. 위암에서의 표재암은 심달도가 점막하층까지의 것을 말한다.

**[육안적 분류]**

| 0형 | 표재형 |
|---|---|
| 1형 | 종류형 |
| 2형 | 궤양국한형 |
| 3형 | 궤양침윤형 |
| 4형 | 비만침윤형 |

**[표재형의 분류]**

| Ⅰ형 | | 융기형 |
|---|---|---|
| Ⅱ형 (표면형) | Ⅱa | 표면융기형 |
| | Ⅱb | 표면평탄형 |
| | Ⅱc | 표면함요형 |
| Ⅲ형 | | 함요형 |

## 복부 XP(UGI) 복와위 충만상

### 독영의 요점

- 위는 구측부터 위궁륭부, 위체부, 위각부, 전정부로 구분된다. 위체부는 상중하부에서 구분된다.
- 각 구분의 병변은 대만, 소만측, 전벽 · 후벽측으로 표현된다.

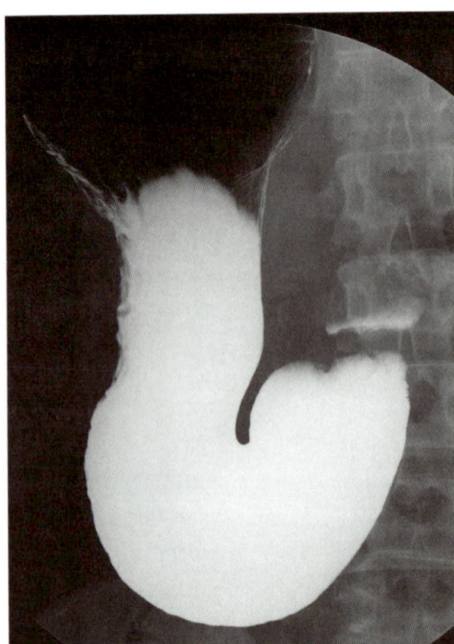

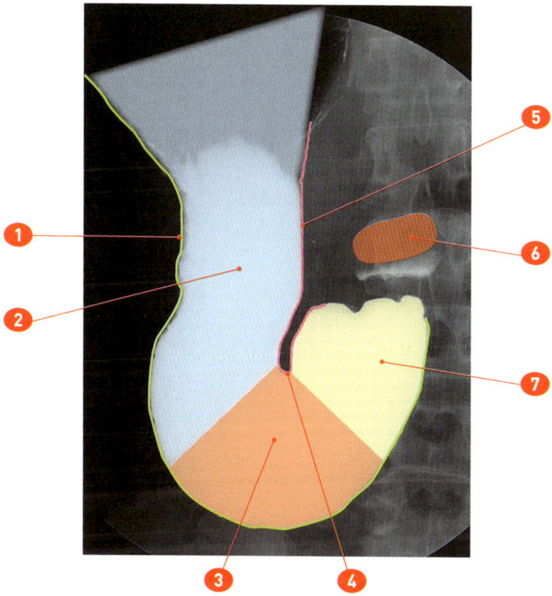


❶ 대만 greater curvature of stomach
❷ 위체부 body of stomach
❸ 위각부 angular region of stomach
❹ 위각 gastric angle
❺ 소만 lesser curvature of stomach
❻ 십이지장 구부 duodenal bulb
❼ 전정부 antrum of stomach

### Nische

Nische란 궤양성 병변이 원인으로 생긴 함요로, 경구 조영제가 저류되어 있는 상태를 말한다. 양성 병변에서도 악성 병변에서도 볼 수 있기 때문에 양 · 악성 판단에는 그 주변의 점막, 추벽의 성상의 변화를 관찰하여 진단한다. 악성에서는 집중된 점막주름 끝의 가늘어짐이나 도절, 주름 선단의 비대, 주름의 유합, 함요 저부의 부정, 주제(도너츠 모양으로 둑을 쌓아올림)의 형성 등을 볼 수 있다. 점막주름, 게실이나 확대된 위저선에 바륨이 저류된 경우가 있다. 촬영 시의 체위 변환 · 압박 · 다방면 촬영에 의한 진단이 필요하다.

# 복부 XP(UGI) 이중조영상

## 독영의 요점

- 이중조영법은 공기로 위를 팽창시킨 뒤에 조영제를 병용하여 위 소구를 추출하는 방법으로 점막면의 미세한 병변을 관찰할 수 있다.
- 체위변환에 의해 유산바륨으로 위벽점막의 위액을 씻어 냄과 동시에 얇고 균등하게 부착시켜 촬영한다.
- 병변의 형태나 그 주변 점막면의 평가가 가능하며, 조기 위암 진단을 가능하게 한다.

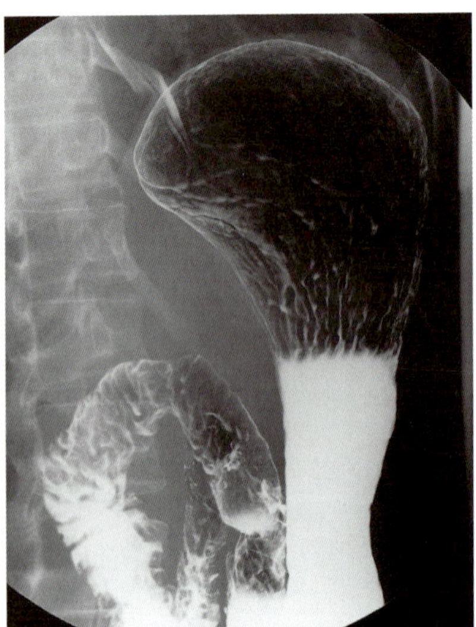

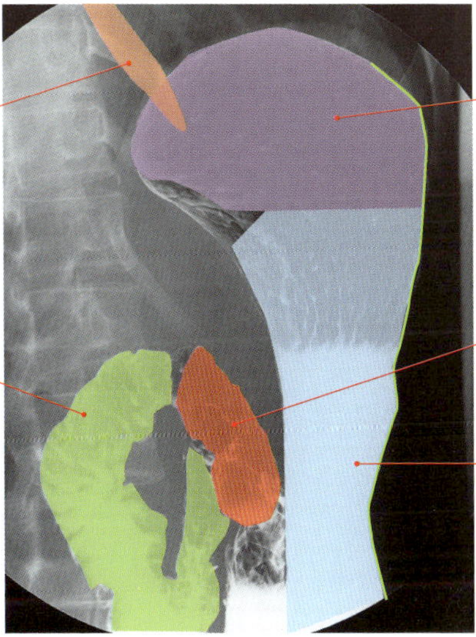


❶ 복부식도 abdominal esophagus
❷ 십이지장 하행부 descending part of duodenum
❸ 위원개 fornix of stomach
❹ 십이지장 구부 duodenal bulb
❺ 위체부 body of stomach

**투량상**

투량상이란 조영제가 괴어 있는 것이 없고, 주변 지역에 경구 조영제가 보이는 부분이며, 위내벽으로 융기되는 각종 병변에서 관찰된다. 압박으로 인해 투량상이 명확해지는 것이다. 국한성이 있는 것에서는 융기성 암, 폴립, 점막하 종양, 염증성 점막 융기 등을 들 수 있다. 점막하종양에서는 bridging fold라는 융기성 병변 주위에서 정부까지 다리가 놓여진 것 같이 형성된 주름을 특징적 소견으로 보고 있다.

# 복부 XP(UGI) 앙와위 이중조영상

## 독영의 요점

- 위의 점막면은 점막주름으로 뒤덮여 있다.
- 점막주름은 대만 쪽이 더 두껍다.
- 위 점막의 표면은 수 mm의 작은 구획으로 구분되어 있어, 위소구(gastric area)로 불리며, 위소와가 개구되어 있다.
- 위소구는 보통 관찰되는 최소 단위이며, 이것을 관찰하는 것이 진단에 유용해진다.

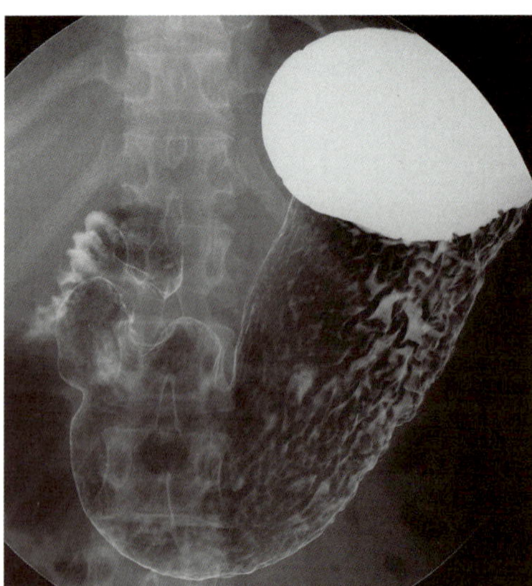

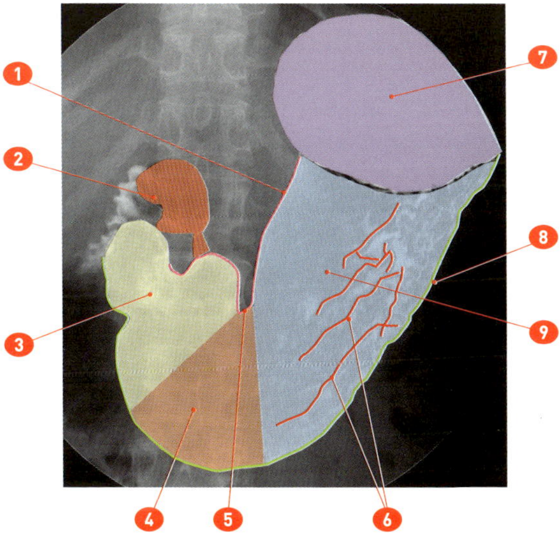


❶ 소만 lesser curvature of stomach
❷ 십이지장 구부 duodenal bulb
❸ 전정부 antrum of stomach
❹ 위각부 angular region of stomach
❺ 위각 gastric angle
❻ 위점막주름 gastric folds
❼ 위원개 fornix of stomach
❽ 대만 greater curvature of stomach
❾ 위체부 body of stomach

### 거대 추벽

거대 추벽이란 충분히 진전시킨 상태로 1cm 이상의 폭을 지니며, 비후된 주름을 말한다. 비후성 위염, 메네트리에(Menetrier)병 등의 양성 병변, 경성 위암에서는 광범위한 경화성 변화가 특징이다. 주름 구조가 확인되지 않고, 점막면의 부정상이 눈에 띄며, 주위 점막주름에 비후상이 확인되는 경우가 있다.

# 복부 XP(BE) 주장조영상 1

## 독영의 요점

- 대장은 원위 회장에서 회맹판(Bauhin 판)보다 원위로 맹장이 된다. 맹장부터 순서대로 상행결장, 횡행결장, 하행결장, S상결장이 존재한다. S상결장 이후는 직장 · 항문이 된다.
- 횡행결장과 S상결장은 각각 장간막을 가지고 있다.

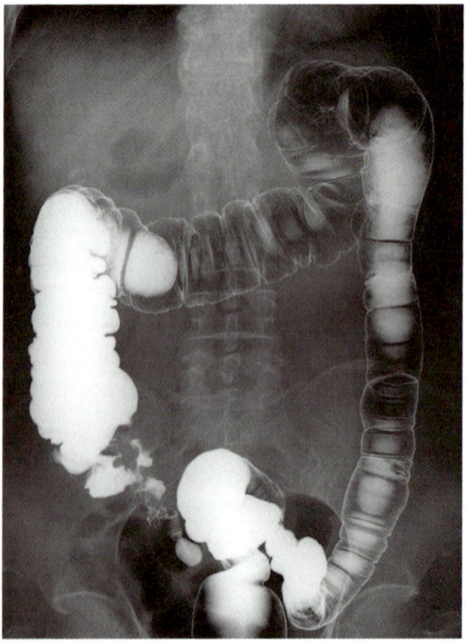

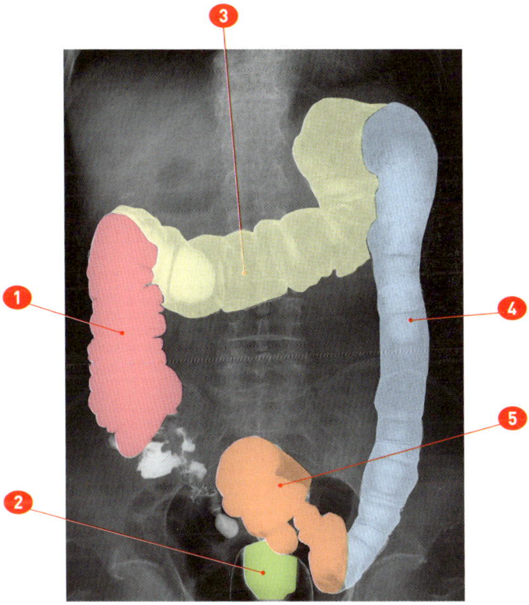


❶ 상행결장 ascending colon
❷ 직장 rectum
❸ 횡행결장 transverse colon
❹ 하행결장 descending colon
❺ S상결장 sigmoid colon

**대장암의 심달도 분류**

대장은 점막고유층, 점막근판, 점막하조직층, 고유근층, 장막하층 및 장막으로 이루어져 있다. 대장암에서의 표재형은 점막하층까지를 말한다.

[기본 분류]

| 0형 | 표재형 |
|---|---|
| 1형 | 융기종류형 |
| 2형 | 궤양국한형 |
| 3형 | 궤양침윤형 |
| 4형 | 비만침윤형 |
| 5형 | 분류불가능 |

[표재형(조기암)의 아분류]

| I 형 (융기형) | I p | 유경성 |
|---|---|---|
| | I sp | 아유경성 |
| | I s | 무개성 |
| II 형 (표면형) | II a | 표면융기형 |
| | II b | 표면평탄형 |
| | II c | 표면함요형 |

# 복부 XP(BE) 주장조영상 2

## 독영의 요점

- 맹장은 Bauhin판 이후의 낭상태가 되는 부위로 원위는 Bauhin판의 상연 높이인 상행결장은 맹장~간만곡, 횡행결장은 간만곡~비만곡, 하행결장은 비만~S상결장간막 부착부이다.
- 맹장, 상행결장, 하행결장은 보통 후복막에 부착되어 있으며 거의 움직이지 않는다.
- 발생 시점보다 고정이 불충분한 때가 있어, 통과 장애의 원인이 된다.

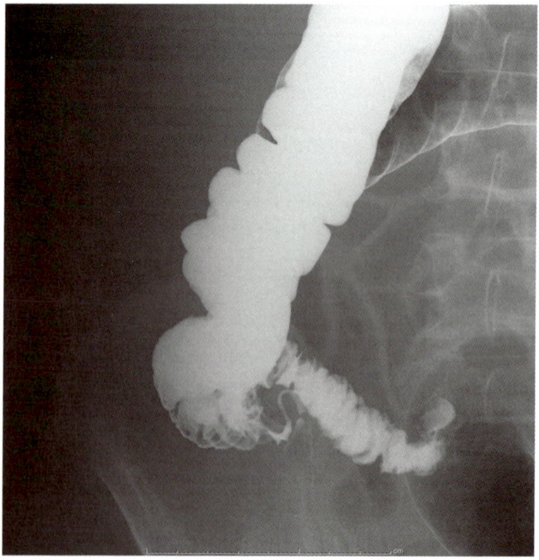

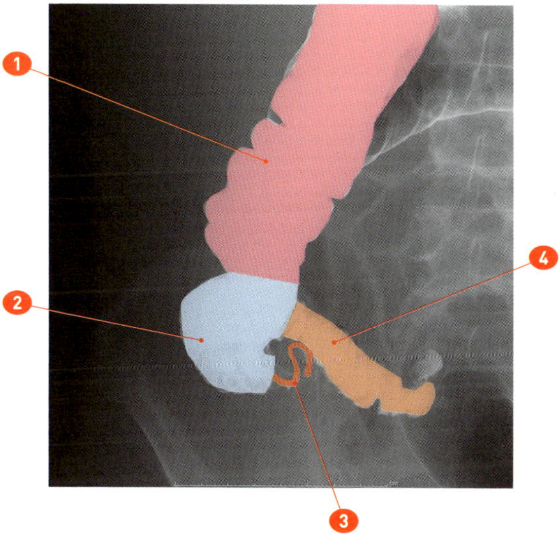


❶ 상행결장 ascending colon
❷ 맹장 cecum
❸ 충수 vermiform appendix
❹ 원위회장 distal ileum

**대장폴립**

주장조영에서 많이 발현하는 폴립의 대부분이 선종이다. 대장암은 선종에 의해 발생되는 것과 선종을 경우하지 않고 대장암이 되는 것이 있다. 폴립은 점막면의 국한성 융기 병변이지만, 암으로 발전할 가능성이 있기 때문에 발견하면 적출해야 한다. 그렇기 때문에 주장조영이나 내시경검진이 시행된다. 최근에는 직접 결막으로 조영제 투여 또는 내부에서의 조작이 필요 없는 CT colonography가 시행되고 있다.

# 복부 XP(BE) 주장조영상 3

## 독영의 요점

- 주장조영에서의 점막면의 평가나 융기성 병변의 유무 평가에서는 조영제를 항문으로 주입한 후 조금씩 공기를 주입해가는 이중조영법이 사용되고 있다. 주로 유산바륨이 사용되고 있다.
- 대장 내 잔사의 존재는 병변 추출의 방해가 되므로 저지방 · 저섬유성의 식사, 대용수분섭취, 하제투여 또는 장관 세척 등의 고안이 필요하다.

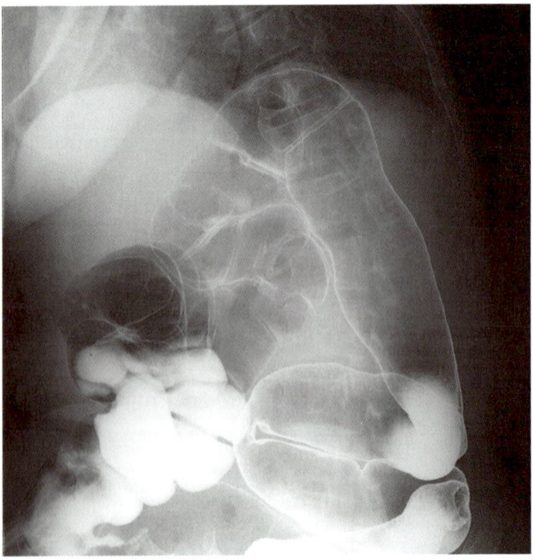

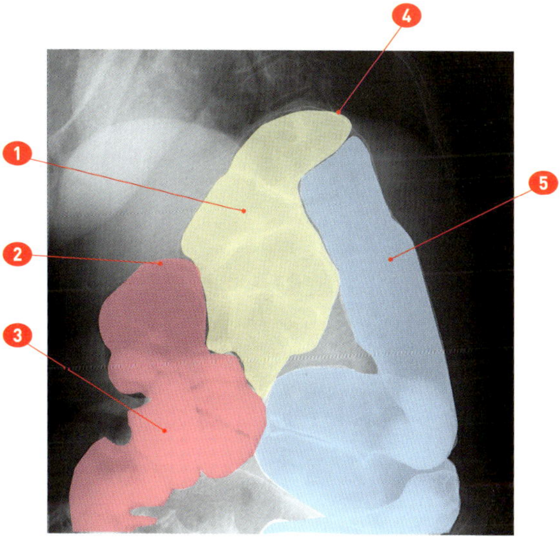


❶ 횡행결장 transverse colon
❷ 간만곡부 hepatic flexure
❸ 상행결장 ascending colon
❹ 비만곡부 splenic flexure
❺ 하행결장 descending colon

### 궤양성 대장염

궤양성 대장염에서는 비만에 점막면이 조상(粗像) 또는 과립상으로 되어 다발성 미란이나 궤양이 확인된다. 관해기가 되면, 장관의 주름 상태 구조가 소실되며 관강이 장축 방향으로 단축된다(연관상). 또한, 원칙적으로는 직장에서 결막 쪽으로 연속될 수 있는 병변이다. 내시경의 진보에 의해 이러한 소견들을 볼 기회는 줄어들었다. 악성종양의 합병이 있기 때문에 주의가 필요하다.

# 복부 XP(BE) 주장조영상 4

## 독영의 요점

- S상결장은 결장의 S상결장 간막이 생긴 부위보다 갑각에 이르는 부위이다.
- 직장은 S상결장보다 원위로 다음의 세 구역으로 나뉜다. ① 직장 S 상부(Rs) → 갑각에서 제2선추하연의 높이 ② 상부 직장(Ra) → 제2선추하연의 높이에서 복막 반전부 ③ 하부 직장(Rb) → 복막반전부에서 치골 직장근 부착부 상연
- 항문은 치골 직장근 부착부에서 원위 쪽이다.

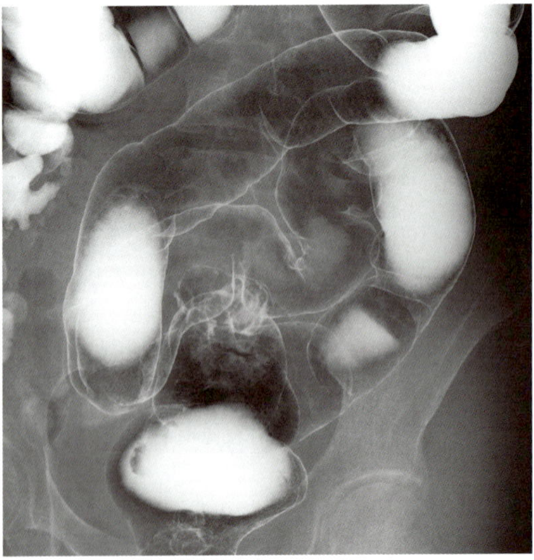

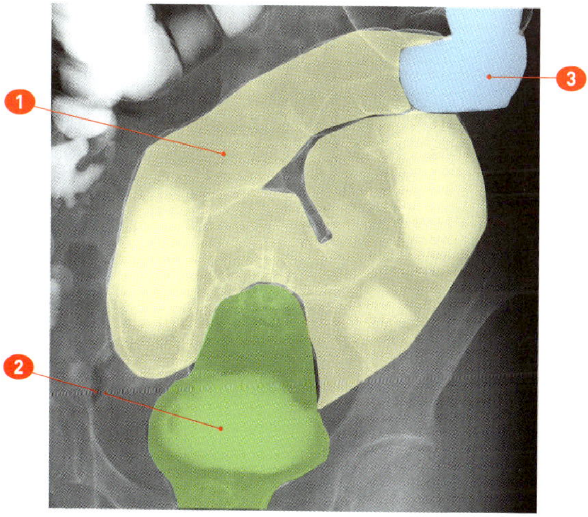


1 S상결장 sigmoid colon
2 직장 rectum
3 하행결장 descending colon

### Apple core sign

Apple core sign은 국한궤양형의 진행대장암에 의한 것이 많으며, 특징적인 사인이다. 주장조영제를 시행할 시에는 압입하면 천공될 경우가 있기 때문에 압입해서는 안 된다.

# 복부 CT 수평단면상 1

## 독영의 요점

- 심장과 간장(간원개부 hepatic dome)이 추출되어 있음에 주의.
- 간원개부 주위 횡격막하에는 복수나 복강내 농양이 저류되기 쉽다.
- 이 높이에서 식도는 하대정맥과 하행대동맥 사이에서 확인된다.
- 우심실과 좌심실 사이에 있는 띠 모양의 연한 저흡수 영역은 심실중격이다.

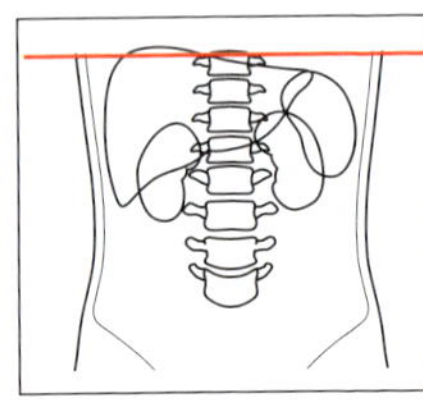

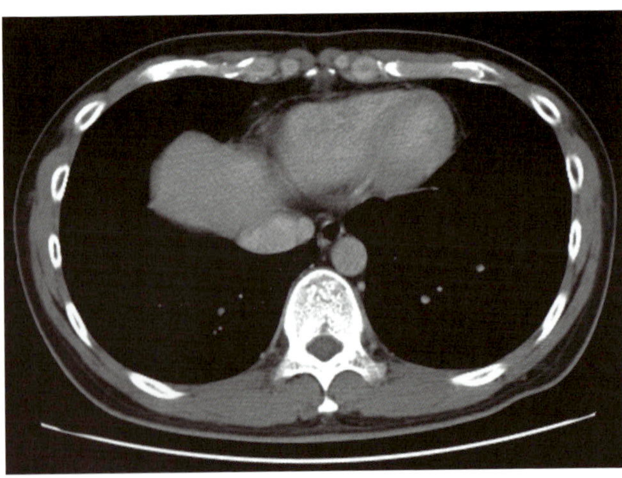

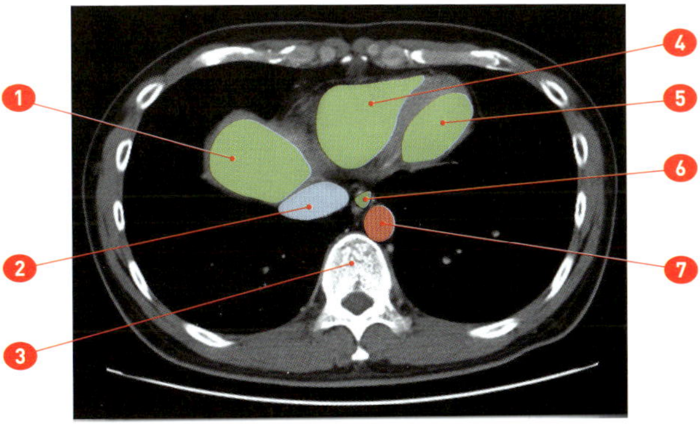


❶ 간장 liver
❷ 하대정맥 inferior vena cava
❸ 흉추 thoracic vertebra
❹ 우심실 right ventricle
❺ 좌심실 left ventricle
❻ 식도 esophagus
❼ 하행대동맥 descending aorta

**간장**

간장은 오른쪽 상복부에서 왼쪽으로 넓어지는 장기이며, 실질의 농도는 단순 · 조영 CT와도 거의 균일하다. 횡격막과 붙어 있는 상후면(무장막야: bare area)과 간간을 제외하고, 복막으로 덮여있다. 무장막야는 허술한 결합조직에 의해 횡격막과 유착되어 있기 때문에 복수가 이 면에 저류되는 일은 없다. 정중앙에는 간장을 좌엽 내측구역과 좌엽 외측구역으로 나누는 간겸상간막이 확인된다.

# 복부 CT 수평단면상 2

## 독영의 요점

- 간정맥은 두측, 하대정맥에 가까운 쪽이 두껍다(문맥은 간문부에 가까운 쪽이 두껍다).
- 간과 심장의 경계부는 부분 용적 효과나 심장 작동에 의한 인공물 때문에 불명확해지는 경우가 있다.

**[부분용적효과: partial volume effect]**

- CT 수치는 두께가 있는 단면의 X선 흡수치의 평균으로 표시되어 있어 영상 속에 X선 흡수계수가 다른 2종류의 물질이 포함되어 있으면, CT 수치는 양쪽의 평균치로 표시되기 때문에 변연의 분해 능력을 저하시키는 현상

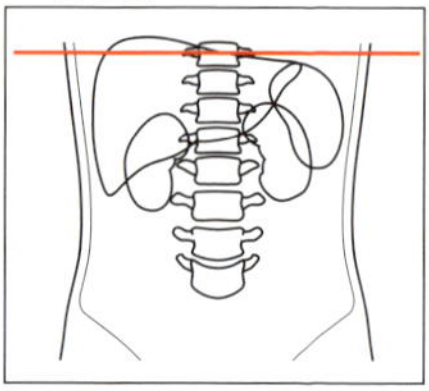

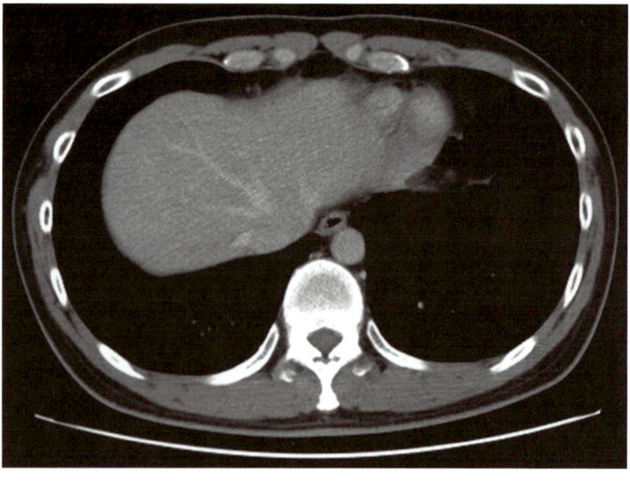

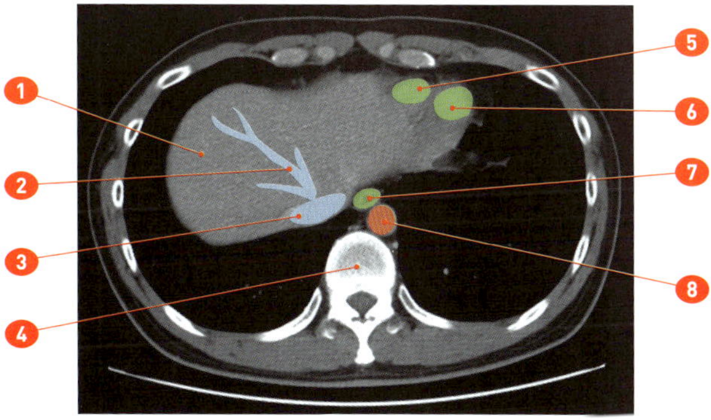


❶ 간장 liver
❷ 중간정맥 middle hepatic vein
❸ 하대정맥 inferior vena cava
❹ 흉추 thoracic vertebra
❺ 우심실 right ventricle
❻ 좌심실 left ventricle
❼ 식도 esophagus
❽ 하행대동맥 descending aorta

**간장의 맥관계**

간장의 맥관계는 간동맥 · 문맥 · 간정맥으로 구성되며 간장의 정맥계는 좌 · 중 · 우의 3개의 간정맥이 횡격막직하의 하대정맥에 유입되어 있다. 따라서 두 측으로 갈수록 굵어진다. 간내에서 우하간정맥은 해부학적 변이의 빈도가 높은 것으로 알려져 있으며, 주로 후구역($S^6$)을 관류하여 하대정맥의 간정맥 합류부보다 수 cm 미측에 유입된다.

# 복부 CT 수평단면상 3

## 독영의 요점

- 이 높이에서는 식도와 위가 동일 슬라이스에 추출되어 있다. 추출되어 있는 위는 궁륭부이다.

〈궁륭부〉

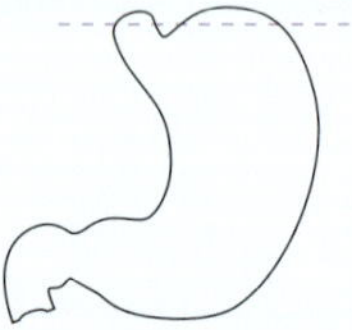

[궁륭부]

- 위는 왼쪽 그림과 같이 식도로 이어지는 입구 부근을 분문부이라고 하는데, 분문부보다 두측의 팽창된 부분을 위궁륭부 또는 위저부라고 부른다. 이 그림에서도 알 수 있는 것처럼 점선의 높이로 스캔되면 식도와 위가 동일 슬라이스에서 추출된다.

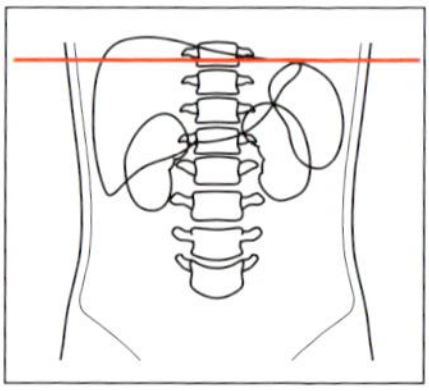

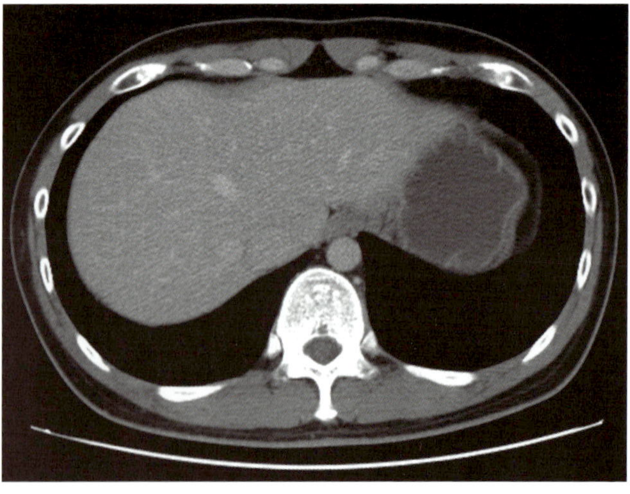

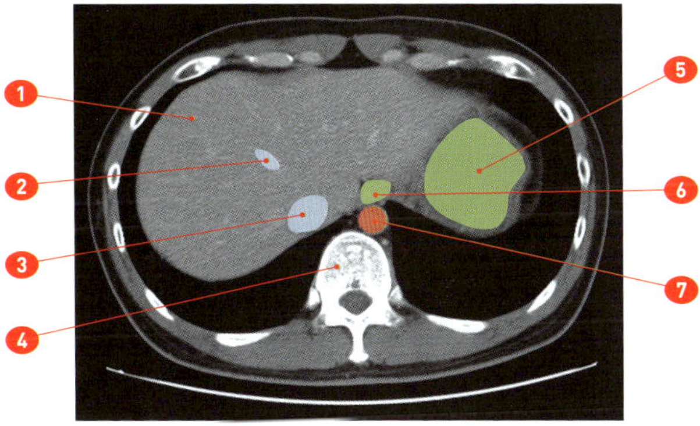



❶ 간장 liver
❷ 중간정맥 middle hepatic vein
❸ 하대정맥 Inferior vena cava
❹ 흉추 thoracic vertebra
❺ 위 stomach
❻ 식도 esophagus
❼ 하행대동맥 descending aorta

### 식도열공 헤르니아

식도는 횡격막을 벗어나 위식도 접합부에서 분문부로 이행해 간다. 위는 좌상복부에 보이며, 위벽이 충분히 진전되고 있는 상태에서는 5mm 이하로 얇지만, 위가 확장되지 않은 상태에서는 위벽의 평가는 어렵다. 식도열공 헤르니아는 위의 일부가 식도열공에서 종격으로 돌출된 것으로 중년 이후에 일어나기 쉽다. 횡격막의 근성부가 약해져, 식도열공이 넓어지기 때문이라고 생각할 수 있다.

# 복부 CT 수평단면상 4

## 독영의 요점

- 문맥좌지는 간좌엽 내측구–외측구의 경계선을 배측에서 복측으로 직진하여 맹단에서 끝나는 부분이 보이며, 이것을 문맥좌지제부라고 부른다.
- 미상엽($S^1$)과 좌엽 외측구($S^2$, $S^3$)를 경계하는 저흡수 선상구조물은 정맥관색열이며, 태아기에 정맥관을 달리고 있던 간극이다(간장 구역에 관해서는 p.267의 간구역 분류를 참조).

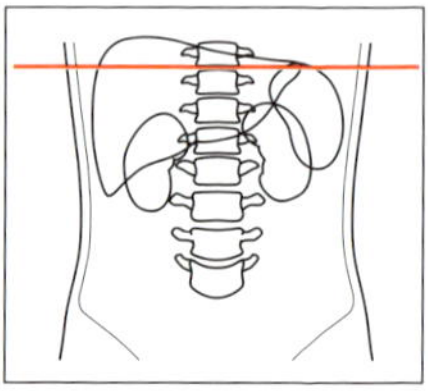

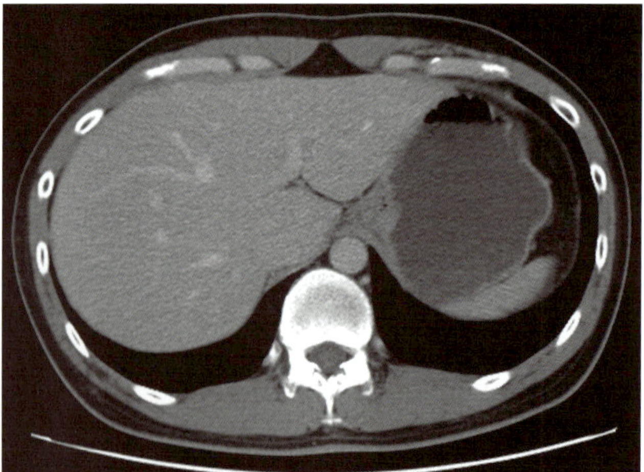

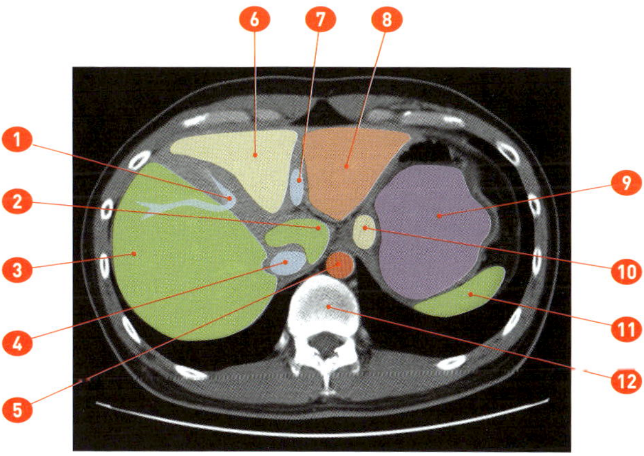


❶ 중간정맥 middle hepatic vein
❷ 간미상엽 caudate lobe of liver
❸ 간장(좌엽) liver(right lobe)
❹ 하대정맥 inferior vena cava
❺ 하행대동맥 descending aorta
❻ 간좌엽 내측구역 medial segment of left hepatic lobe
❼ 문맥좌지 left branch of portal vein
❽ 간좌엽 외측구역 lateral segment of left hepatic lobe
❾ 위 stomach
❿ 식도 esophagus
⓫ 비장 spleen
⓬ 흉추 thoracic vertebra

**비종**

체내에서 최대의 림프조직인 비장은 좌상복부의 후방에서 횡격막과 위저부 사이에 위치하고 있다. 제9~제11늑골의 높이에 있으며, 그 장축은 제10늑골과 평행하다. 성인의 비장은 평균 약 150g 정도로 알려져 있으며, 무게 및 형태의 개인차가 크다. 비종의 판정기준이 확립된 것은 없지만, CT에서는 두미에 10cm 이상 있는 경우, 최대 횡단면에서 외측연이 4늑간 이상에 걸쳐 추출된 경우 등으로 비장이라고 진단하고 있으며, 간경변 등 여러 가지 원인이 존재한다.

# 복부 CT 수평단면상 5

## 독영의 요점

- 위는 공복 시, 식후 등에 의해 확장 정도가 달라진다.
- 이 영상에서 위에는 공기와 물에 의한, 액면 형성이 보인다.
- 위내강은 물을 마신 후에는 수농도의 저흡수가 주체가 되며, 양성 경구 조영제 복용 후에는 고흡수가 된다.

**[경구 조영제]**

- CT의 경구 조영제에는 양성 경구 조영제(희석 요오드 조영제, 희석 바륨 등)와 음성 경구 조영제(물, 탄산가스 등)가 있다. 전자에서는 소화관 내가 고농도(백), 후자에서는 저농도(흑)로 추출된다.

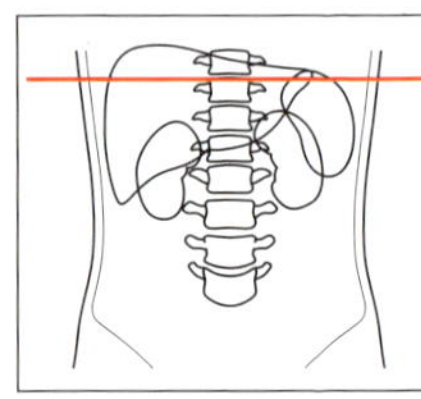

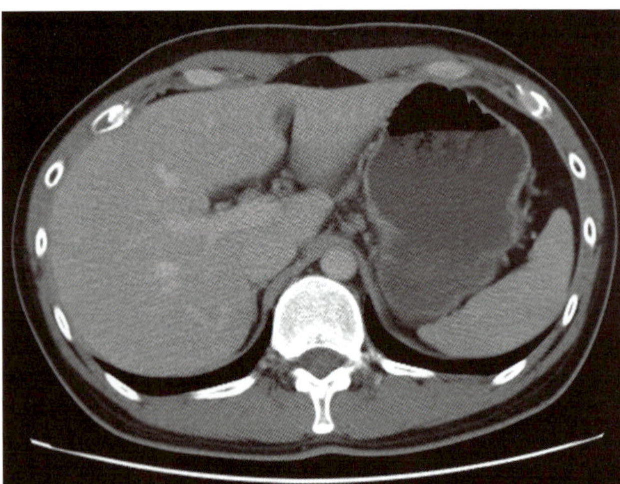

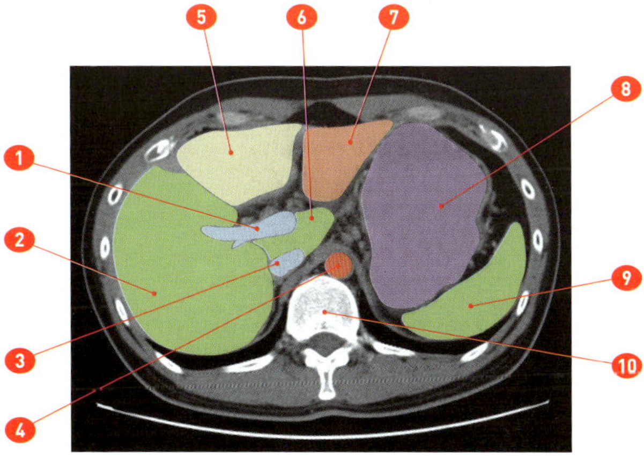


❶ 문맥 portal vein
❷ 간장(우엽) liver(right lobe)
❸ 하대정맥 inferior vena cava
❹ 복부대동맥 abdominal aorta
❺ 간좌엽 내측구역 medial segment of left hepatic lobe
❻ 간미상엽 caudate lobe of liver
❼ 간좌엽 외측구역 lateral segment of left hepatic lobe
❽ 위 stomach
❾ 비장 spleen
❿ 흉추 thoracic vertebra

### 문맥, 위

문맥은 상장관막정맥과 비저액이 합류하여 문맥본간이 되어 간문부에서 좌지 · 우지로 나뉘며, 간문부로부터 멀어짐에 따라서 얇아진다. 문맥좌지는 간문부를 횡주한 후, 급격히 복측으로 돈다. 위는 분문부에서 위체부에 걸쳐 복강 내의 배측에서 복측을 향하여 주행하며, 위각부~유문부는 복벽바로 아래에 존재하며, 유문부에서 십이지장까지 다시 한 번 배측으로 주행한다.

# 복부 CT 수평단면상 6

**독영의 요점**

- 하대정맥(IVC)과 담낭와를 연결하는 가상의 선을 칸틀리(Cantlie) 선이라고 부르며, 간우엽과 좌엽의 경계가 된다.
- 간 $S^4$(좌엽 내측구역)는 방형엽이라고 불린다.
- 따라서 $S^4$는 우측을 Cantlie 선, 좌측을 문맥좌지의 제부와 간원삭에 끼인다(간장의 구역에 관해서는 p.267의 간구역 분류를 참조).

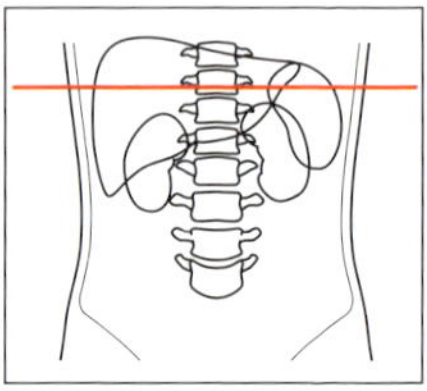

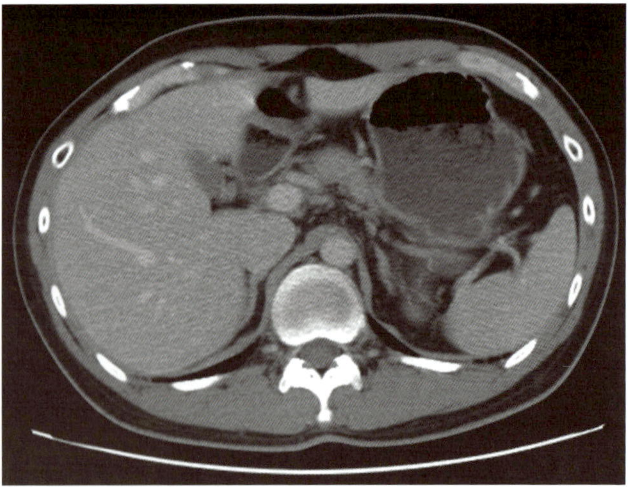

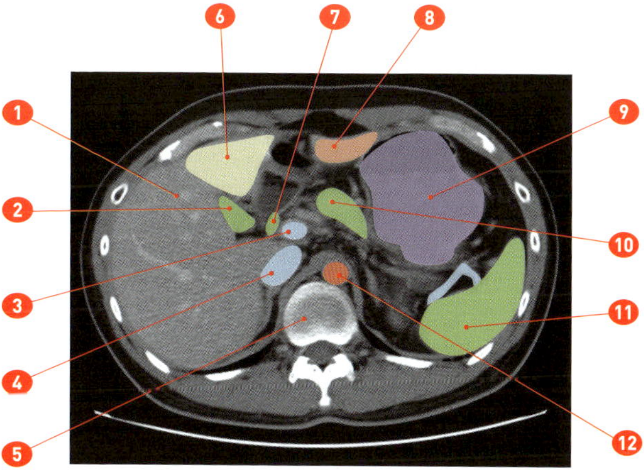


❶ 간장(우엽) liver(right lobe)
❷ 담낭 gallbladder
❸ 문맥 portal vein
❹ 하대정맥 inferior vena cava
❺ 흉추 thoracic vertebra
❻ 간좌엽 내측구역 medial segment of left hepatic lobe
❼ 담관 bile duct
❽ 간좌엽 외측구역 lateral segment of left hepatic lobe
❾ 위 stomach
❿ 췌장 pancreas
⓫ 비장 spleen
⓬ 복부대동맥 abdominal aorta

**담낭**

CT에서 담낭은 간하면의 우엽과 좌엽의 경계에 일치하고 있다. 벽의 두께는 공복 시에 1~3mm 정도로, 4mm을 넘는 경우는 벽비후라고 한다. 간내담관은 5mm 정도의 슬라이스 두께로 촬영된 경우, 정상에서는 거의 추출되지 않고, 만약 추출된 경우는 간내담관 확장을 고려한다. 간외담관은 보통 8mm 이하, 담적 치료 후에 10mm 이하, 고령자는 조금 확장되는 경향이 있다.

# 복부 CT 수평단면상 7

독영의 요점

- 부신은 둥글지 않다는 것에 주의.

[CT에서 부신의 형태]

- 우측에서는 선상, 역V자형, 삼각형을, 좌측에서는 역V자형, 역Y자형, 삼각형을 띠는 경우가 많다.

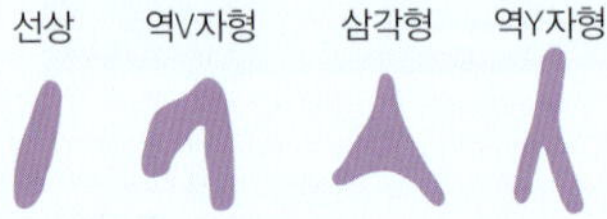


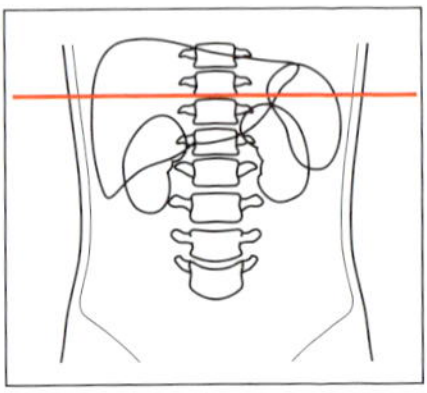

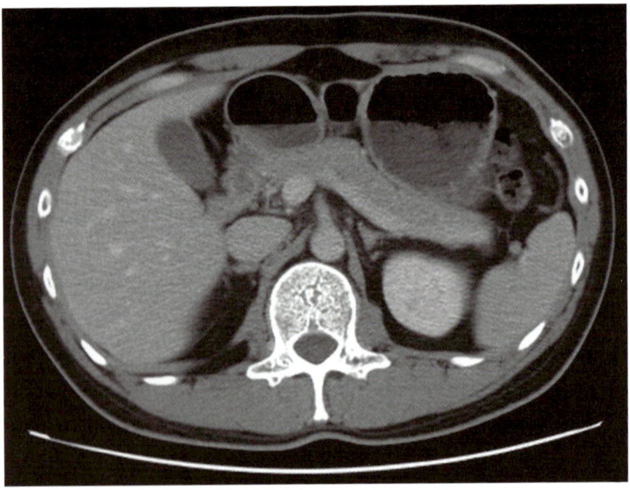

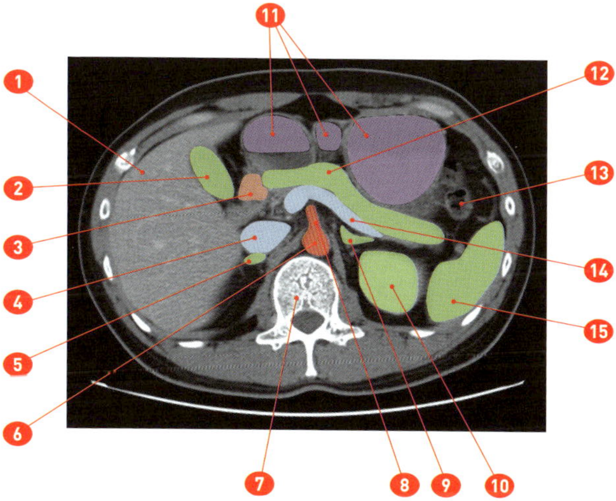


❶ 간장 liver
❷ 담낭 gallbladder
❸ 십이지장 duodenum
❹ 하대정맥 inferior vena cava
❺ 우부신 right adrenal gland
❻ 복부대동맥 abdominal aorta
❼ 요추 lumbar vertebra
❽ 복강동맥 celiac trunk
❾ 좌부신 left adrenal gland
❿ 좌신장 left kidney
⓫ 위 stomach
⓬ 췌장 pancreas
⓭ 좌결장곡 left colic flexure
⓮ 비정맥 splenic vein
⓯ 비장 spleen

**췌장, 부신**

췌장은 위의 복측, 복부대동맥의 복측에 존재하는 후복막 장기로, 상장관막정맥의 좌연이 두부와 체부의 경계이며, 두부를 제외한 췌장이 2등분되어 체부와 미부로 나뉜다. 췌체미부는 비정맥의 복측, 비동맥의 족측에서 확인된다. 부신은 제11~제12뇌추의 레벨로 추체의 외측 후복막강의 최상후방에 위치하고 있다. 정상 부신은 CT로 원형을 나타내지 않고, 선상, 역V자형, 삼각형, 역Y자형을 띠는 것이 많다.

# 복부 CT 수평단면상 8

## 독영의 요점

- CT 영상에서는 저농도 중에 물, 지방, 공기는 최저한으로 구별할 필요가 있다.
- 수농도의 대표는 담즙, 뇨, 소화관액, 척수액이다. 이들의 액체에는 조영제나 결석 등이 혼입되어 있지 않은 경우에 이들을 수농도의 기준으로 할 수 있다.
- 이 영상에서는 담낭과 위내의 액체가 거의 같은 저농도인 것을 알 수 있다.
- 지방의 대표는 피하지방, 공기의 대표는 폐, 소화관 가스이다.

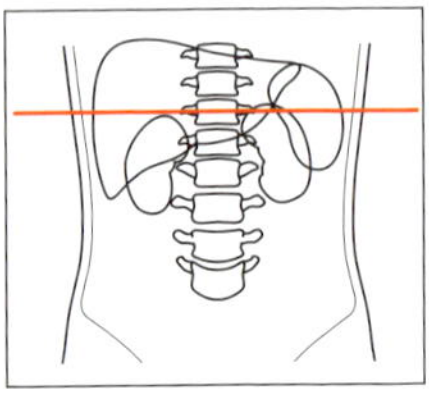

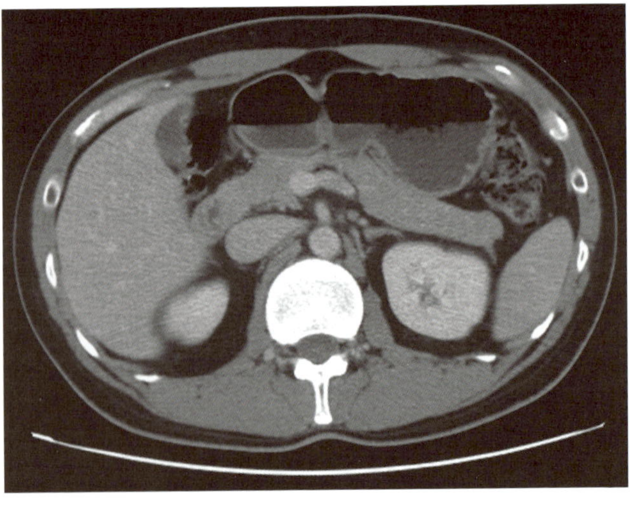

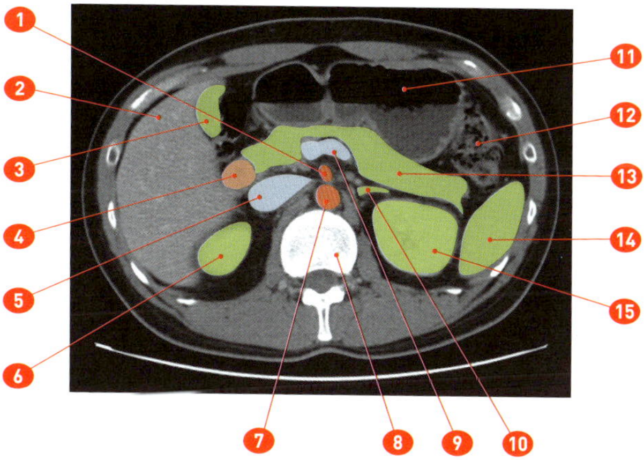


❶ 상장간막동맥 superior mesenteric artery
❷ 간장 liver
❸ 담낭 gallbladder
❹ 십이지장 duodenum
❺ 하대정맥 inferior vena cava
❻ 우신장 right kidney
❼ 복부대동맥 abdominal aorta
❽ 요추 lumbar vertebra
❾ 비동맥 splenic vein
❿ 좌부신 left adrenal gland
⓫ 위 stomach
⓬ 좌결장곡 left colic flexure
⓭ 췌장 pancreas
⓮ 비장 spleen
⓯ 좌신장 left kidney

**급성 췌염**

췌체미부의 거의 중앙을 주췌관이 가로지르고 있으며, 췌관경 3mm 이상을 주췌관의 확장으로 정의한다. 급성췌염의 영상 진단에 대해서는 췌종대, 췌실질의 변화, 췌장 주위의 염증 파급이 진단의 포인트가 된다. 염증이 문막에서 장관으로 마비성 장폐색에 의한 국한성 가스, 저류가 보이는 경우가 있다(복부 단순 사진에서는 sentinel loop sign이나 colon cut off sign 등으로 보인다).

# 복부 CT 수평단면상 9

## 독영의 요점

- 이 영상의 거의 중앙에서는 배측에서 복측을 향하여 복부대동맥, 좌신정맥, 상장간막동맥, 췌장, 위가 추출되어 있는 것에 주의.
- 췌두부와 간부는 상장간막정맥좌연에 의해 경계된다.
- 췌두부 우측에는 십이지장의 하행각이 확인된다.

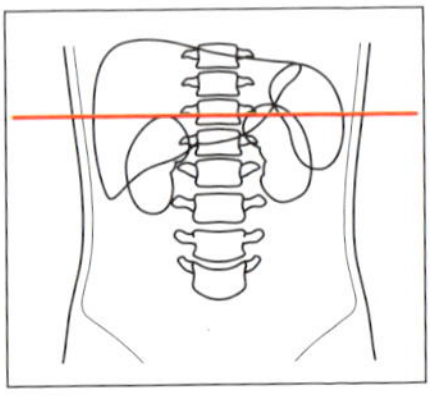

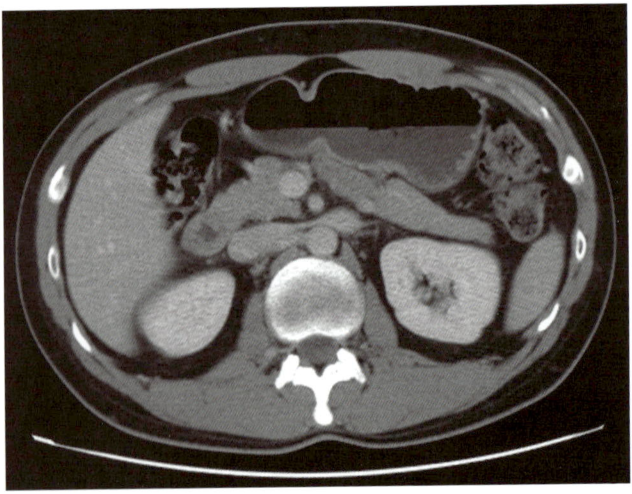

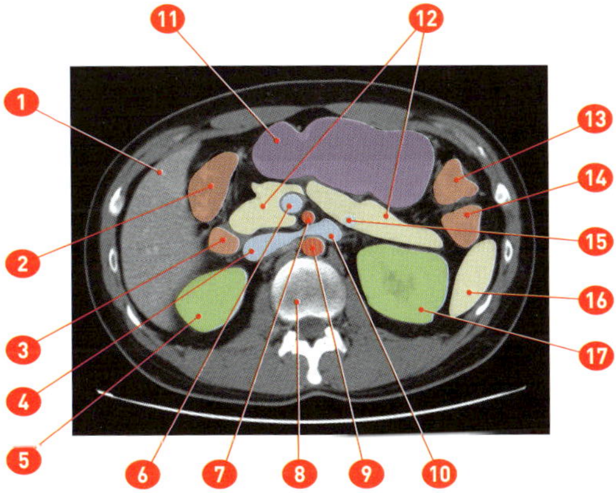

❶ 간장 liver
❷ 우결장곡 right colic flexure
❸ 십이지장 duodenum
❹ 하대정맥 inferior vena cava
❺ 우신장 right kidney
❻ 상장간막정맥 superior mesenteric vein
❼ 상장간막동맥 superior mesenteric artery
❽ 요추 lumbar vertebra
❾ 복부대동맥 abdominal aorta
❿ 좌신정맥 left renal vein
⓫ 위 stomach
⓬ 췌장 pancreas
⓭ 횡행결장 transverse colon
⓮ 하행결장 descending colon
⓯ 비정맥 splenic vein
⓰ 비장 spleen
⓱ 좌신장 left kidney

**췌장, 신장**

상장간막동정맥의 배부에 돌출된 췌장은 구상돌기(구부)로 불리며, 발생적으로는 복측췌장에 유래한다. 상장간막동정맥은 췌장에 둘러싸인 것처럼 존재한다. 신장은 후복막 장기이며, 신장 주위에는 풍부한 지방이 있기 때문에 CT에서는 신장이 지방의 저흡수 영역 중에 경계가 명확한 연부 종양으로 추출된다. 신실질은 피질과 수질로 나뉘며, 피질에는 근위요세관이나 Bowman낭이 존재하고, 소엽간동정맥이 분포하기 때문에 수질에 비해 동맥상에서의 혈류가 굉장히 많다. 급성 신우신염에서는 단순 CT로 신장 주위 지방조직의 농도가 상승하고, 조영 CT에서는 신실질에 조영 불량 영역이 보이는 경우가 많다.

# 복부 CT 수평단면상 10

## 독영의 요점

- 상장간막정맥(superior mesenteric vein: SMV)은 상장간막동맥(uperior mesenteric artery: SMA)에 비해 두껍다.
- SMV가 SMA에 비해 얇은 경우 smaller SMV sign이라고 불리며, 상장간막동맥폐색증 등이 의심된다.
- SMV가 SMA의 오른쪽에 배치된다는 위치 관계도 중요하다.
- SMA와 SMV가 일기도의 태풍과 같이 소용돌이치고 있는 것을 whirl sign이라고 부르며, 장간막의 염전이 의심된다.

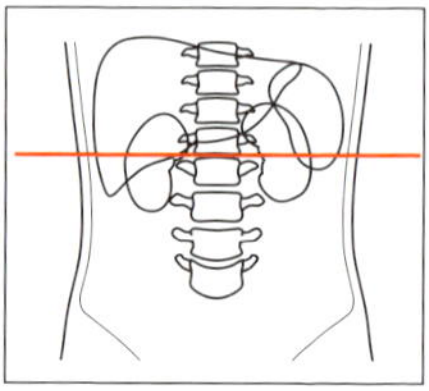

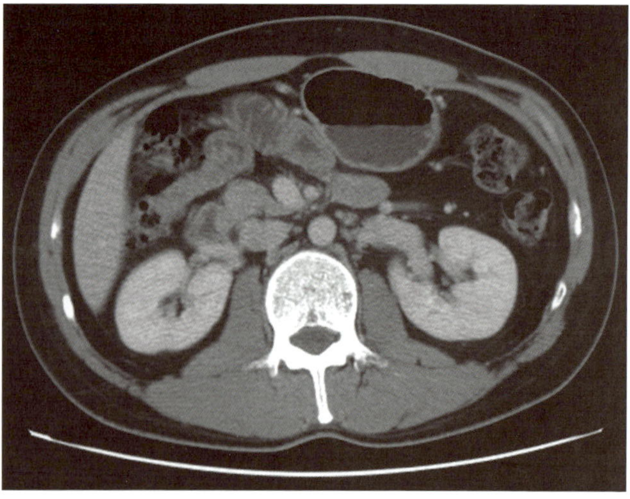

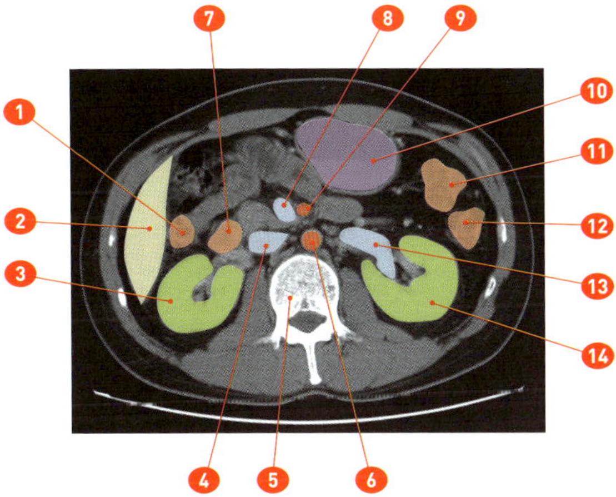


❶ 상행결장 ascending colon
❷ 간장 liver
❸ 우신장 right kidney
❹ 하대정맥 inferior vena cava
❺ 요추 lumbar vertebra
❻ 복부대동맥 abdominal aorta
❼ 십이지장 duodenum
❽ 상장간막정맥 superior mesenteric vein
❾ 상장간막동맥 superior mesenteric artery
❿ 위 stomach
⓫ 횡행결장 transverse colon
⓬ 하행결장 descending colon
⓭ 좌신정맥 left renal vein
⓮ 좌신장 left kidney

**신정맥계**

신장의 내측 중앙부에 신문이 있어, 내부를 향하여 움푹 패여 여기에 동맥·정맥·뇨관이 들어 있다. 신동맥 본간에서 신문부의 복측지와 배측지가 나뉘고, 구역 동맥에서 엽간동맥이 된다. 신정맥계는 유출세동맥에서 수질 내에 들어가 직세정맥을 형성한 후 신피질로 돌아간 후에는 동맥과 같은 분기를 띤다. 좌신정맥은 우신정맥에 비해 길고, 대동맥과 상장간막동맥의 사이를 통과하며, 하대정맥으로 유입된다. 좌신정맥은 양동맥에 끼여 좌신정맥압이 상승하며, 넛크래커증후군을 띠는 경우가 있다. 좌신정맥에는 좌부신정맥·좌하횡격정맥·좌성선정맥·좌장요정맥이 유입되며, 우부신정맥은 직접 하대정맥으로 유입되는 경우가 많다.

# 복부 CT 수평단면상 11

**독영의 요점**

- 복부대동맥, 하대정맥과 상장간막동맥, 상장간막정맥, 췌장 사이를 십이지장의 수평각이 통과한다.
- 요추의 양 외측에서 보이는 근육은 대요근이다.
- 대요근은 근골반에서 장골근과 합류하여 장요근이 되어 장골근막으로 싸여 대퇴골 소전자로 끝난다.

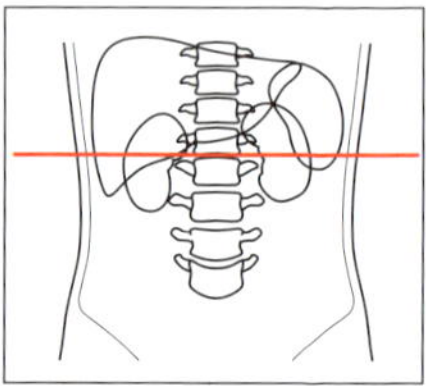

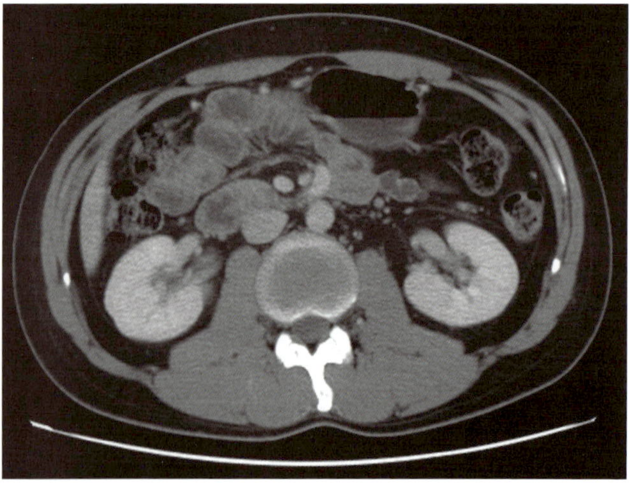

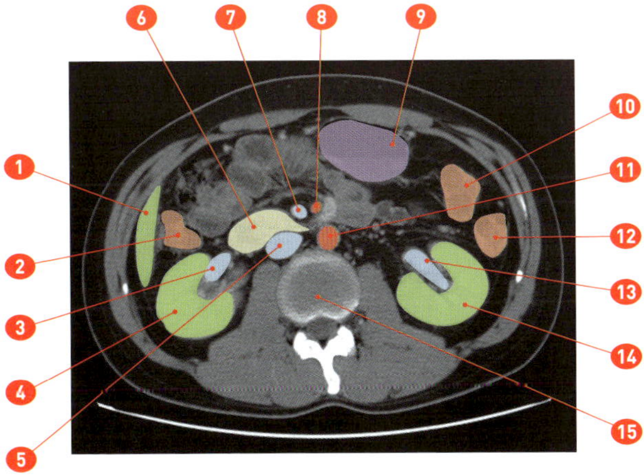


❶ 간장 liver
❷ 상행결장 ascending colon
❸ 우신정맥 right renal vein
❹ 우신장 right kidney
❺ 하대정맥 inferior vena cava
❻ 십이지장 duodenum
❼ 상장간막정맥 superior mesenteric vein
❽ 상장간막동맥 superior mesenteric artery
❾ 위 stomach
❿ 횡행결장 transverse colon
⓫ 복부대동맥 abdominal aorta
⓬ 하행결장 descending colon
⓭ 좌신정맥 left renal vein
⓮ 좌신장 left kidney
⓯ 요추 lumbar vertebra

**장관의 확장**

십이지장은 위전정부에서 구부로 연결되며, 하행각은 췌두부의 우측을 미측으로 향하며, 췌두부의 하방에서 상장간막정맥의 배측을 좌우로 주행한다(수평각). 소장은 복부에서 골반부까지 연속성이 있는 관강 구조로 확인되지만, 경구 조영제 투여를 시행한 경우가 아니면 알기 어렵다. 소장폐색의 진단상, 가장 필요하거나 기본적인 소견은 장관의 확장 유무이다. CT 진단에서는 소장경 2.5cm 이상이 확장의 기준으로 삼고 있다.

## 복부 CT 수평단면상 12

### 독영의 요점

- 대장과 소장의 구별은 소장은 켈크링 주름을 가지고 있으며, 대장은 결장팽기가 있다는 점이 감별점이 되지만, CT에서는 대장 내에 보통 소량의 가스를 포함한 변 덩어리가 있다는 점이 감별에 유용하다.
- 또한 상행결장과 하행결장은 후복막강에 고정되어 있기 때문에 결막을 확인할 때는 우선 우외측에 있는 상행결장, 좌외측에 있는 하행결장을 확인하는 것이 중요하다.

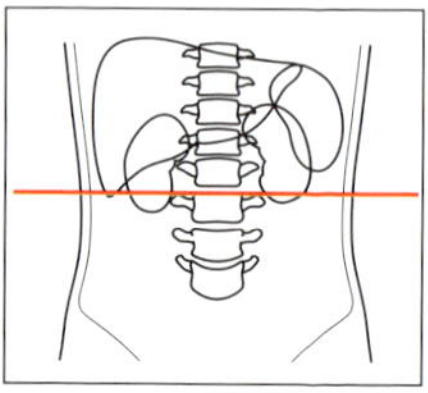

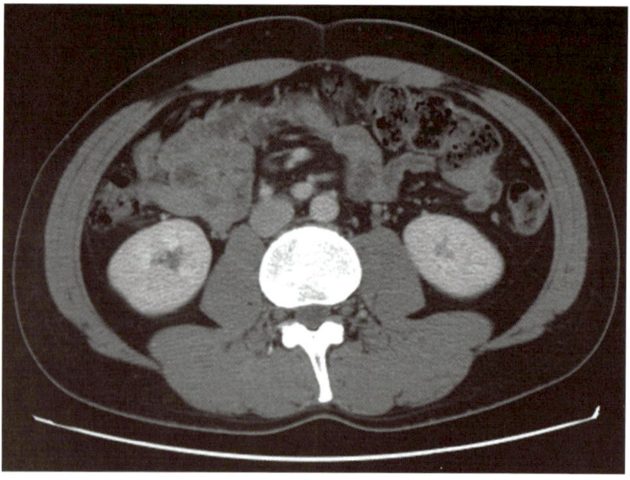

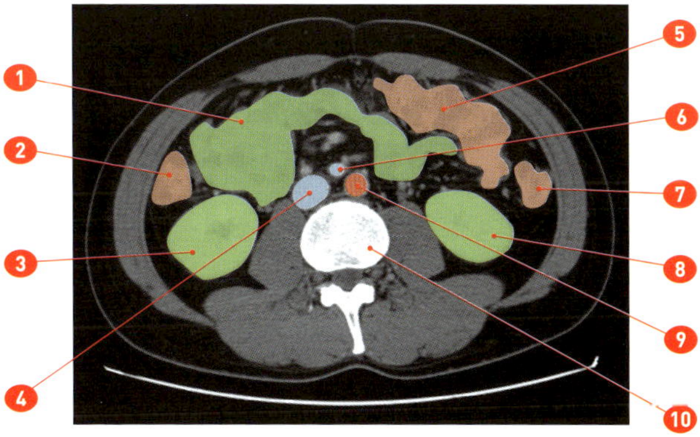


❶ 소장 small intestine
❷ 상행결장 ascending colon
❸ 우신장 right kidney
❹ 하대정맥 inferior vena cava
❺ 횡행결장 tranverse colon
❻ 상장간막정맥 superior mesenteric vein
❼ 하행결장 descending colon
❽ 좌신장 left kidney
❾ 복부대동맥 abdominal aorta
❿ 요추 lumbar vertebra

**후복막강**

후복막강은 측벽복막배면에서 복막근막까지의 잠재적 공간이다. 후복막강은 Gerota 근막(신근막)에 의해서 ① 췌장 · 상행결장 · 하행결장 · 십이지장의 하행각에서 상행각을 포함하는 전신방강, ② 신장 · 부신을 포함하는 신근막 내의 신주위강, ③ 신주위강 후방의 후신방강의 세 개의 강으로 나뉘어져 있다.

# 복부 CT 수평단면상 13

## 독영의 요점

- CT 영상으로 소장의 근위부에서 원위부의 순서로 따라가는 것은 어렵다.
- 장폐색에서는 장관이 확장되기 때문에 장관의 연속성을 쫓는 것이 가능한 경우가 많으며, 폐색 부위나 그 원인을 진단하는 것도 가능하다.
- 수평단면상에서 뿐 아니라 재구성 영상에 의한 관상단면상이나 시상단면상에서 관찰함에 따라 장관의 주행이 쉬워진다.

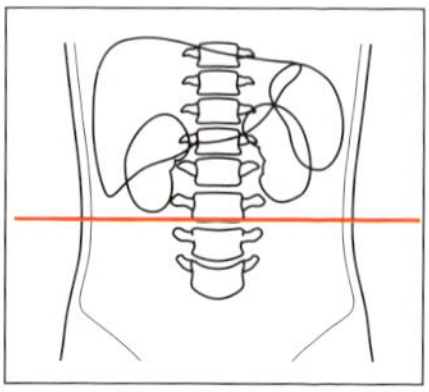

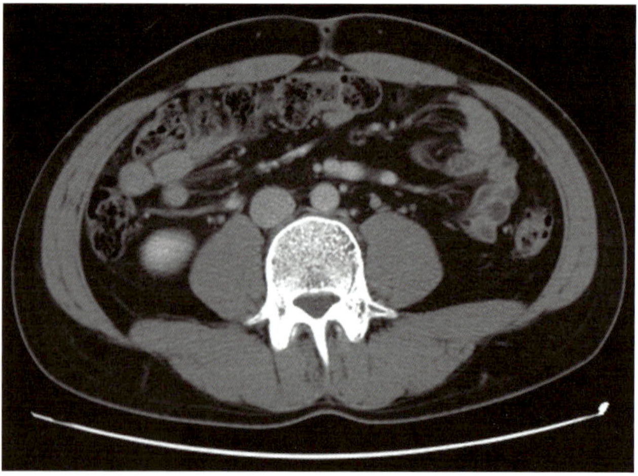

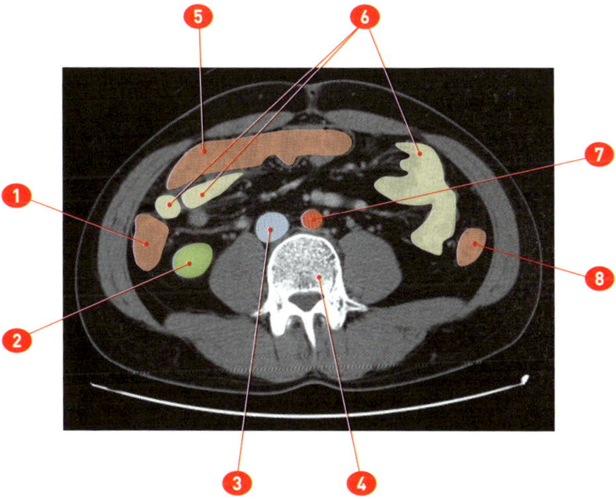


❶ 상행결장 ascending colon
❷ 우신장 right kidney
❸ 하대정맥 inferior vena cava
❹ 요추 lumbar vertebra
❺ 횡행결장 transverse colon
❻ 소장 small intestine
❼ 복부대동맥 abdominal aorta
❽ 하행결장 descending colon

**횡행결장**

횡행결장에서는 배후에서 횡행결장간막에 의해 견인되어 상부가 위결장간막에 의해 위대만과의 관계를 형성하고 있지만, 간막에 의한 고정은 비교적 자유로워 가동성을 가진다. 횡행결장은 비문부 직하까지 복강 내의 췌장 복측을 주행하며, 비만곡부를 형성하고 하행결장으로 이행하여 다시 후복막으로 고정된다.

# 복부 CT 수평단면상 14

**독영의 요점**

- 이 영상에서는 소장 · 대장과도 경계가 선명하게 추출되어 있다. 이것은 장관 주위에 지방이 풍부하기 때문에 주위가 저흡수되어 대조가 선명해지기 때문이다.
- 일반적으로 CT에서는 지방이 많은 사람에서 장기의 윤곽을 알기 쉽지만, 초음파에서는 지방이 많은 사람에서는 장기는 관찰하기 어려워지는 경우가 많다.

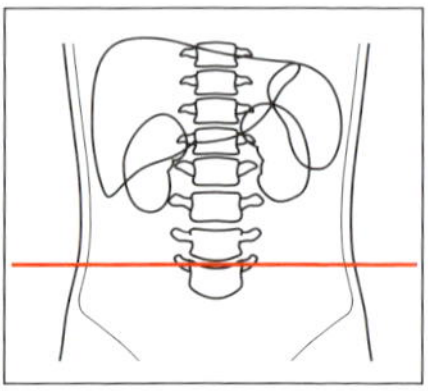

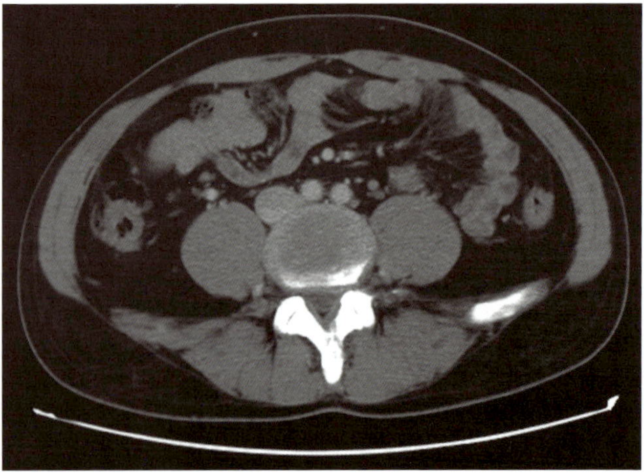

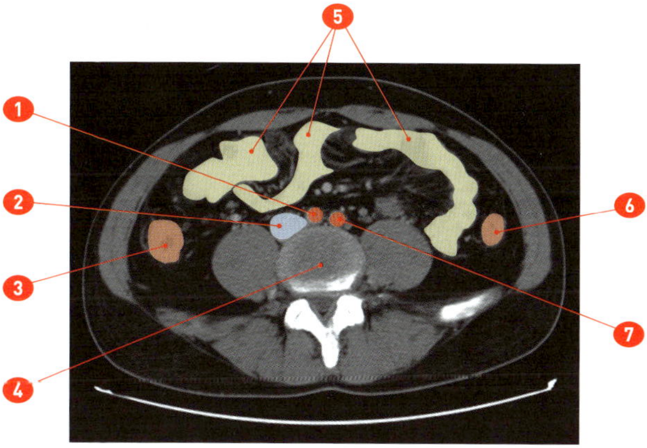




❶ 우총장골동맥 right common iliac artery
❷ 하대정맥 inferior vena cava
❸ 상행결장 ascending colon
❹ 요추 lumbar vertebra
❺ 소장 small intestine
❻ 하행결장 descending colon
❼ 좌총장골동맥 left common iliac artery

### 복부대동맥

복부대동맥은 두측에서 미측에 걸쳐 순서대로 복강동맥 · 상장간막동맥 · 신동맥 · 하장간막동맥을 분기하여 약 제4요추의 높이에서 좌우의 총장골동맥으로 분기된다. 하대정맥은 제5요추의 높이에서 좌우 총장골정맥이 합류하고, 하대정맥이 되어 요추의 전방 조금 우측을 상행한다. 우란소 또는 정소정맥 · 좌우 신정맥 · 간정맥이 합류하여 우방으로 흘러간다.

# 복부 CT 수평단면상 15

**독영의 요점**

- 골반 내의 혈관으로 총장골동정맥, 회장골동정맥, 내장골동정맥의 두꺼운 부분은 다른 부분과 구별하여 확인할 수 있도록 하자.
- 확인이 어려운 경우는 용이하게 인식할 수 있는 복부대동맥이나 하대정맥을 위에서 아래의 순서로 혈관을 따라감으로 확인 가능하다.

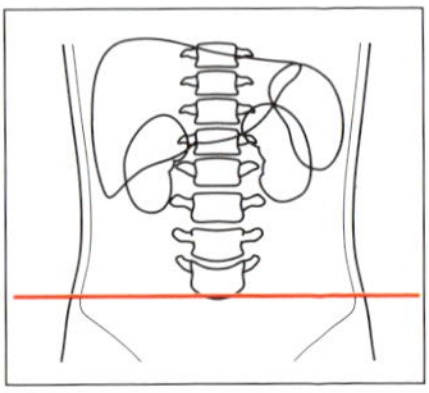

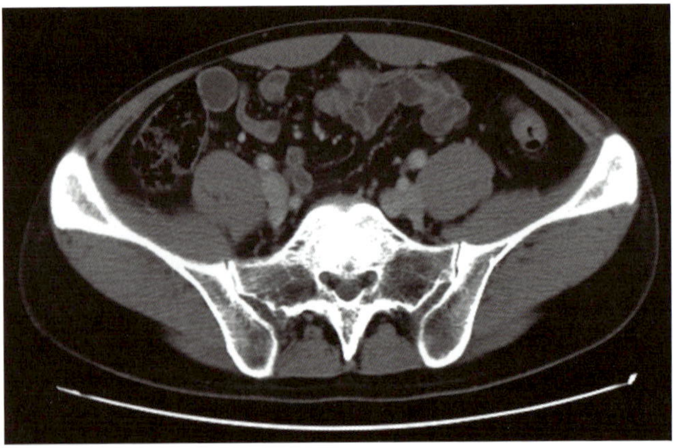

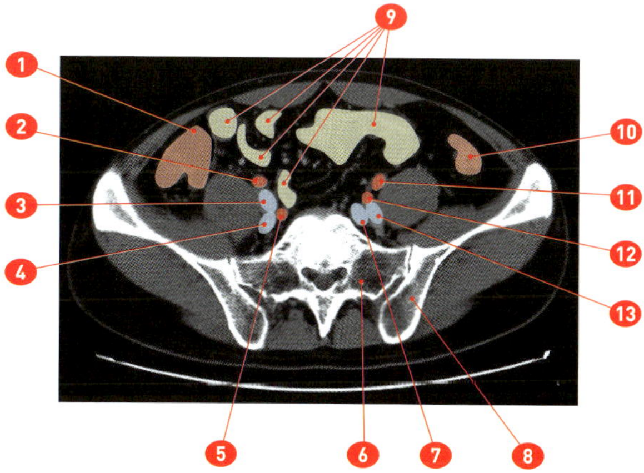


❶ 상행결장 ascending colon
❷ 우외장골동맥 right external iliac artery
❸ 우외장골정맥 right external iliac vein
❹ 우내장골정맥 right internal iliac vein
❺ 우내장골동맥 right internal iliac artery
❻ 천골 sacrum
❼ 좌내장골정맥 left internal iliac vein
❽ 장골 ilium
❾ 소장 small intestine
❿ 하행결장 descending colon
⓫ 좌외장골동맥 left external iliac artery
⓬ 좌내장골동맥 left internal iliac artery
⓭ 좌외장골정맥 left external iliac vein

**맹장, 충수**

맹장이란 회맹판 이하의 낭상부로, 상행결장과의 경계는 회맹판의 높이이다. CT에서 우선 상행결장을 찾고, 맹장을 인식하면 이에 연결된 지렁이 모양의 구조가 충수이다. 충수(appendix)의 길이는 2~20cm(평균 8cm)로 변이가 크며, 확인할 수 없는 경우도 있다. 직경이 7mm를 넘으며 벽이 두껍고, 조영 효과가 높은 충수는 이상이다.

# 복부 MRI 관상단면상 1

## 독영의 요점

- 관상단면상 1~4는 T1 강조영상이다.
- T1 강조영상과 T2 강조영상의 감별점으로 물은 T1 강조영상에서 저신호, T2 강조영상에서는 고신호이다. 단, 출혈이나 고단백 농도 등의 액체는 T1 강조영상에서 고신호를 나타내는 경우가 있어 주의가 필요하다.
- 이 영상에서 대장이 저신호인 이유는 가스 때문이다. 위 내용은 음수에 의한 물이며, 저신호를 나타내고 있다.

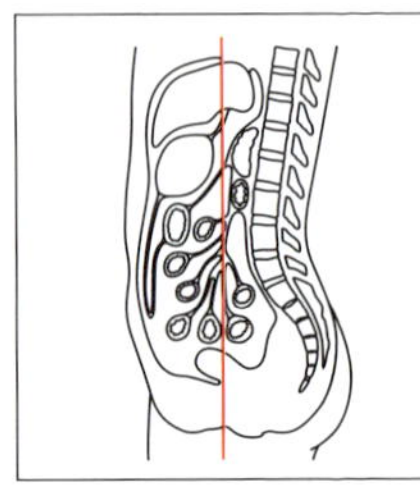

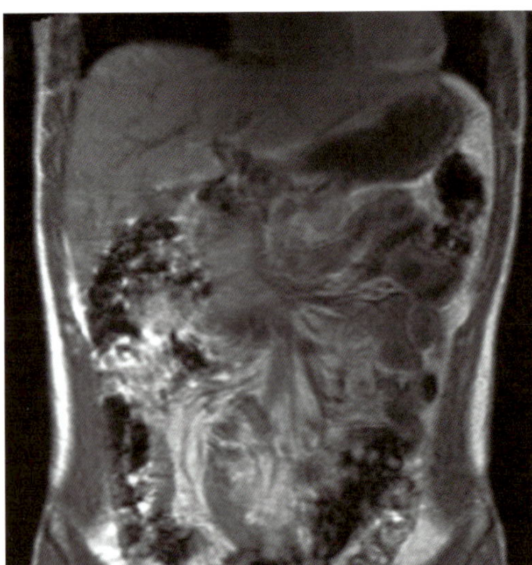

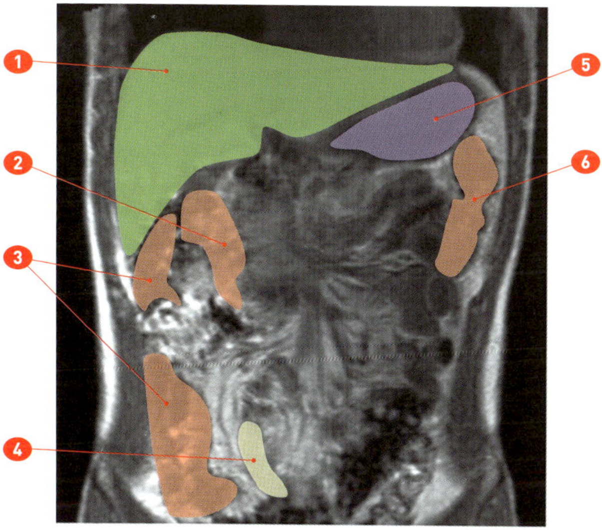


❶ 간장 liver
❷ 횡행결장 transverse colon
❸ 상행결장 ascending colon
❹ 소장 small intestine
❺ 위 stomach
❻ 하행결장 descending colon



**결장**

상행결장은 복강의 우측을 맹장에서 간장까지 상행하며 우결장곡에서 왼쪽으로 향한다. 횡행결장은 길이가 약 45cm로 대장 중에서도 가장 길고, 가장 가동성이 있으며, 우결장곡에서 복부를 횡단하며, 좌결장곡에서 하방으로 굴곡하여 하행결장이 된다. 하행결장은 좌결장곡에서 좌장골와 사이에 있으며, S상결장 · 직장으로 연결된다. 게실(결장점막이 외측으로 팽출된 것 또는 주머니가 생긴 것)은 주로 중년층이나 고령층에서 많으며 S상결장으로 많이 확인된다.

# 복부 MRI 관상단면상 2

**독영의 요점**

- 장관의 윤곽은 CT 영상에 비해 조금 불명확하다. MRI에서 촬영시간은 1초 이하에서 수 초 이상으로 다양하다. 촬영시간이 짧으면 공간분해능력이 낮아지고, 길면 몸의 움직임 등에 의한 인공물이 많아진다.
- 이 영상은 호흡정지 하에 약 20초 동안 촬영한 것이다.

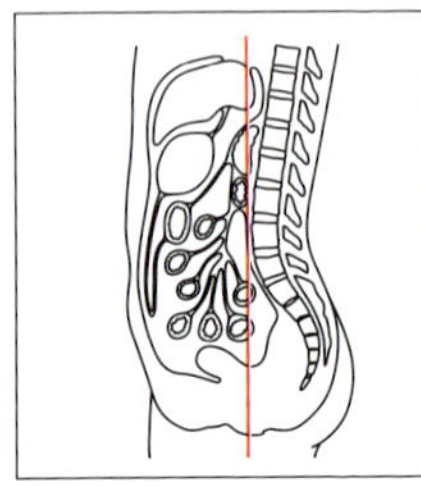

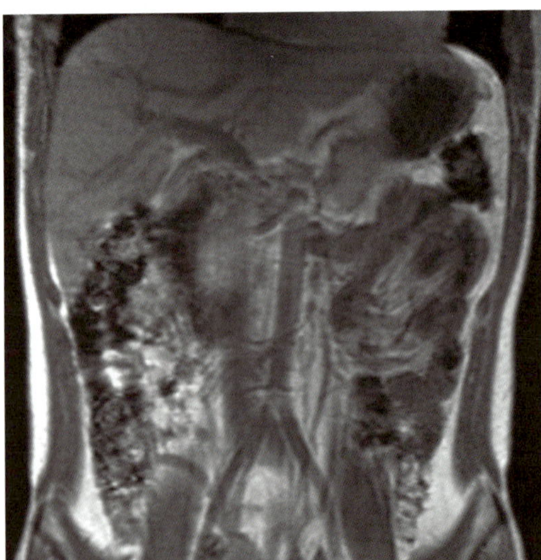

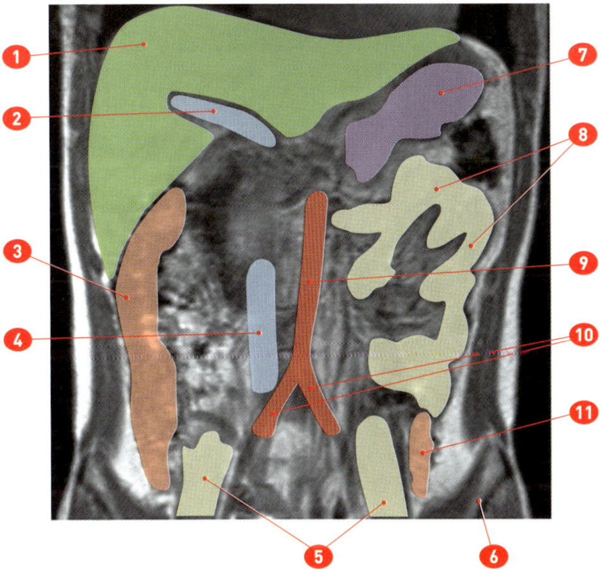


❶ 간장 liver
❷ 문맥 portal vein
❸ 상행결장 ascending colon
❹ 하대정맥 inferior vena cava
❺ 대요근 psoas major muscle
❻ 장골 ilium
❼ 위 stomach
❽ 소장 small intestine
❾ 복부대동맥 abdominal aorta
❿ 총장골동맥 common iliac artery
⓫ 하행결장 descending colon

**복부대동맥류**

복부대동맥은 길이가 약 13cm이며, 제12흉추 레벨에서 횡격막의 대동맥열공 지점에서 시작되어 제4요추 레벨에서 좌우 총장골동맥으로 분기되어 끝난다. 내장골정맥은 외상골정맥과 합류하여 총장골정맥이 되며, 제4~5요추 레벨에서 좌우의 초장골정맥이 합류하여 하대정맥이 된다. 복부대동맥류의 90% 이상은 신동맥에 의해 하방에 생기며, 클수록 파열의 빈도는 높아진다.

# 복부 MRI 관상단면상 3

**독영의 요점**

- 요추는 조금 저신호를 띠고 있지만, 이것은 골수에 적색수가 많기 때문이다. 지방수가 많으면 T1 강조영상에서는 고신호를 띠게 된다.
- T1 강조영상에서 고신호를 띠지만, 대표는 지방, 출혈이다.

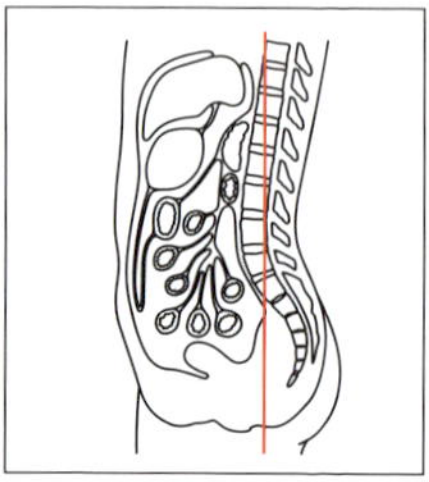

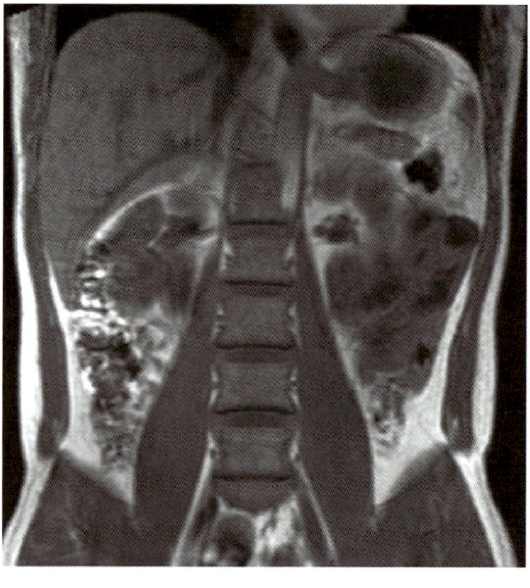

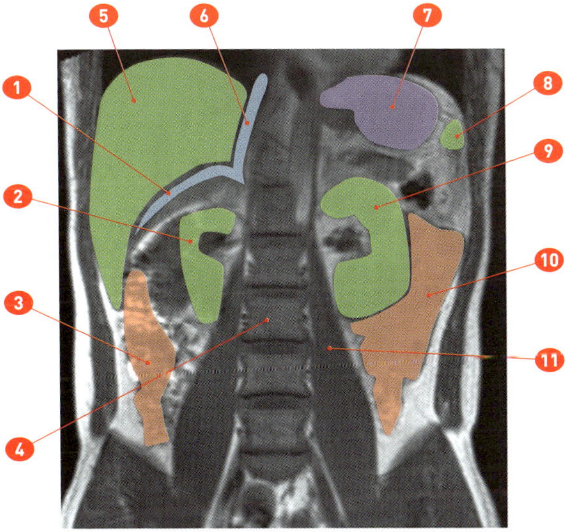


❶ 후하간정맥 inferior right hepatic vein
❷ 우신장 right kidney
❸ 상행결장 ascending colon
❹ 제3요추 third lumbar vertebra(L3)
❺ 간장(우엽) liver(right lobe)
❻ 하대정맥 inferior vena cava
❼ 위 stomach
❽ 비장 spleen
❾ 좌신장 left kidney
❿ 소장 small intestine
⓫ 대요근 psoas major muscle

**신장과 간장의 위치**

간정맥은 일반적으로 우 · 중 · 좌간정맥의 세 개이며, 우간정맥은 우엽의 전구역과 후구역을 경계하여 중간정맥은 우엽 전구역과 좌엽 내측구역 사이를, 좌간정맥은 좌엽 내측구역과 외측구역 사이를 주행한다. 신장은 제12흉추에서 제3요추의 높이에 위치하는 경우가 많으며 오른쪽 신장은 상부에 간장이 위치하기 때문에 보통 왼쪽 신장보다 조금 아래쪽에 있다. 신문에서 신동맥이 들어가며, 신정맥과 신우는 신동을 떠난다. 신정맥은 신동맥 앞에 동맥은 신우 앞에 있다.

# 복부 MRI 관상단면상 4

**독영의 요점**

- 신장은 T1 강조영상에서 수골이 피질에 비해 조금 저신호를 띤다. 이것은 수질이 피질에 비하면 수분 함유량이 조금 많으며, 상대적으로 저신호를 띠기 때문인 것으로 알려져 있다.
- T1 강조영상에서 간장은 근육보다 경도 고신호, 비장은 근육과 같은 정도의 저신호를 띤다.

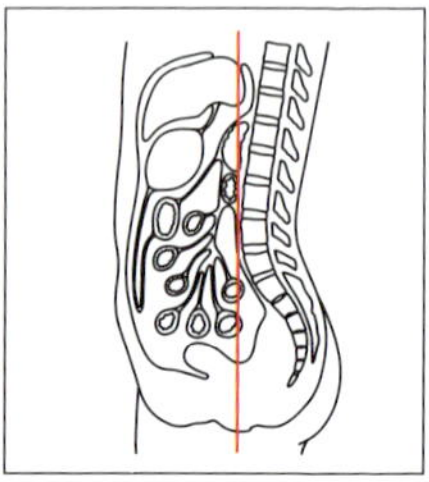

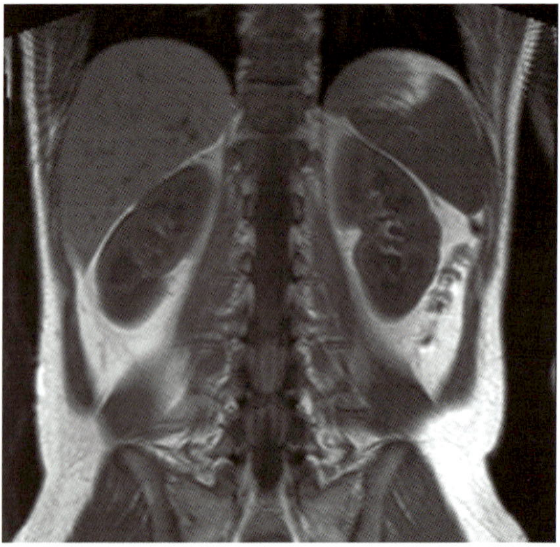

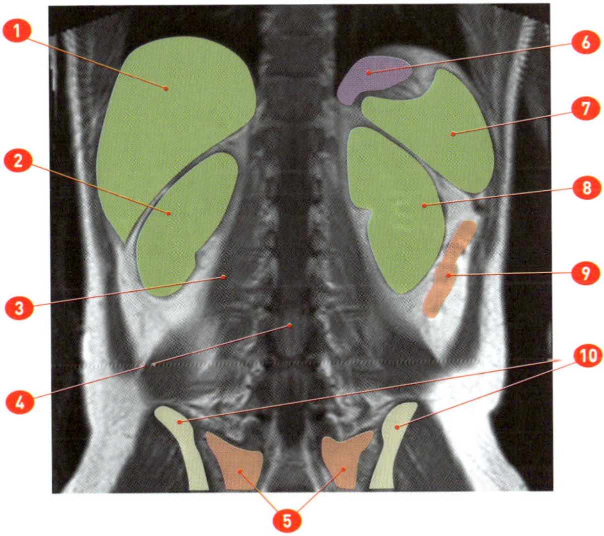


❶ 간장(우엽) liver(right lobe)
❷ 우신장 right kidney
❸ 대요근 psoas major muscle
❹ 척주관 spinal canal
❺ 천골 sacrum
❻ 위 stomach
❼ 비장 spleen
❽ 좌신장 left kidney
❾ 하행결장 descending colon
❿ 장골 ilium

### 간장의 구역 분류

간장은 오른쪽 위 복부에 위치하는 큰 장기이며, 혈액은 동맥혈과 문맥혈의 2중 지배로 간동맥에서 30%, 문맥에서 70%의 혈류가 공급되고 있다. 임상적으로 간병변 부위의 표현은 Couinaud 구역 분류에 준하는 $S^1$~$S^8$의 구역 분류를 이용하는 것이 일반적이며, 간장 내부의 혈관 · 담관의 주행에 바탕을 두고 정해져 있다. 또한 간장은 외표면의 절흔 · 분엽에 의해 육안적으로 우엽 · 좌엽 · 방형엽 · 미상엽으로 나뉘어져 있다. $S^1$(미상엽), $S^2$(좌엽 배외측구역), $S^3$(좌엽 복외측구역), $S^4$(좌엽 내측구역), $S^5$(우엽 전하구역). $S^6$(우엽 후하구역), $S^7$(우엽 후상구역), $S^8$(우엽 저상구역)의 8구역으로 나뉘어져 있다.

# 복부 MR 담관 췌관조영(MRCP)상

## 독영의 요점

- MRCP는 액체 성분을 강조하여 영상화하는 MR hydrography의 하나이다.
- MR angiography는 흐르고 있는 액체 성분을 강조하여 영상화하지만, MR hydrography는 정지하고 있는 액체 또는 움직임이 적은 액체 성분을 강조하여 영상화한다.

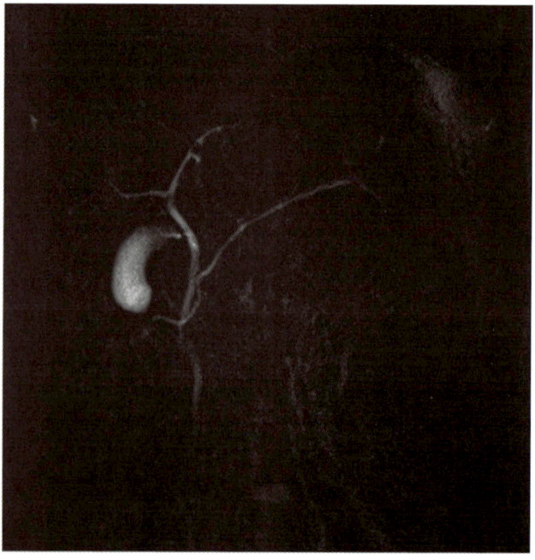

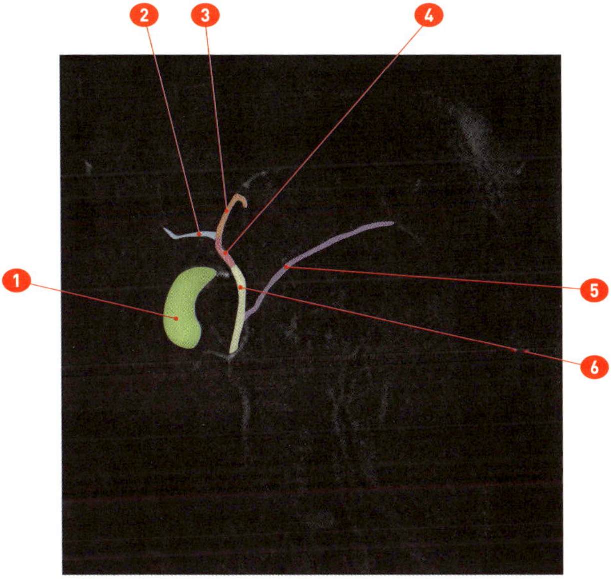


1 담낭 gallbladder
2 우간관 right hepatic duct
3 좌간관 left hepatic duct
4 총간관 common hepatic duct
5 주췌관 main pancreatic duct
6 총담관 common bile duct

**MR 담관 췌관 조영(MRCP)**

담낭 내 담관에서 간외로 나온 좌우간관은 간문부에서 합류하여 총간관이 되며, 도중에 담낭관이 합류된다(삼관 합류부). 삼관 합류부부터 유두부까지를 총담관이라고 부르며, 총담관은 유두부에서 췌관과 합류한다. 담낭 · 담관결석에서는 고신호의 담즙을 배경으로 결석이 저신호의 결손으로 추출된다. 담낭선 근종증에서는 담낭벽 내의 Rokitansky-Aschoff-sinus(RAS)가 고신호로 확인되며 진단에 유용하다.

# 복부 DSA 대동맥조영(AOG)상

## 독영의 요점

- 우서경부에서 카테터가 삽입되어 복강동맥 분기부 위의 복부대동맥까지 카테터의 선을 넣어 조영하고 있다.
- 조영제 주입 시 힘으로 카테터가 움직이고 있기 때문에 DSA에서 피그테일(pigtail) 카테터가 추출되고 있다.

**[피그테일(pigtail) 카테터]**

- 돼지 꼬리같이 선단이 한 바퀴 말려 있는 카테터. 카테터에 다수의 구멍(측공)이 뚫려 있어 대량의 조영제를 한 번에 방출할 수 있다.

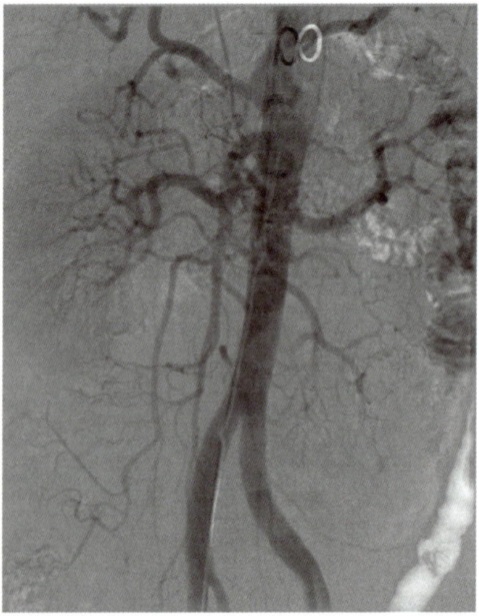

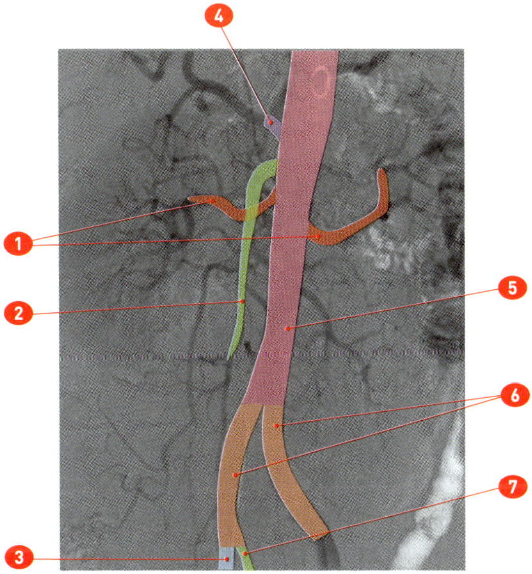


❶ 신동맥 renal artery
❷ 상장간막동맥 superior mesenteric artery
❸ 우외장골동맥 right external iliac artery
❹ 복강동맥 celiac trunk
❺ 복부대동맥 abdominal aorta
❻ 총장골동맥 common iliac artery
❼ 우내장골동맥 right internal iliac artery

### 대동맥조영(AOG)

복부대동맥은 제12흉추~제4요추 추체의 좌측부 전면을 하행하여, 복부동맥 · 상장간막동맥 · 신동맥 · 성선(정소 또는 난소)동맥 · 하장간막동맥을 분기한다. 제4요추 레벨에서 총장골동맥으로 분기하여 각각의 총장골동맥은 내장골동맥과 외장골동맥으로 분기하여 내장골동맥은 골반에 들어가며, 외장골동맥은 대요근을 따라간다.

# 복부 DSA 선택적 복강동맥조영(CeA)상

## 독영의 요점

- 복강동맥이 가장 많이 있는 좌위동맥, 비동맥, 총간동맥의 분기 패턴이다.
- 복강동맥의 그 외의 분기 패턴으로서는 좌위동맥이 직접 대동맥에서 분기된 것, 우간동맥이 고유간동맥이 아니라 상장간막동맥에서 분기된 것(replaced right hepatic artery라고 불린다) 등 여러 가지가 있다.

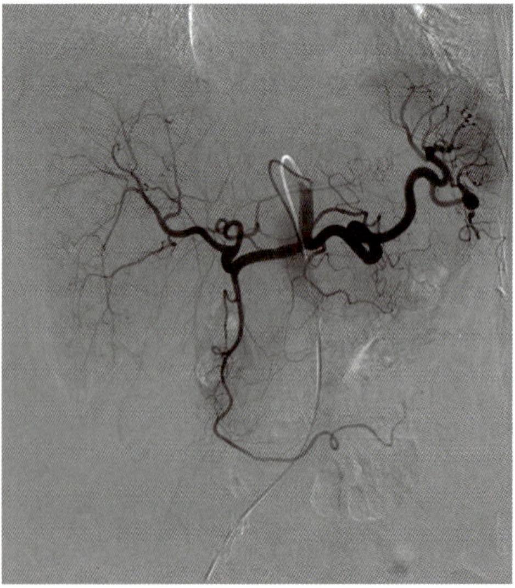

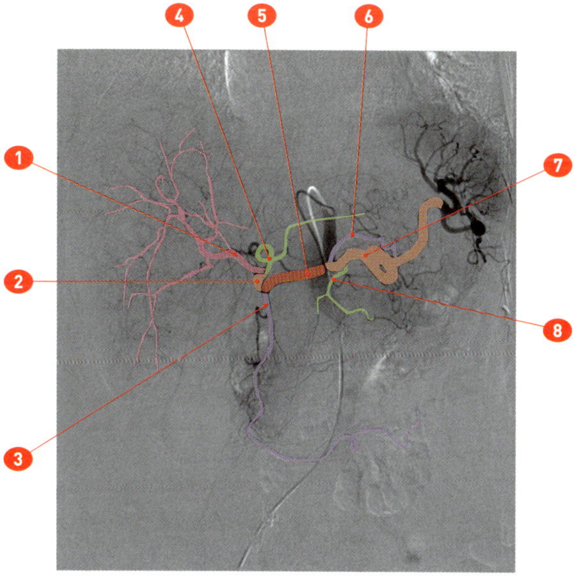


❶ 우간동맥 right hepatic artery
❷ 고유간동맥 proper hepatic artery
❸ 위십이지장동맥 gastroduodenal artery
❹ 좌간동맥 left hepatic artery
❺ 총간동맥 common hepatic artery
❻ 좌위동맥 left gastric artery
❼ 비동맥 splenic artery
❽ 후췌동맥 dorsal pancreatic artery

**선택적 복강동맥조영(CeA)**

복강동맥은 총간동맥 · 비동맥 · 좌위동맥으로 3분기하여 간 · 담도 · 췌장 · 비장 · 위 · 십이지장 등에 분포한다. 개구부는 대동맥 전면에서 제12흉추 하부에서 제1요추 높이에 있다. 간동맥은 문맥에 비해 변이가 많다. 복강동맥의 분지인 총간동맥이 위십이지장동맥을 분기한 후 좌우 간동맥으로 나뉘는 것이 표준 분기형태이지만, 분기 변이가 많이 존재한다.

# 복부 DSA 상장간막동맥조영(SMA)상

## 독영의 요점

- 중결장동맥은 보통 상장간막동맥의 우측에서 처음에 분기된 결장지이다.
- 해부학 교과서에서는 횡행결장을 들어서 상장간막 동맥을 앞에서 본 그림에 나타내고 있는 경우가 많다. 실제 조영에서는 횡행결장은 처져 있으며 소장도 겹쳐있기 때문에 각각의 가지를 명확하게 구별하는 것이 쉽지만은 않다.

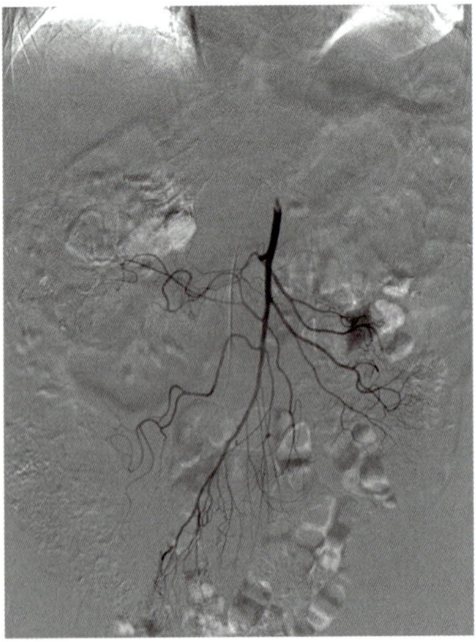

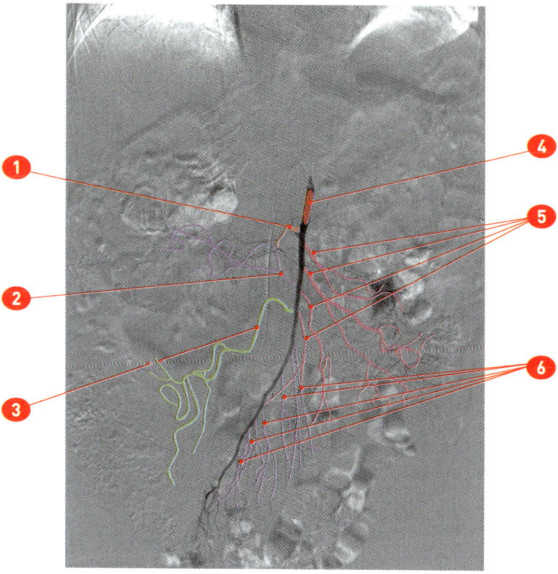


❶ 중결장동맥 middle colic artery
❷ 우결장동맥 right colic artery
❸ 회결장동맥 ileocolic artery
❹ 상장간막동맥 superior mesenteric artery
❺ 공장동맥 jejual arteries
❻ 회상농맥 ileal arteries

**상장간막동맥조영(SMA)**

상장간막동맥은 대동맥 전면, 제12흉추에서 제2요추의 높이로 분기되어 하전방을 주행하며 십이지장 · 소장 · 상행결장 · 횡행결장 등에 분포한다. 상장간막동맥의 분기에는 하췌십이지장동맥 · 중결장동맥 · 우결장동맥 · 회결장동맥 · 공장동맥 · 회장동맥이 있다.

# 복부 DSA 하장간막동맥조영(IMA)상

## 독영의 요점

- 하장간막동맥은 복부대동맥에서 분기되지만, 하장간막정맥은 비정맥에 합류한다는 것을 주의.
- 이 조영에서는 카테터로부터 하장간막동맥에 주입한 조영제가 복부대동맥에 역류하여 복부대동맥부터 양쪽 총장골동맥이 연하게 조영되어 있다.
- 하장간막동맥은 얇기 때문에 카테터에서 조영제의 주입 속도가 빠르면 역류되는 경우가 있다.

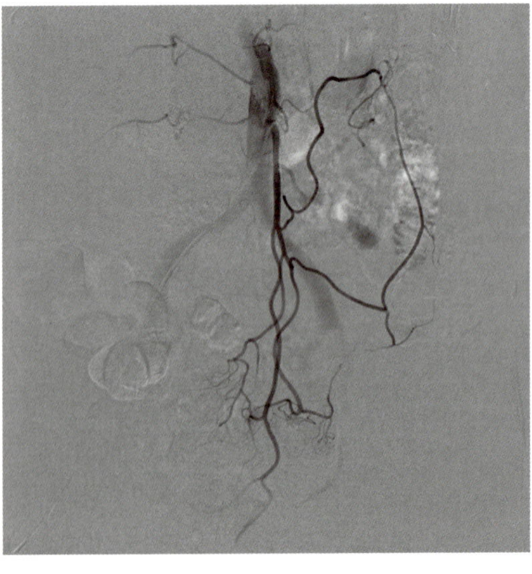

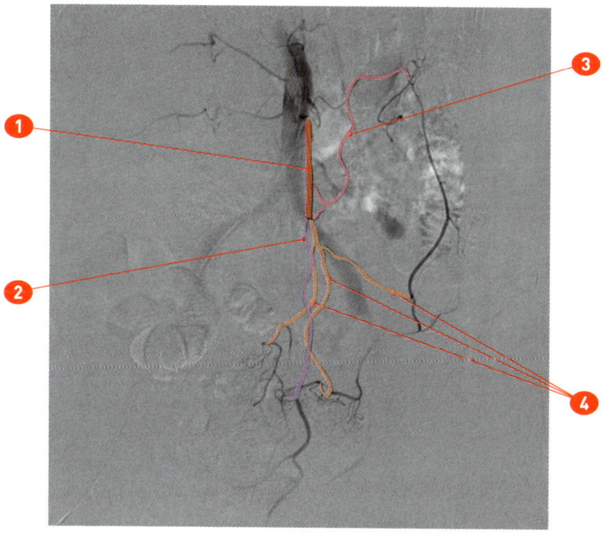




❶ 하장간막동맥 inferior mesenteric artery
❷ 상직장동맥 superior rectal artery
❸ 좌결장동맥 left colic artery
❹ S상결장동맥 sigmoid arteries

**하장간막동맥조영(IMA)**

하장간막동맥은 제2~제3요추 높이에서 대동맥 좌전벽부터 분기하여 좌하방으로 주행하며 하행결장 · S상결장 · 직장부에 분포한다. 하장간막동맥의 분기에는 좌결장동맥 · S상결장동맥 · 상직장동맥이 있다. 좌결장동맥은 하장막동맥에 의해 분기되는 처음 분지이며, 좌방으로 분기된 후에 상행지와 하행지로 2분기된다. S상결장동맥은 2~3개의 혈관으로 구성되며, 구측의 가지는 좌결장동맥, 항문의 가지는 상직장동맥과 공통으로 분기되어 서로 문합되어 S상결장에 분포한다. 상직장동맥은 하장간막동맥의 종말지이며, 우지와 좌지로 2분기되어 직장에 분포한다.

# 복부 DSA 신동맥조영(RAG)상

**독영의 요점**

- 신동맥은 보통 복부대동맥에서 분기되지만, 한쪽에 한 개만 있는 것이 아니라 복수의 신동맥이 분기되어 있는 것이 보통이다.
- 신동맥은 많게는 신문부의 앞에서 복측지와 배측지로 분기된다.
- 이 신동맥에서는 상극동맥이 굵게 발달하고 있는 정상 변이이다.
- 부신동맥은 보통 하횡격동맥부터 분기되는 상부신동맥, 대동맥부터 분기되는 중부신동맥, 신동맥부터 분기되는 하부신동맥의 3가지이다.

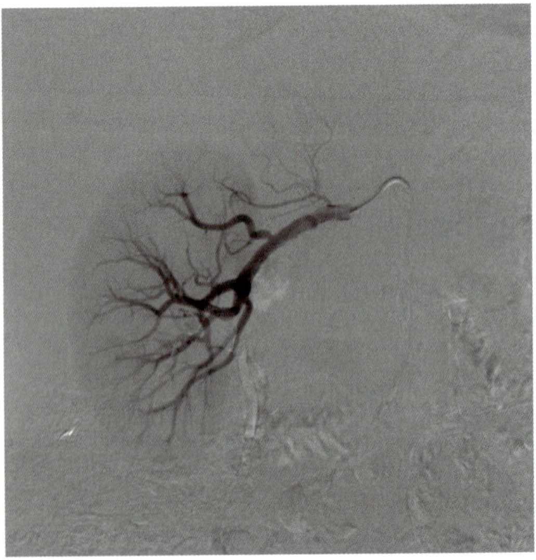

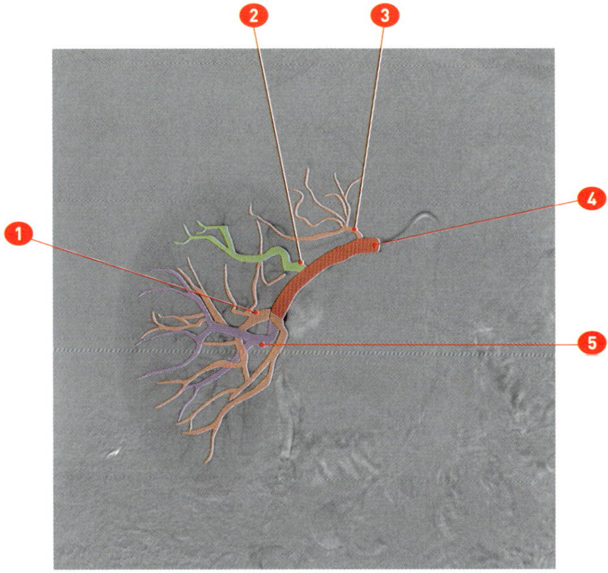


1 복측지 ventral branch
2 상극동맥 segmental artery
3 하부신동맥 inferior suprarenal artery
4 신동맥 renal artery
5 배측지 dorsal branch

### 신동맥조영(RAG)

대동맥 측벽부터 제1요추 중부부터 제2요추 중부 높이에서 좌우 신동맥이 분기된다. 좌우 신동맥은 측방향으로 달리며, 각각 좌우 신장에 분포하지만, 신문부에서 일반적으로 복측지와 배측지로 나뉜 후에 수 개의 구역동맥으로 분기된다. 더욱이 구역동맥은 엽간동맥, 궁상동맥, 소엽간동맥으로 분기된다. 신동맥은 한쪽에 한 개 있는 경우가 많지만, 약 25%가 한쪽에 2개 이상의 신동맥이 존재한다.

# 복부 XP 경정맥성 요로조영(IVU)상

## 독영의 요점

- 예전에는 경정맥성 신우조영(intravenous pyelography: IVP, IP)으로 불렸지만, 조영된 것은 신우만이 아니라 신실질 · 요관 · 방광도 조영되기 때문에 현재는 경정맥성 요로조영(intravenous urography) 또는 배설요로조영술(excretory urography: EU)이라고 불리고 있다.
- IVU는 요오드 조영제를 정주한 후, 수차례 사진을 촬영한다.
- 요관은 조영되지 않는 부분도 있지만, 이것은 연동하고 있기 때문으로 이상은 아니다.

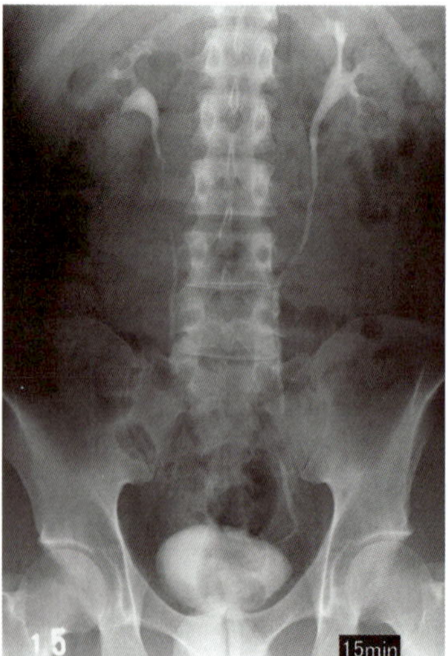

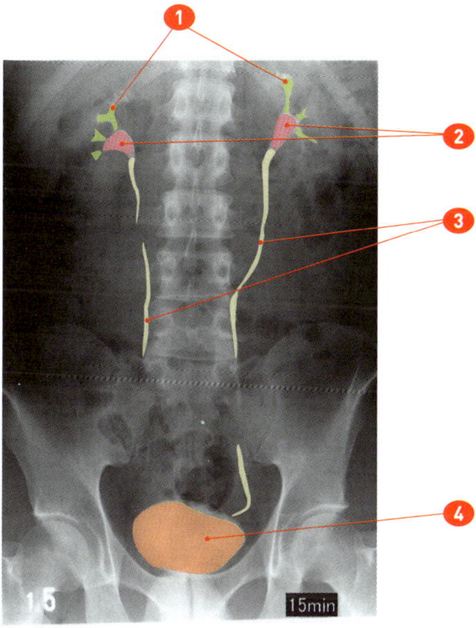




❶ 신배 renal calyx
❷ 신우 renal pelvis
❸ 요관 ureter
❹ 방광 urinary bladder

**경정맥성 요로조영(IVU)**

신배의 개수는 7~14개로 좌우대칭인 경우가 많고, 정상 신배는 유두의 손새에 의해 외측을 향하여 패어 있고, 술잔 모양이 된다. 요관은 요근의 외측에서 신우로부터 순조롭게 이행하여 제3요추의 높이에서 요근의 전측을 외측에서 내측으로 이동하며, 상부 요추의 횡돌기의 외측과 1/2 겹쳐져 주행한다. 요관에는 연동운동이 있으며, 또한 신우요관 이행부 · 장골동정맥과의 교차부 · 요관방광이행부의 생리적 협착 부위가 있기 때문에 요관 전체가 추출되는 경우에는 폐색 또는 염증 · 방광뇨관역류 · 요붕증 등에 의한 비폐색성 확장을 생각할 필요가 있다. 방광은 조영제가 충만하면 변연의 평평하고 미끄러운 유원형의 음영으로 확인된다.

# 골반(남성) MRI 수평단면상 1

## 독영의 요점

【골반 내의 장관 구분법】

- 소장에는 켈크링 주름이라는 얇은 원형 상태의 주름이 보여, 결장에는 결장팽기라고 불리는 벽의 팽륭이 보인다. 이 벽의 형태 차이로부터 소장과 결장을 구분할 수 있다.
- 또한 CT에서 장관의 내용물이 air(작은 저흡수 영역)를 포함한 변 덩어리라면 그 장관은 결장이라고 예측할 수 있다.

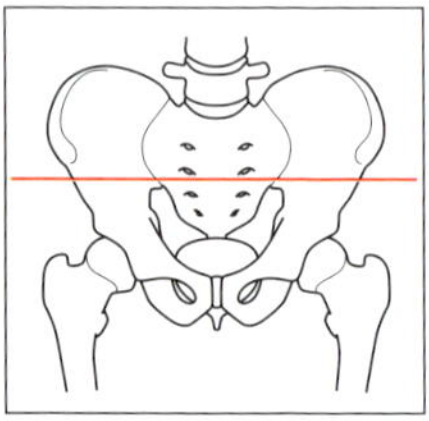

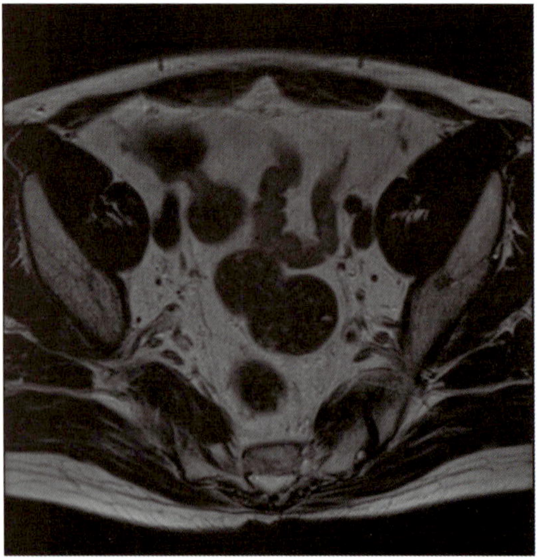

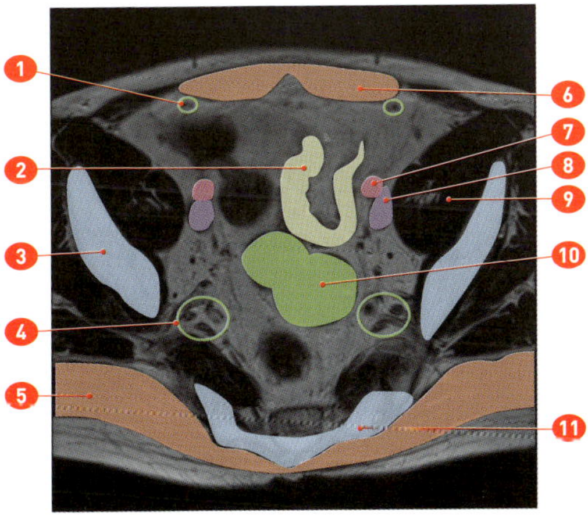


❶ 하복벽동정맥 inferior epigastric artery and vein
❷ 소장 small intestine
❸ 장골 ilium
❹ 내장골동정맥 internal iliac artery and vein
❺ 대둔근 gluteus maximus muscle
❻ 복직근 rectus abdominis muscle
❼ 외장골정맥 external iliac artery
❽ 외장골정맥 external iliac vein
❾ 장골근 iliacus muscle
❿ S상결장 sigmoid colon
⓫ 천골 sacrum

**내장골동맥**

내장골동맥은 총장골동맥으로 시작하여 제5요추와 제1선추 사이의 제4추 간원판 레벨에서 내 · 외장골동맥으로 분기된다. 그 분기부 또는 그 분기부의 바로 원위부에서 요관이 총장골동맥과 교차한다. 내장골동맥은 골반 후 내측을 하행하여 소골반으로 들어간다. 내장골동맥은 골반의 주요한 동맥이며, 대부분의 혈액을 골반 장기에 공급하며, 일부의 혈액을 골반 내의 근골격부로 공급한다. 그리고 전부 영역, 대퇴 내측 영역 및 회음부에도 가지를 낸다.

# 골반(남성) MRI 수평단면상 2

## 독영의 요점

- 여성에서는 자궁과 직장 사이를 더글라스와(직장자궁와)라고 말하며, 복강 최하단에 있기 때문에 소량의 복수라도 추출되는 경우가 있다.
- 남성에서는 직장과 방광 사이를 직장방광와라고 부르며, 여성의 더글라스와에 해당한다.
- 남성의 경우 소량의 복수라도 이상이며, 원인 검색이 필요하다.

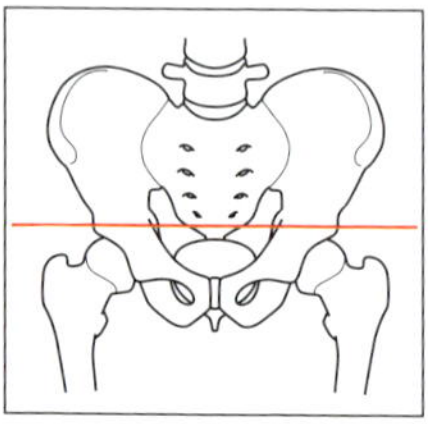

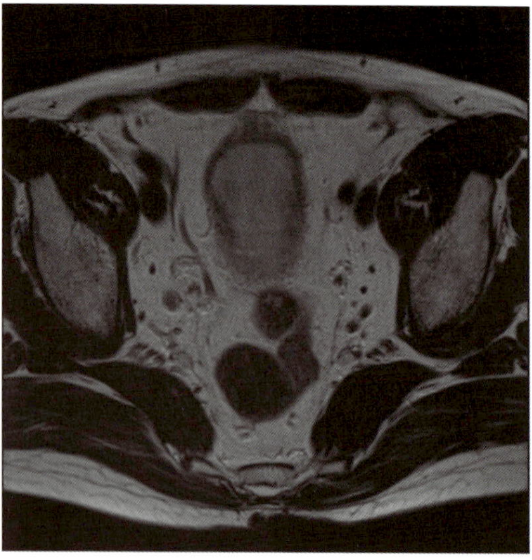

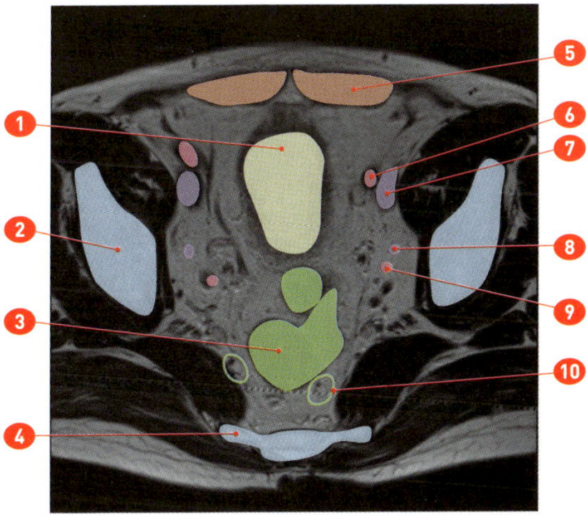




1 방광 urinary bladder
2 장골 ilium
3 직장 rectum
4 천골 sacrum
5 복직근 rectus abdominis muscle
6 외장골동맥 external iliac artery
7 외장골정맥 external iliac vein
8 내장골정맥 internal iliac vein
9 내장골동맥 internal iliac artery
10 상직장동정맥 superior rectal artery and vein

**요관의 주행과 협착부**

요관은 팽창 가능한 근육관이기 때문에 만약 폐색이 되면 확장한다. 급성 폐색은 보통 요관결석에서 유래한다. 결석에 의한 통증은 산통(결장통증과 비슷하다)이며, 폐색부보다 상류 요관 내에 일어나는 과잉한 연동운동에 의한다. 요관결석은 뇨의 흐름을 완전히 또는 간결하게 폐색한다. 폐색은 3개의 생리적 협착부인 ① 신우요관이행부, ② 총장골동맥 교차부, ③ 방광벽 관통부에서 생기는 경우가 많다.

# 골반(남성) MRI 수평단면상 3

## 독영의 요점

- 양쪽 서혜부에는 세 개의 관상물 단면이 추출되어 있다. 대퇴골두의 직상에서는 내측부터 정맥 · 동맥 · 신경(venous · artery · nerve)의 순서대로 늘어선다. 대퇴동 · 정맥부터 접근하는 수기에서, 이 나열이 중요하다.
- 또한 에코에서 압박하면 찌부러지는 쪽이 정맥, 찌부러지지 않고 박동하고 있는 쪽이 동맥이라는 구분 방법도 수기 시 중요하다.

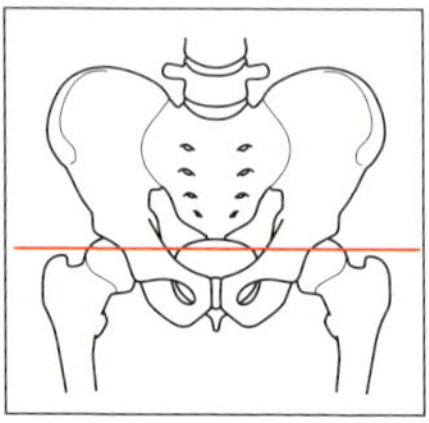

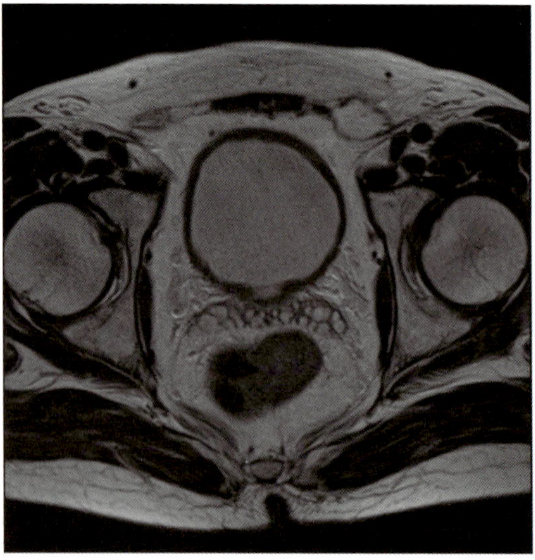

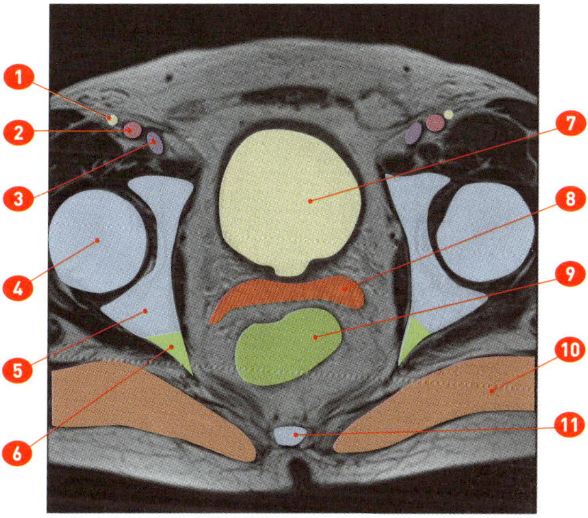


❶ 대퇴신경 femoral nerve
❷ 대퇴동맥 femoral artery
❸ 대퇴정맥 femoral vein
❹ 대퇴골두 head of femur
❺ 장골 ilium
❻ 좌골극 ischial spine
❼ 방광 urinary bladder
❽ 성낭 seminal vesicle
❾ 직장 rectum
❿ 대둔근 gluteus maximus muscle
⓫ 미골 coccyx

**정낭**

정낭은 방광저와 직장 사이에 있는 길이 5cm 정도의 팽창한 구조물이다. 정낭이라고는 하지만 정자는 저장되지 않고, 농후한 알카리성의 분비물을 분비한다. 정낭의 도관은 정관과 교류하여 사정관을 형성한다.

# 골반(남성) MRI 수평단면상 4

**독영의 요점**

- 복측부터 방광, 전립선, 직장 순으로 나열된다.
- 전립선 내부 구조는 MRI T2 강조영상에서 비교적 선명하게 추출된다. CT에서는 한 덩어리로 되어 추출되기 때문에 내부 구조의 평가가 어렵다.

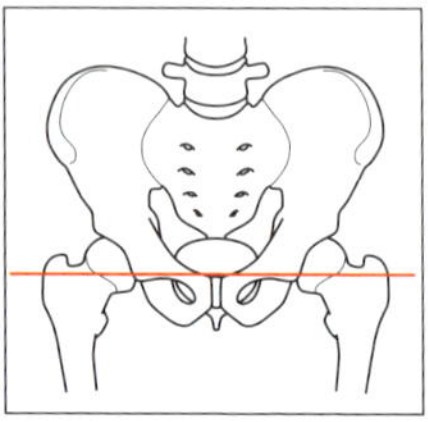

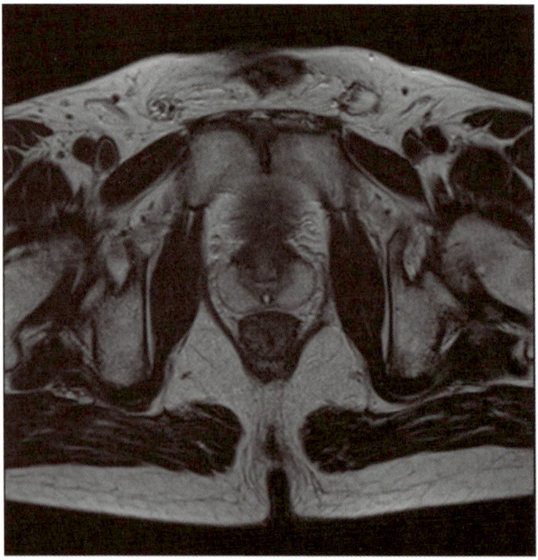

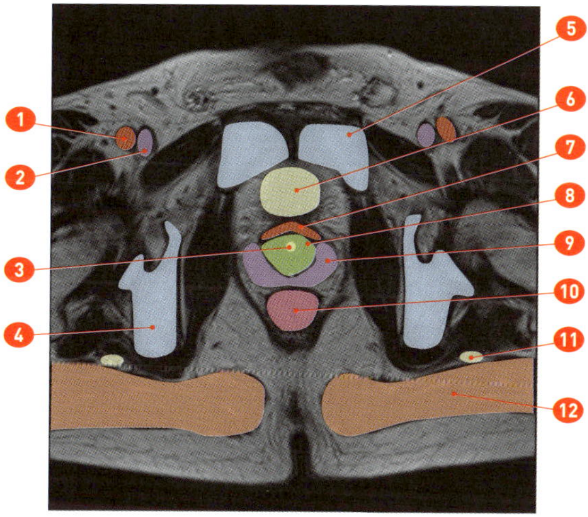


❶ 대퇴동맥 femoral artery
❷ 대퇴정맥 femoral vein
❸ 요도 urethra
❹ 좌골 ischium
❺ 치골 pubis
❻ 방광 urinary bladder
❼ 전섬유근조직 fibromuscular stroma
❽ 전립선(내선영역) prostate(inner gland)
❾ 전립선(주변 구역) prostate(peripheral zone: PZ)
❿ 직장 rectum
⓫ 좌골신경 sciatic nerve
⓬ 대둔근 gluteus maximus muscle

**전립선**

전립선은 남성의 방광경부에서 후부요도에 걸쳐 요도를 둘러싸듯이 존재하는 호두와 비슷한 크기의 내분비 조직이다. 전립선은 선조직과 비선조직으로 나뉜다. 선조직은 이행 영역, 중심 영역, 주변 영역과 소량의 내요도 주변 선으로 나뉘며, 비선조직은 전섬유근 조직과 요도로 나뉜다. 이행 영역과 중심 영역은 MRI로는 구별이 어렵기 때문에 이것을 합쳐서 내선 영역이라고 부른다.

## 골반(남성) MRI 수평단면상 5

**독영의 요점**

- 복측에서 음경, 치골, 전립선, 직장 순으로 나열된다.

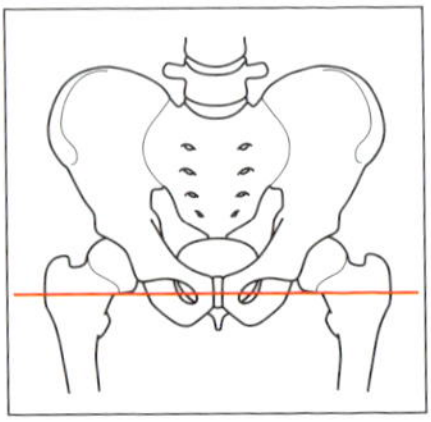

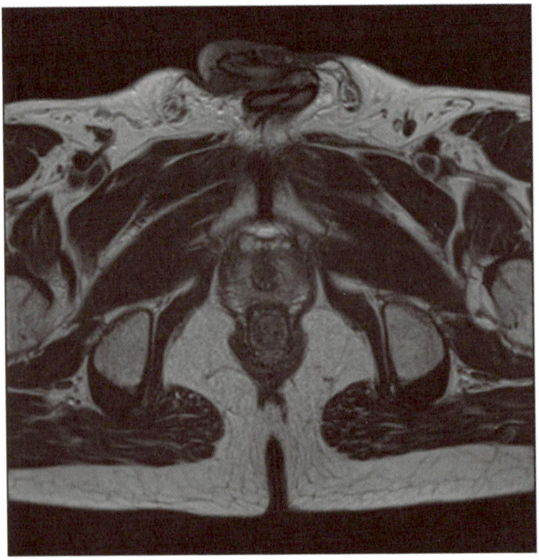

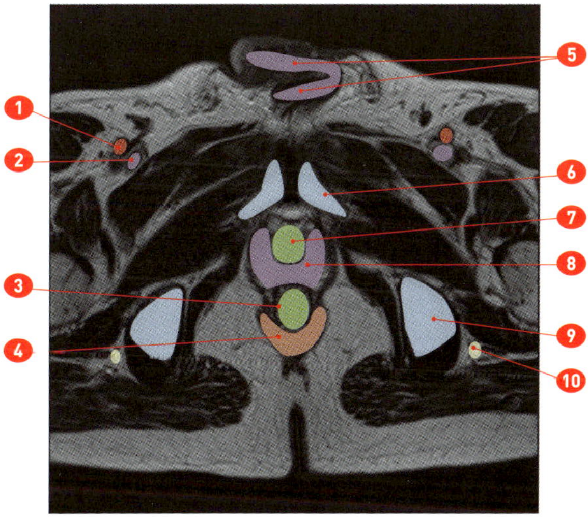


❶ 대퇴동맥 femoral artery
❷ 대퇴정맥 femoral vein
❸ 직장 rectum
❹ 항문거근 levator ani muscle
❺ 음경 penis
❻ 치골 pubis
❼ 전립선(내선영역) prostate(inner gland)
❽ 전립선(주변 구역) prostate(peripheral zone: PZ)
❾ 좌골 ischium
❿ 좌골신경 sciatic nerve

**전립선 구조**

변연 영역(PZ)은 전립선 변연부에 존재하는 메인 선조직으로 70%의 부피를 차지하며 내부에 다량의 분비액을 포함한다. 중심 영역(CZ)은 사정관을 싸듯이 존재하며, 소량의 내요도 주위선이 보인다. 전립선 조직의 25%를 차지하지만, 35세경부터 위축된다. 이행 영역(TZ)은 전립선부 요도의 좌우에 위치하며 외요도 주위선이라고 불리는 선조직이 보인다. 전립선 선조직의 5%를 차지하지만 연령이 증가함에 따라 증대하며, 전립선비대증의 발생 모지가 된다. 전립선의 내부 구조는 CT에서는 불명확하지만 MRI T2 강조영상에서는 명확하게 추출된다.

# 골반(남성) MRI 수평단면상 6

**독영의 요점**

- 골반강 하단의 슬라이스이다.
- MRI T2 강조영상에서는 이 영상과 같이 지방은 고신호, 근육은 저신호로 추출된다.

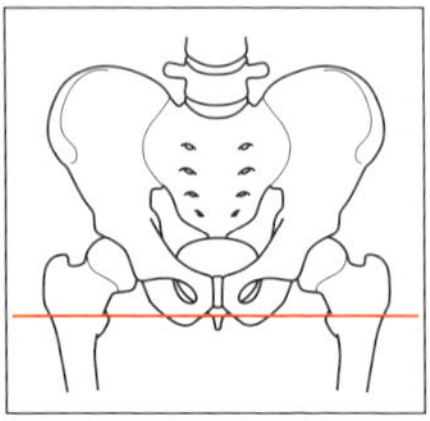

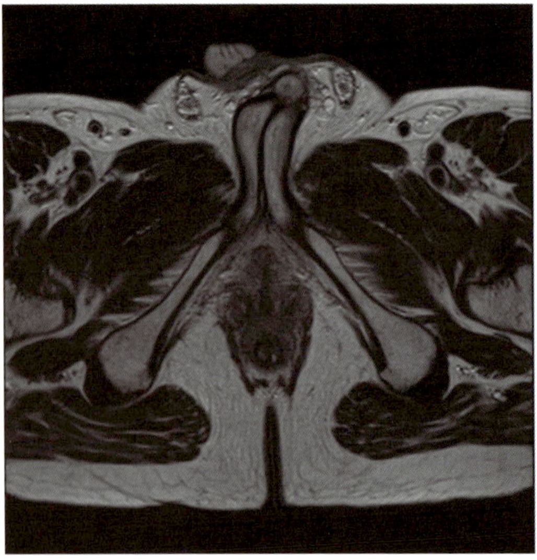

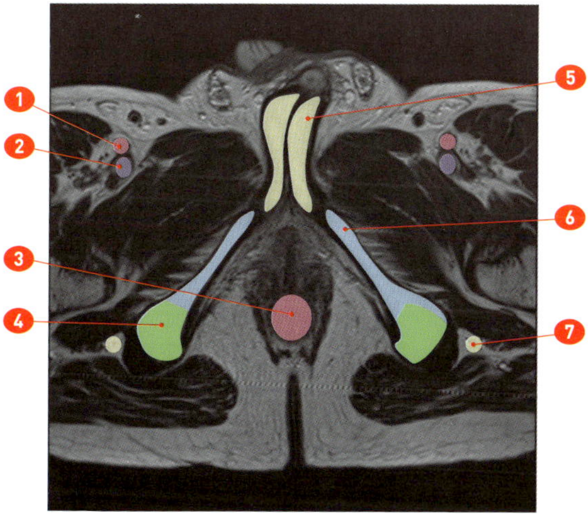


❶ 대퇴동맥 femoral artery
❷ 대퇴정맥 femoral vein
❸ 항문 anus
❹ 좌골결절 ischial tuberosity
❺ 음경해면체 corpus cavernosum
❻ 치골 pubis
❼ 좌골신경 sciatic nerve

### 남성의 피임수술

남성의 피임수술은 보통 정관절제술이다. 이 방법에서는 정관 일부를 결찰하거나 일부를 절제한다. 수술 후에 정낭 · 전립선에서 나오는 사정액은 정자를 포함하지 않는다. 배출되지 않은 정자는 정소 상체 내나 정관 근처에서 변성된다.

# 골반(남성) MRI 시상단면상

**독영의 요점**

- 시상단면상에서는 복측에서 음경, 치골, 방광, 전립선, 직장, 천골 순으로 나열되어 있는 것을 잘 볼 수 있다.
- 여성에서는 부인과 장기도 평가하기 쉽기 때문에 자주 촬영되지만, 비교적 남성 골반에서는 별로 촬영하지 않는 단면상이다.
- 방광 내의 병변 검출 시, 시상단면상을 촬영하는 경우가 많다.

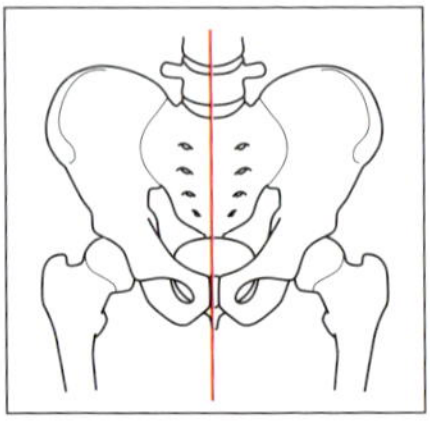

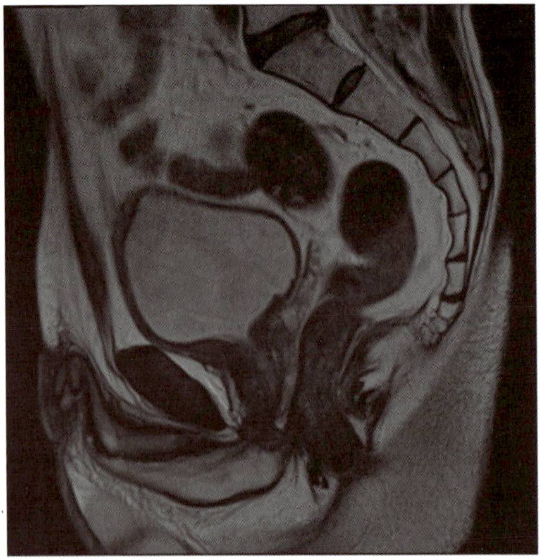

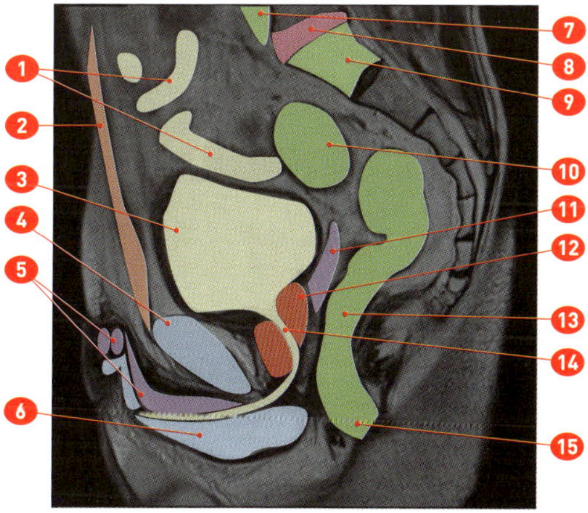


❶ 소장 small intestine
❷ 복직근 rectus abdominis muscle
❸ 방광 urinary bladder
❹ 치골 pubis
❺ 음경해면체 corpus cavernosum
❻ 요도해면체 corpus spongiosum
❼ 총장골동정맥 common iliac artery and vein
❽ 추간판(L5/S1 사이) intervertebral disc L5/S1
❾ 제1천추 first sacral vertebrae(S1)
❿ S상결장 sigmoid colon
⓫ 정낭 seminal vesicle
⓬ 전립선 prostate
⓭ 직장 rectum
⓮ 요도 urethra
⓯ 항문 anus

### 남성 골반

남성 골반 내의 주요한 구조물은 방광, 요도, 전립선, 정낭, 직장이다. 남성의 요도는 16~18cm의 길이로 전립선을 통과하여 주행한다. 그 부위를 전립선부 요도/후부요도라고 말하며, 사정관이 열린다. 음경 내부에는 좌우 한 쌍의 음경해면체와 그 하측에 있는 요도해면체와 함께 3개의 해면체가 통과하고 있다. 요도해면체 속에 요도가 지나고 있다. 이 부위를 해면체부 요도/하부요도라고 말한다.

# 골반(남성) MRI 관상단면상 1

**독영의 요점**

- 골반강의 가장 복측 단면상이다.
- 고신호로 추출되어 있는 복강의 대부분은 복강 내지방조직이다, 이 안에 소장, 결장과 같은 장관이 추출되어 있다.
- 양쪽 서경부에는 외장골동정맥이, 내측부터 정맥(V) · 동맥(A) 순으로 추출된다.

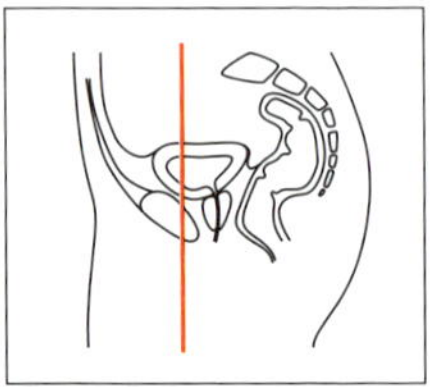

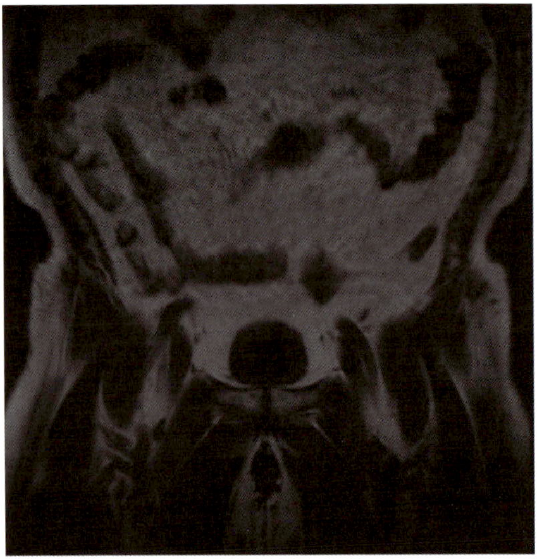

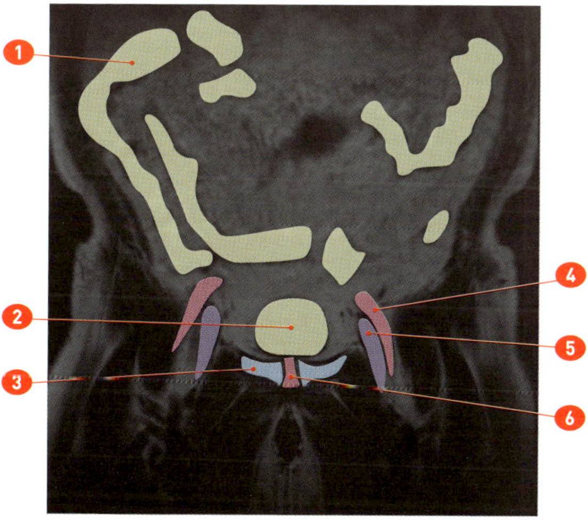


❶ 소장 small intestine
❷ 방광 urinary bladder
❸ 치골 pubis
❹ 외장골동맥 external iliac artery
❺ 외장골정맥 external iliac vein
❻ 치골결합 pubis symphysis

**방광**

방광은 반전된 복막의 아랫면에 접하여 존재하는 복막외조직으로 전벽은 복막에 싸여있지 않고, 풍부한 지방과 정맥층을 끼고 치골에 접해있다. 꼬리 쪽에는 전립선이 확인된다. 방광저부에서 요관은 방광벽을 비스듬히 통과하며, 방광삼각부에 개구된다.

# 골반(남성) MRI 관상단면상 2

## 독영의 요점

- 정중앙에서 조금 왼쪽에 복부대동맥, 조금 오른쪽에 하대정맥이 추출되어 있다. 좌우의 총장골정맥이 합쳐져 하대정맥이 된다.
- 기본적으로 정맥은 동맥보다 두껍다고 알아둔다. 만약 정맥이 함께 주행하는 동맥보다 가늘게 추출되었다면 이상이라는 것을 알아야 한다.

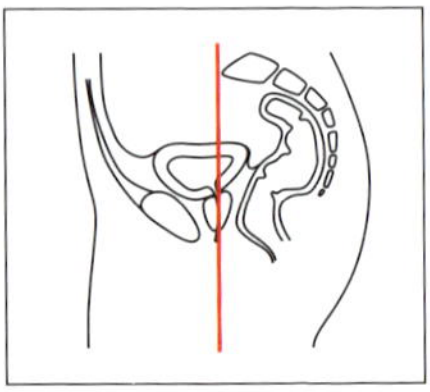

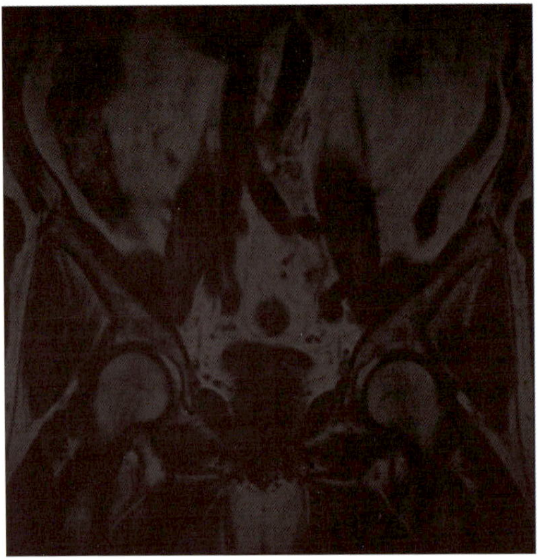

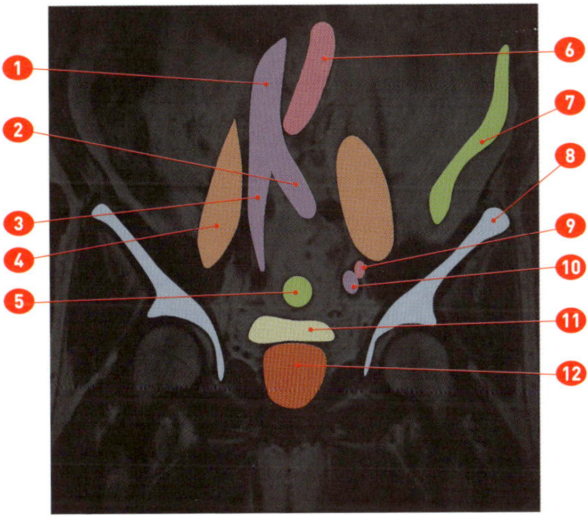


1. 하대정맥 inferior vena cava
2. 좌총장골정맥 left common iliac vein
3. 우총장골정맥 right common iliac vein
4. 대요근 psoas major muscle
5. 직장 rectum
6. 복부대동맥 abdominal aorta
7. 하행결장 descending colon
8. 장골 ilium
9. 외장골동맥 external iliac artery
10. 외장골정맥 external iliac vein
11. 방광 urinary bladder
12. 전립선 prostate

**전립선**

전립선은 일반적으로 중년기 이하의 남성에서는 양성전립선비대가 일어난다. 이 비대는 장수한 남성에서 거의 일어난다. 확장된 전립선은 방광에 돌출되어 요도전립선부를 압박하기 때문에 배뇨에 장애가 생긴다. 전립선비대는 요도폐색의 주된 원인으로 야간빈뇨, 배뇨통, 긴급 배뇨로 이어진다. 또한 신장장애나 방광 감염(방광염)의 위험 요소가 된다.

# 골반(남성) MRI 관상단면상 3

**독영의 요점**

- 척추 양쪽을 주행하는 대요근과 장골근을 합쳐서 장요근이라고 부른다.
- 원인 불명의 발열에서는 드물게 장요근 농양이 숨어있는 경우가 있기 때문에 방광 내 장기와 함께 근육도 확실히 체크해야 한다.

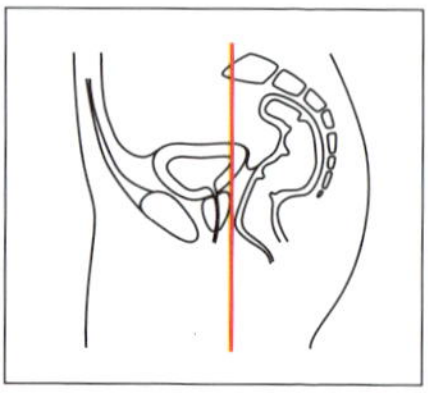

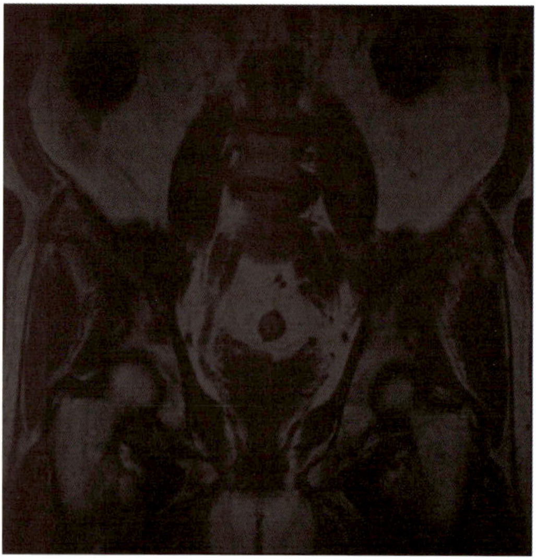

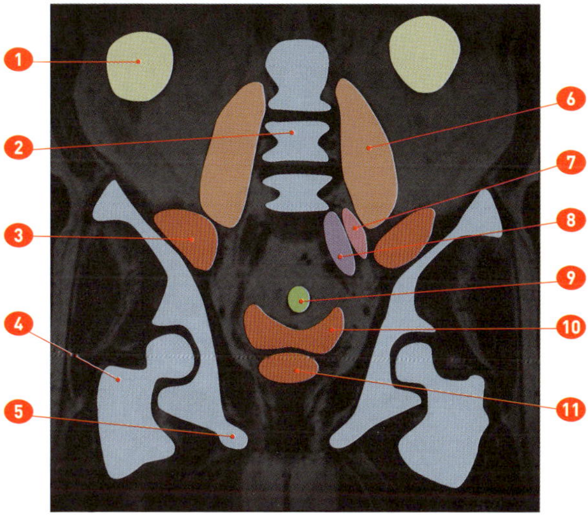


❶ 신장 kidney
❷ 요추 lumbar vertebra
❸ 장골근 iliacus muscle
❹ 대퇴골 femur
❺ 좌골결절 ischial tuberosity
❻ 대요근 psoas major muscle
❼ 외장골동맥 external iliac artery
❽ 외장골정맥 external iliac vein
❾ 직장 rectum
❿ 정낭 seminal vesicle
⓫ 전립선 prostate

**정자의 수송**

정자는 정소에서 만들어져 정소 상체에 저장되어 성숙된 후, 정관을 통하여 요도에 운반된다. 이때, 정낭에서 사정관 · 전립선에서 분비된 분비물과 합쳐져 정액이 되며, 교감신경의 흥분에 의해 사정된다. 조정 세포는 방사성 감수성이 높다.

# 골반(남성) MRI 관상단면상 4

## 독영의 요점

- 관상단면의 가장 배측의 슬라이스이다.
- 천골의 형태가 알기 쉽게 추출되어 있기 때문에 천골 골절이 의심되는 경우, 촬영해야 하는 단면상이다.
- 둔부의 양쪽에 보이는 대둔근은 엉덩이의 가장 표층에 위치하는 근육이다.

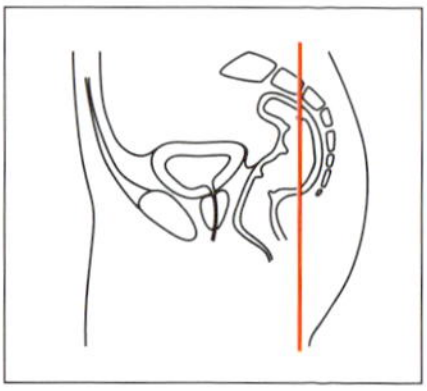

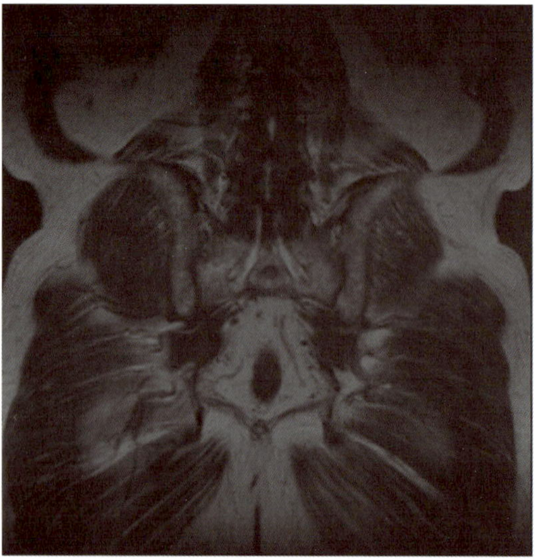

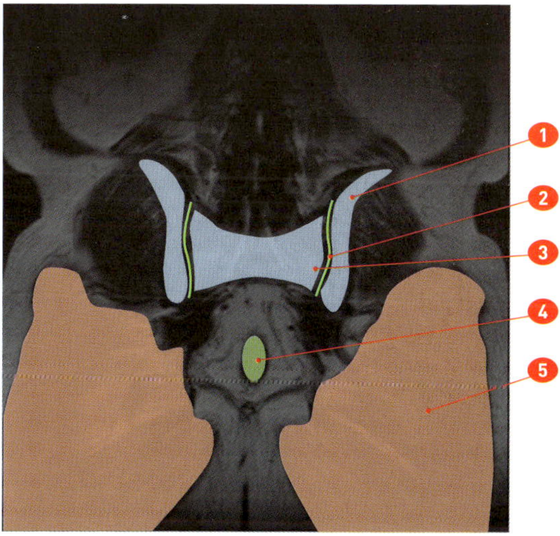


❶ 장골 ilium
❷ 천장관절 sacroiliac joint
❸ 천골 sacrum
❹ 직장 rectum
❺ 대둔근 gluteus maximus muscle

**천골의 취약성 골절**

천골의 취약성 골절은 전형적으로는 양쪽 선장관절 근방의 천골익을 종주하는 것으로 천골추체를 횡주하는 것이 합병되어 보이며 특징적인 H형의 분포를 나타낸다. 이것을 Honda sign이라고 한다.

# 골반(여성) MRI 수평단면상 1

## 독영의 요점

【충수 발견 방법】

- 우선, 복부 우측을 두미 방향으로 주행하는 상행결장을 확인한다. 그리고 상행결장의 미측에 회장이 유입되는 부분(회맹부)을 찾는다. 회맹부보다 미측을 맹장이라고 말한다. 맹장에서 기시되는 지렁이와 같은 관상 구조가 충수이다.
- 지름 7mm 이상으로 부어 있어, 충수염의 가능성을 고려한다.

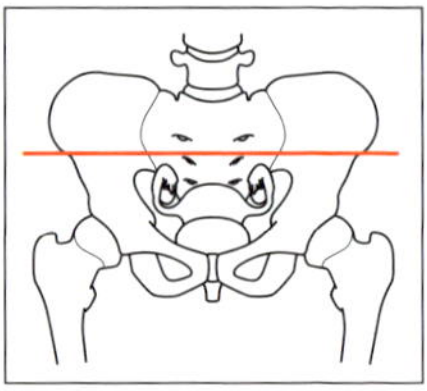

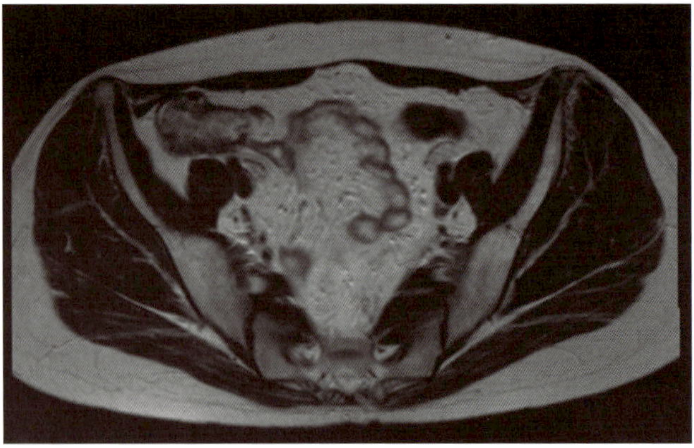

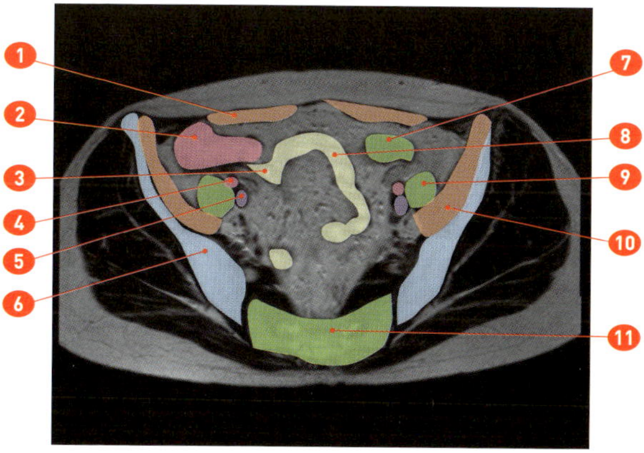


❶ 복직근 rectus abdominis muscle
❷ 맹장 rectum
❸ 회장말단 terminal ileum
❹ 외장골동맥 external iliac artery
❺ 외장골정맥 external iliac vein
❻ 장골 ilium
❼ S상결장 sigmoid colon
❽ 소장(회장) small intestine(ileum)
❾ 대요근 psoas major muscle
❿ 장골근 iliacus muscle
⓫ 천골 sacrum

**회맹판**

회맹판이란 회장 말단에 있는 판으로 발달이 나쁜 괄약근이 조합된 구조물을 말한다. 주기적으로 열리며, 회장과 맹장 사이에서 회장 내용을 수동적이지만 강력하게 일방적으로 이동시키며, 역류를 방지한다. 장관이 원위 장관에 함입되는 것을 장중적이라고 한다. 영유아기 장중적의 대부분은 회장 말단에 결장이 박혀 있는 특발성 회장결장중적이며, 주장에 의한 정복(整復: 골절이나 빠진 관절 등을 정상 상태로 고침)이 기본이 된다. 성인에서는 80%에 원인 병변이 보이며, 그 중 반은 악성종양이다. 그렇기 때문에 개복수술이 원칙이 된다.

# 골반(여성) MRI 수평단면상 2

**독영의 요점**

- 정중앙에 자궁, 그 양쪽에 난소가 추출되어 있다.
- 난소 내에는 몇 개인가의 낭포 구조를 지니고 있는 것을 알 수 있다. 이것이 난포이며, T2 강조영상에서 고신호를 나타낸다. 난포는 생식가능연령 여성에서 볼 수 있다.

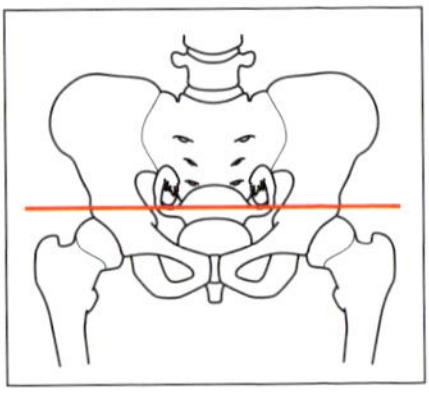

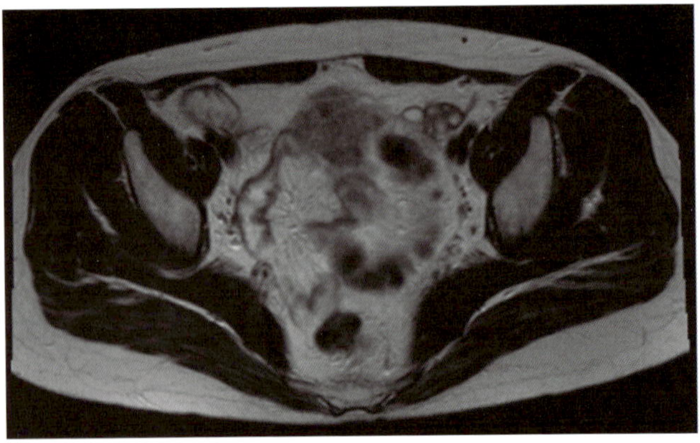

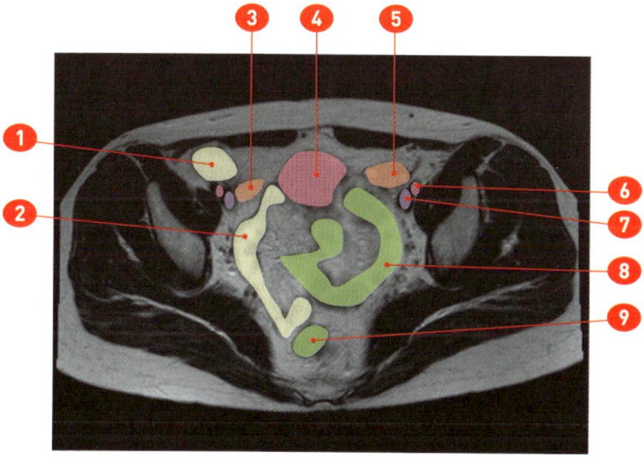


1 맹장 cecum
2 소장 small intestine
3 우난소 right ovary
4 자궁저 uterus(fundus)
5 좌난소 left ovary
6 외장골동맥 external iliac artery
7 외장골정맥 external iliac vein
8 S상결장 sigmoid colon
9 직장 rectum

### 대장

대장은 맹장, 충수, 상행결장, 횡행결장, 하행결장, S상결장, 직장, 항문관으로 구성된다. 대장은 회맹판에서 시작되지만, 처음 부위인 맹장은 판의 하방에 처진 주머니이다. 주머니와 같은 맹장은 대장 중에서 가장 넓은 장소이며, 완전히 복막을 감싸며, 각막을 가지지 않기 때문에 복강 내를 자유롭게 움직인다.

# 골반(여성) MRI 수평단면상 3

## 독영의 요점

- 자궁의 해부학적 구조 평가에는 T2 강조 영상이 가장 적합하다.
- 이와 같이 자궁의 3층 구조가 배측부터 고신호(백: 내막) · 저신호(흑: 접합층) · 중등도 신호(회색: 근층)로 깨끗하게 추출되어 있다.
- 소아나 폐경 후 여성에서는 자궁체부는 작고 3층 구조가 불명확해진다.

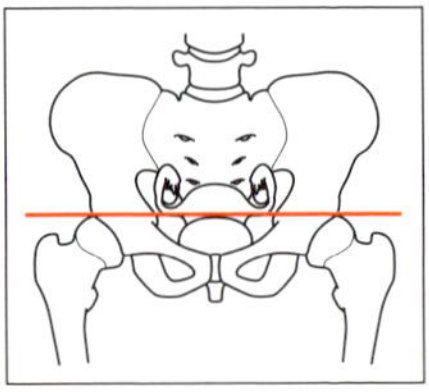

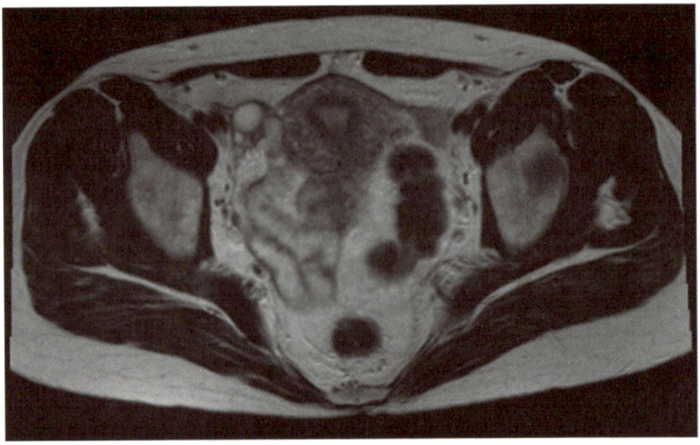

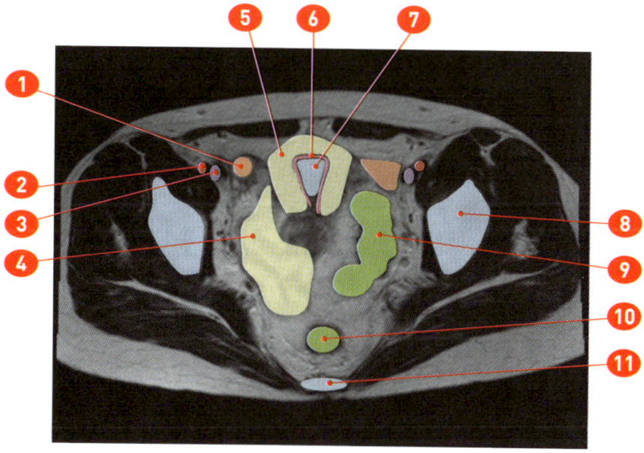


❶ 우난소 right ovary
❷ 외장골동맥 external iliac artery
❸ 외장골정맥 external iliac vein
❹ 소장 small intestine
❺ 자궁(근층) uterus(myometrium)
❻ 자궁(접합층) uterus(junctional zonc)
❼ 자궁내막 uterus(endometrium)
❽ 장골 ilium
❾ S상결장 sigmoid colon
❿ 직장 rectum
⓫ 천골 sacrum

### 자궁의 해부

자궁은 벽이 두껍고 길이 7cm 정도의 배 모양과 같은 형태를 띠는 중공성 근성기관이다. 씨눈이나 태아는 자궁 내에서 발달한다. 미임신 시의 자궁은 보통 소골반 내에 있다. 자궁체는 방광 위에 위치하며, 자궁경은 방광과 직장 사이에 위치한다. 성인의 자궁은 통상 전향(실축에 대해서 전상방으로 비스듬해진다), 전굴(자궁경에 대해 전방에 굴곡)하고 있다. 그렇기 때문에 자궁은 방광을 덮는 것처럼 위치하고 있다. 자궁의 상방 2/3를 체부, 아래 1/3을 경부라고 한다.

# 골반(여성) MRI 수평단면상 4

## 독영의 요점

- 자궁 체부부터 경부 단면상이다.
- 중앙에 자궁, 그 배측에 직장이 추출되어 있다. 그 사이를 직장 자궁와(더글라스 와)라고 말하며, 복강의 최하단부에 있기 때문에 복수가 쌓이는 포인트가 된다.
- 폐경 전의 여성에서는 생리적으로 소량의 복수가 보인다.

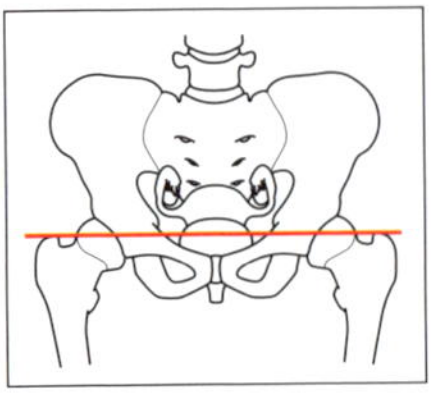

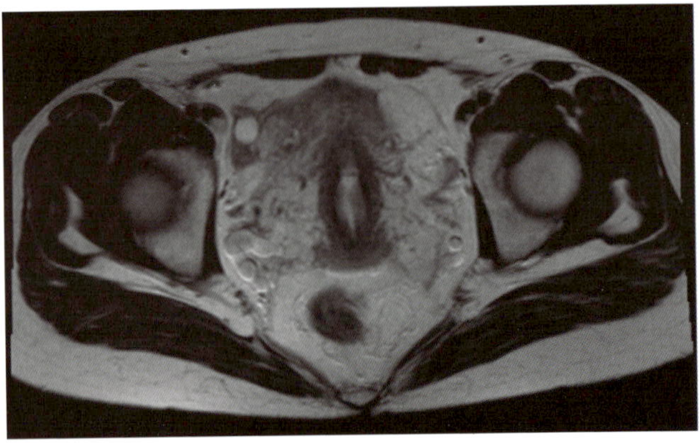

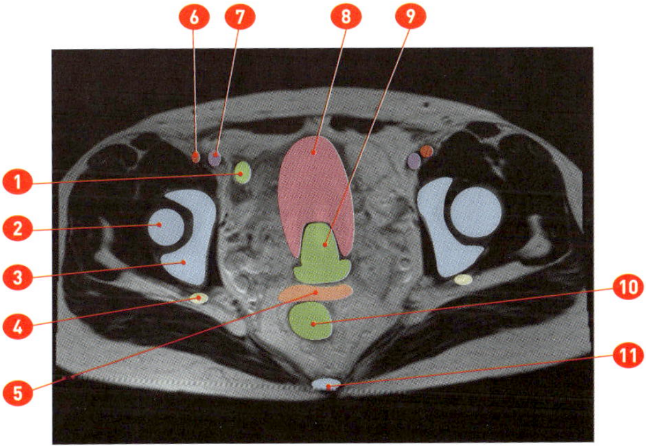


1. 우난소 right ovary
2. 대퇴골두 head of femur
3. 장골 ilium
4. 좌골신경 sciatic nerve
5. 직장자궁와(더글라스와) pouch of Douglas
6. 외장골동맥 external iliac artery
7. 외장골정맥 external iliac vein
8. 자궁체 uterus(body)
9. 자궁경부 uterus(cervix)
10. 직장 rectum
11. 미골 coccyx

### 난소에서의 주기적 변화

난소에서의 주기적 변화는 난포기 → 배기 → 황체기 → 난포기…로 된다. 배란 직전에 난포는 25mm 정도로 가장 커진다. 따라서 성 성숙기 여성의 난소에 단포성 낭포를 본 경우, 3cm 미만의 것은 병적이라고 말할 수 없다. 배란 후의 난포는 황체라고 불리며, 이어서 백체가 된다. 배란에 따라 생리적 복수가 보이기 때문에 월경 주기에 있는 여성에서는 복수는 이상 소견이라고만은 할 수 없다.

# 골반(여성) MRI 수평단면상 5

## 독영의 요점

- 복측부터 방광, 질, 직장이 나열된다.
- 질 내강에는 보통 가스나 액체 저류는 보이지 않는다.
- 방광 내의 검색이 필요한 경우 뇨를 모아서 검사를 시행한다. 그렇게 하면 이렇게 방광 내에 뇨가 충만하여, 방광 내의 병변을 평가하기 쉽다.

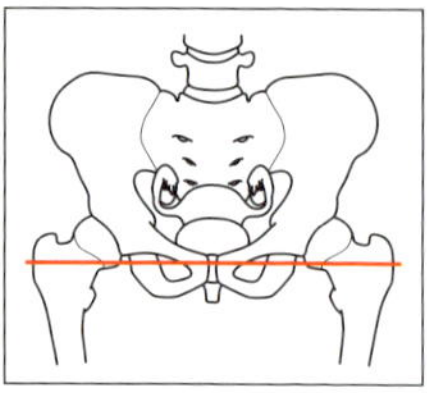

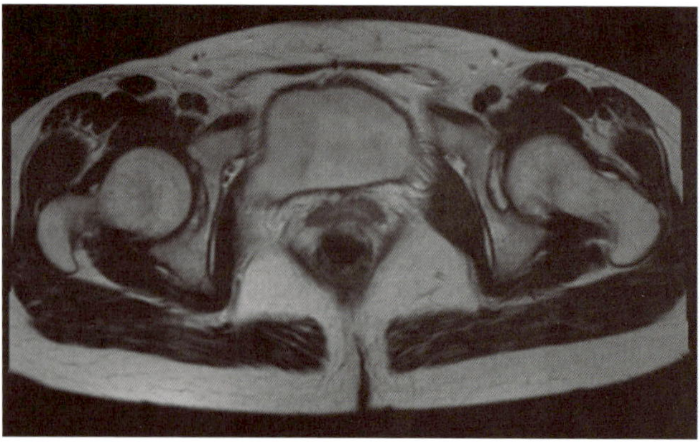

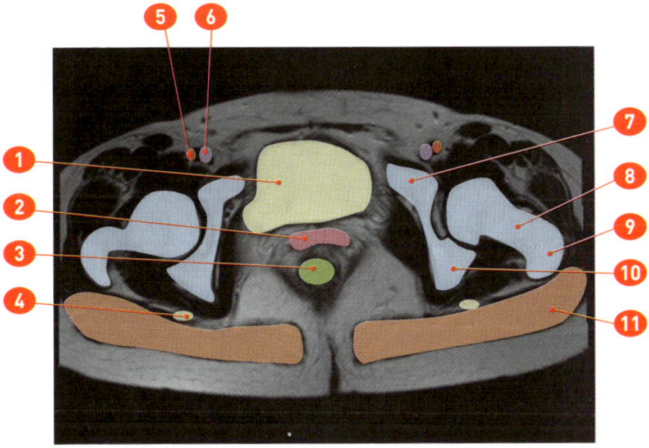


❶ 방광 urinary bladder
❷ 질 vagina
❸ 직장 rectum
❹ 좌골신경 sciatic nerve
❺ 대퇴동맥 femoral artery
❻ 대퇴정맥 femoral vein
❼ 치골 pubis
❽ 대퇴골경 neck of femur
❾ 대전자 greater trochanter
❿ 좌골 ischium
⓫ 대둔근 gluteus maximus muscle

**직장자궁와 / 더글라스와**

자궁과 직장 사이를 더글라스와(직장자궁와)라고 말하며(p.311 참조), 여성에서는 복강의 최하단이다. 생식가능연령의 여성에서는 생리적으로 소량의 복수를 볼 수 있지만, 폐경 후인 경우, 복수가 확인되지 않는 것이 보통이다. 그렇기 때문에 폐경 후의 여성에서 복수가 보이는 경우 원인 검색이 필요하다.

# 골반(여성) MRI 수평단면상 6

독영의 요점

- 최하단 단면상이다.
- 복측에서 요도, 질, 항문의 순으로 나열된다.
- 치골 골절, 좌골 골절을 놓치지 않도록 주의하자.

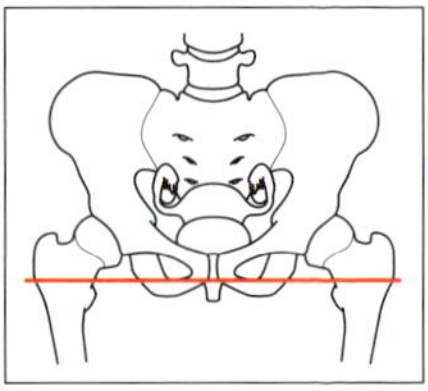

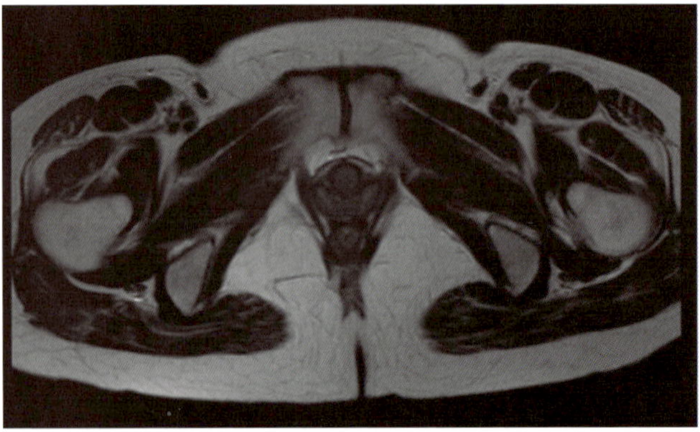

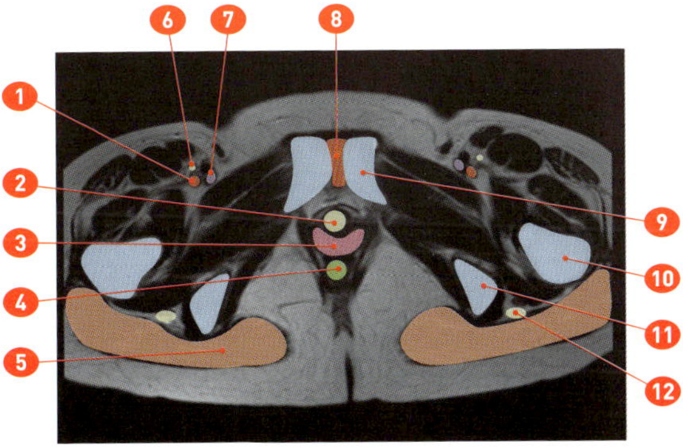


❶ 대퇴동맥 femoral artery
❷ 요도 urethra
❸ 질 vagina
❹ 항문 anus
❺ 대둔근 gluteus maximus muscle
❻ 대퇴신경 femoral nerve
❼ 대퇴정맥 femoral vein
❽ 치골결절 pubic tubercle
❾ 치골 pubis
❿ 대퇴골 femur
⓫ 좌골극 ischial spine
⓬ 좌골신경 sciatic nerve

**요도의 임상적 성차**

여성의 요도는 평활근뿐 아니라 다량의 탄성섬유를 포함하며, 팽창성이 좋다. 그렇기 때문에 남성 요도와 비교하여 간단하게 카테터나 방광경을 삽입할 수 있다. 여성의 요도는 짧고, 신전성이 있고, 또한 질전정을 통해 외부로 열리기 때문에 남성보다도 요도 감염, 특히 방광염이 일어나기 쉽다.

# 골반(여성) MRI 시상단면상

**독영의 요점**

- 복측부터 치골, 방광, 자궁, 직장, 천골 순으로 나열된다.
- 자궁의 전체상을 파악할 수 있기 때문에 자궁 질환을 평가할 시 이 시상단면상을 촬영하는 경우가 많다.
- 자궁은 보통 이렇게 전경(앞 경사) · 전굴(앞 굴곡)하고 있다.

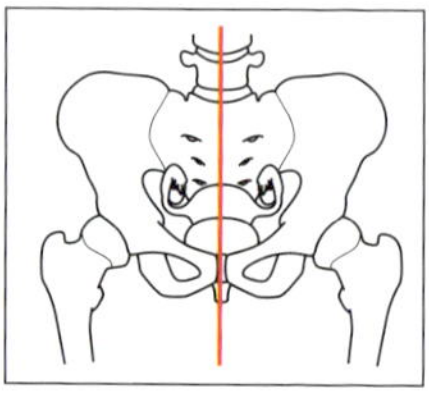

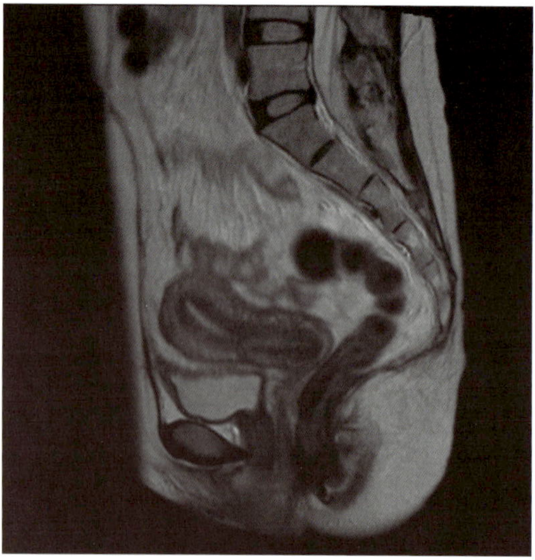

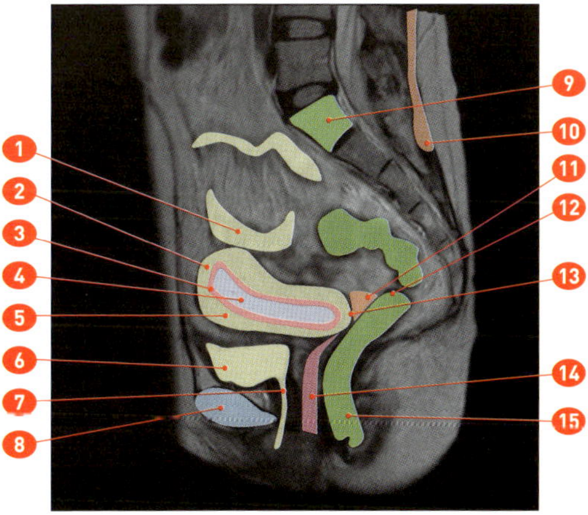


1. 소장 small intestine
2. 자궁(근층) uterus(myometrium)
3. 자궁(접합층) uterus(junctional zone)
4. 자궁(내막) uterus(endometrium)
5. 자궁(몸) uterus(body)
6. 방광 urinary bladder
7. 요도 urethra
8. 치골 pubis
9. 제1천추 first sacral vertebra(S1)
10. 척주기립근 erector spinae muscle
11. 직장자궁와(더글라스와) pouch of Douglas
12. 직장 rectum
13. 자궁질부 portio
14. 질 vagina
15. 항문 anus

### 자궁 해부와 복막

자궁의 전방에는 방광, 후방에 직장이 존재한다. 자궁과 직장 사이를 더글라스와(직장자궁와)라고 하며, 여성에서는 복강의 최하단이다. 생식기능연령의 여성에서는 생리적으로 소량의 복수가 보인다. 자궁의 해부학적 구조 평가에서는 T2 강조영상이 유용하다. 자궁체부는 T2 강조영상에서 내강측에서 고신호를 띠는 내막, 저신호를 띠는 junctional zone, 중등도 신호를 띠는 외층, 근층의 3층 구조를 나타낸다.

# 골반(여성) MRI 관상단면상 1

**독영의 요점**

- 가장 복측의 단면상이다.
- MRI T2 강조영상에서는 근육은 저신호, 복강 내의 지방이나 방광 내 뇨는 고신호로 추출된다.

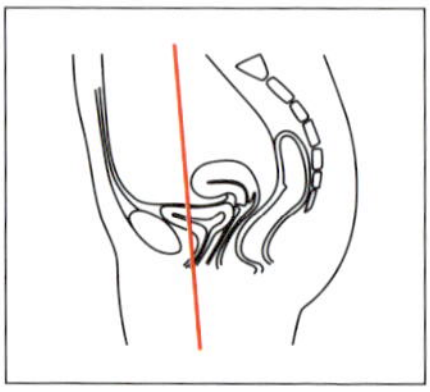

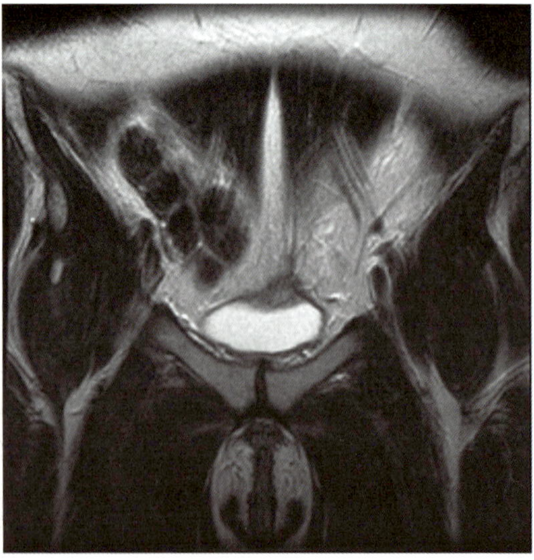

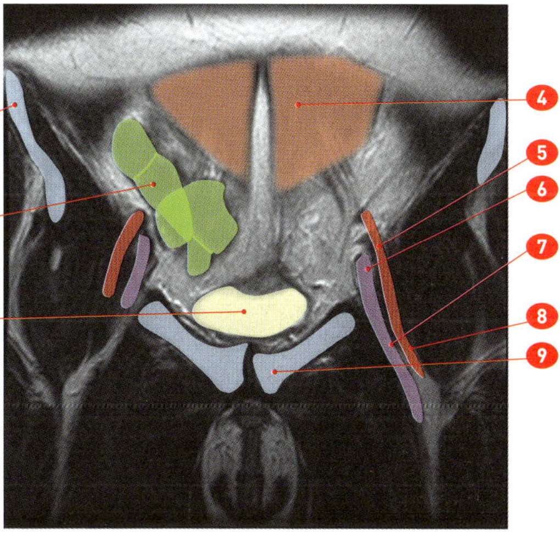


❶ 장골 ilium
❷ 결장 colon
❸ 방광 urinary bladder
❹ 복직근 rectus abdominis muscle
❺ 외장골동맥 external iliac artery
❻ 외장골정맥 external iliac vein
❼ 대퇴정맥 femoral vein
❽ 대퇴동맥 femoral artery
❾ 치골 pubis

**골반 내에 분포하는 동맥**

복부대동맥은 좌우 총장골동맥으로 나뉜 후, 내장골동맥과 외장골동맥으로 분기된다. 내장골동맥은 주로 골반 내 장기에 영양을 공급하기 때문에 골반강 후내측을 하행하며 외장골동맥은 하지로 향한다. 외장골동맥이 서혜인대를 넘으면 대퇴동맥이 된다. 대퇴동정맥 · 신경은 내측에서 동맥 · 정맥 · 신경 순으로 주행한다.

# 골반(여성) MRI 관상단면상 2

**독영의 요점**

- 두측에서 장관(소장 · 결장), 자궁, 방광, 요도, 그리고 내측에는 고관절이 추출되어 있다.
- 자궁은 전출되어 있기 때문에(p.318 참조), 이 관상단면상에서는 방광 위에 타고 있는 것처럼 보인다.
- 관상단면상은 고관절 평가에 적합하다.

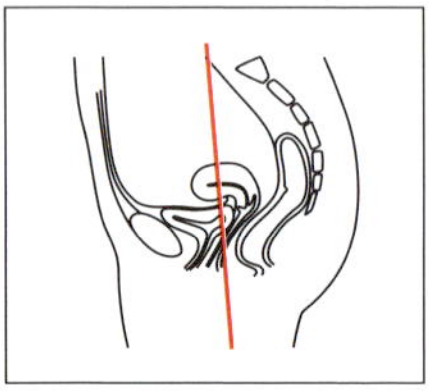

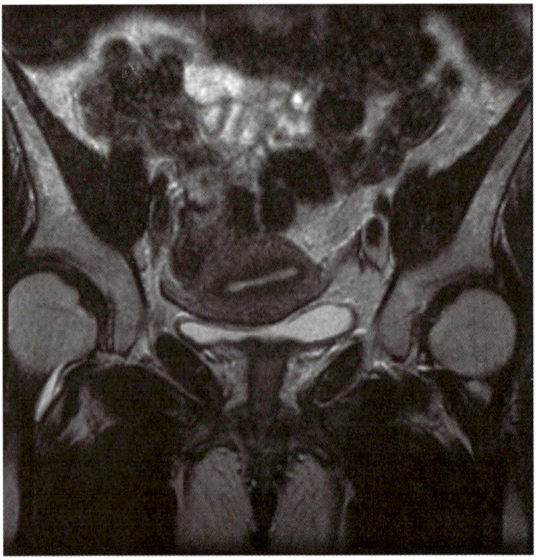

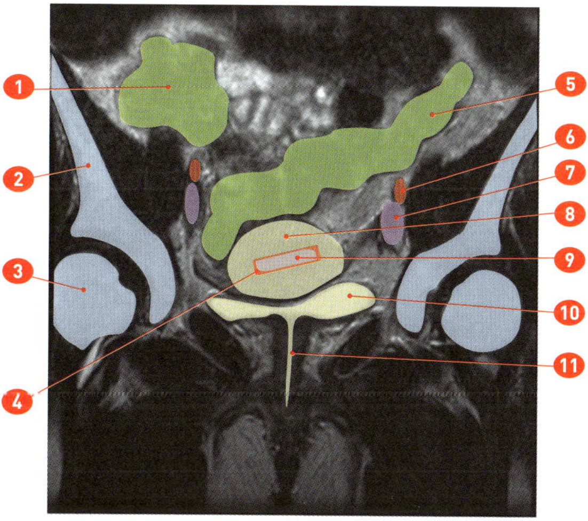


❶ 횡행결장 transverse colon
❷ 장골 ilium
❸ 대퇴골두 head of femur
❹ 자궁(접합층) uterus(junctional zone)
❺ S상결장 sigmoid colon
❻ 외장골동맥 eternal iliac artery
❼ 외장골정맥 external iliac vein
❽ 자궁(근층) uterus(myometrium)
❾ 자궁내막 uterus(endometrium)
❿ 방광 urinary bladder
⓫ 요도 urethra

**여성 골반**

여성의 성기 내부는 난소, 난관, 자궁, 질로 구성되며 특히 난소와 난관을 합쳐 부속기라고 부른다. 여성 성기는 골반에 존재하는 골반장기로 골반 중앙에 위치한다. 정상 난소는 보통 추출되지 않는다.

# 골반(여성) MRI 관상단면상 3

## 독영의 요점

- 중앙에 자궁, 내측에 난소가 추출되어 있다.
- 난소 내의 난포는 다수의 고신호 낭포상 구조물로 추출되어 있다.
- 중앙의 도너츠 형태의 구조물이 자궁 횡단상이다. 내측부터 내막(백)·접합층(흑)·근층(회색)의 3층 구조가 깨끗하게 추출되어 있다.

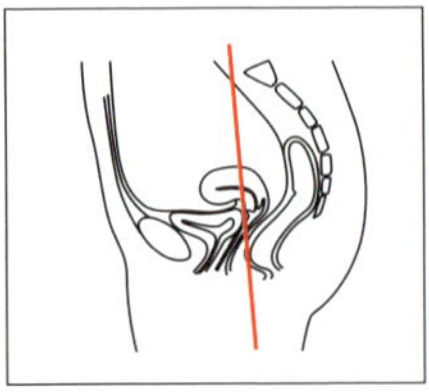

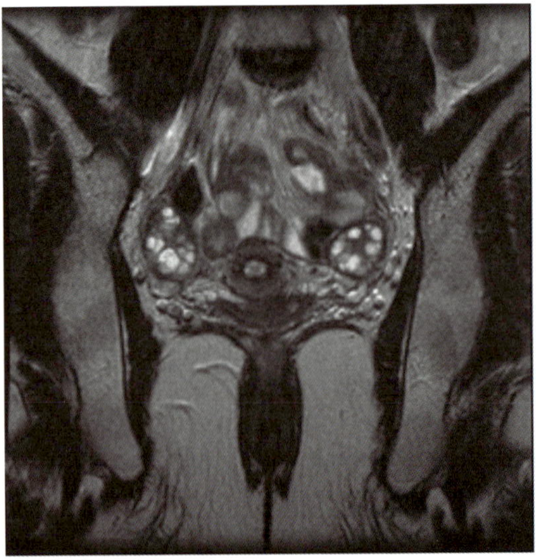

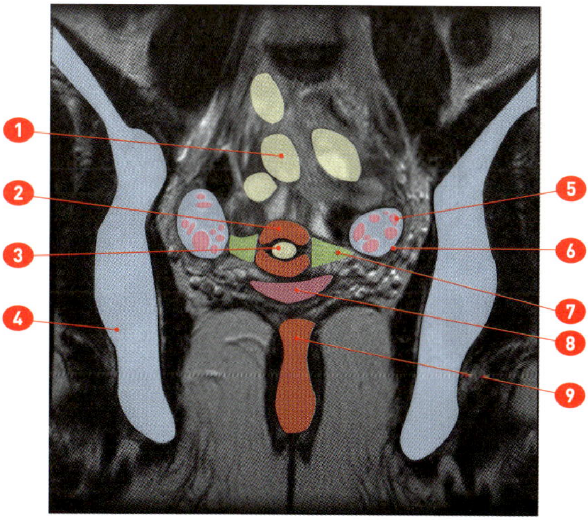


❶ 소장 small intestine
❷ 자궁체근층 body of uterine(myometrium)
❸ 자궁내막 uterus(endometrium)
❹ 장골(관골구개) ilium(acetabular roof)
❺ 난포 follicle
❻ 난소 ovary
❼ 자궁광간막 broad ligament
❽ 질 vagina
❾ 항문관 anal canal

**난소**

난소는 엄지손가락 크기의 구조물로 내부에 다수의 난포를 포함한다. 난소는 난소제삭과 고유난소삭이라는 2개의 인대로 느슨하게 고정되어 있다. 또한 난소는 복막에 덮여있지 않고, 복강 내에 존재한다. 난자는 복강 내에 배란되어 난관채로 보내진다.

# 골반(여성) MRI 관상단면상 4

## 독영의 요점

- 가장 배측의 관상단면상이다.
- 천골 골절을 평가하기 쉬운 단면이다. 골절선은 특징적인 H형의 분포를 띠며, 이것을 Honda sign이라고 한다.

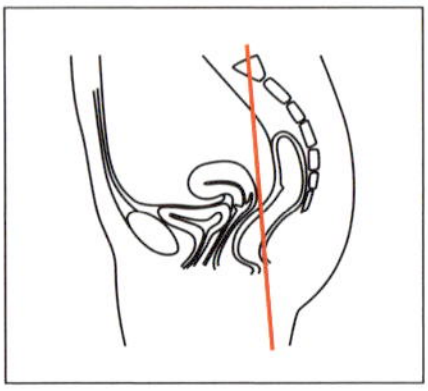

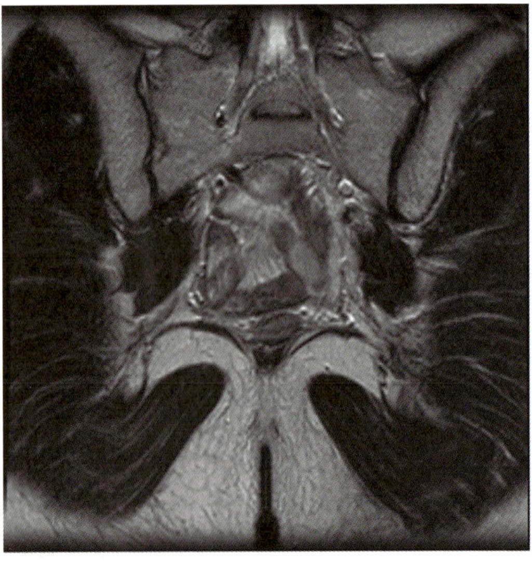

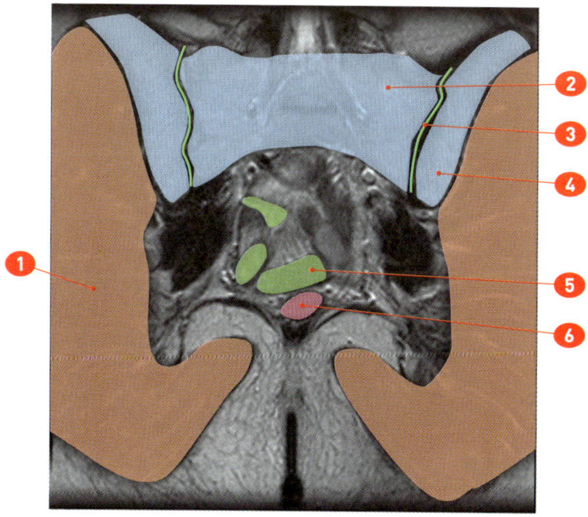


1 대둔근 gluteus maximus muscle
2 천골 sacrum
3 천장관절 sacroiliac joint
4 장골 ilium
5 장관 intestine
6 직장 rectum

**여성 생식기의 감염**

여성의 생식관은 난관 복막구를 통하여 복막으로 연결되기 때문에 질, 자궁 및 난관의 감염은 복막염을 일으킨다. 반대로 난관의 감염(난관염)은 감염이 복강에서 전파되어 일어난다. 여성불임의 주된 원인은 난관의 통과 장애이며, 자주 난관염이 원인이 된다.

# 자궁난관조영(HSG)상

**독영의 요점**

- 정상적인 자궁, 난관, 난소가 배출되어 있다.
- 자궁의 기형이나 난관의 소통성, 난관 주위의 유착 등을 평가하는 목적으로 검사를 시행한다.

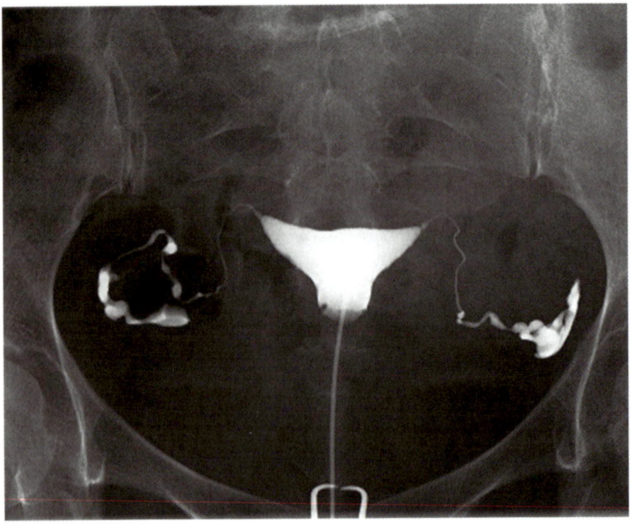

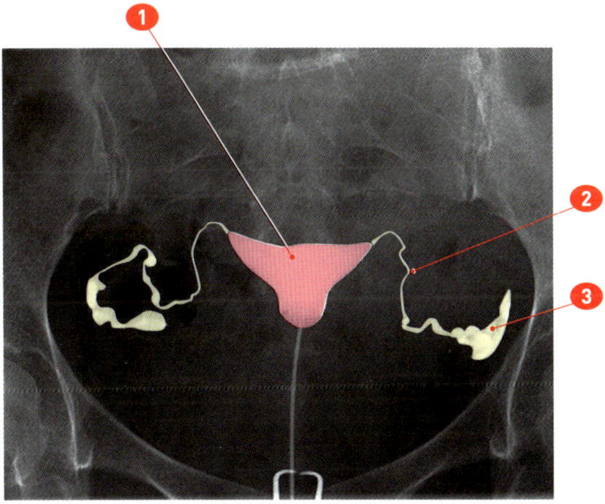


❶ 자궁강 uterine cavity
❷ 난관 oviduct
❸ 복강 내로 들어온 조영제 contrast media into peritoneal cavity

**자궁난관조영**

X선 불투과성 조영제를 자궁과 난관 내에 주입하는 방법을 자궁난관조영이라고 한다. 난관의 소통성 확인을 위한 검사이다. 조영제는 자궁내강과 난관을 통하여 복막의 직장 방와내에 다다른다. 여성 생식관은 복막강에 직접 연결되기 때문에 질이나 자궁으로부터의 잠재적인 감염 확대경로가 된다.

# 상지 XP 견관절 정면상

## 독영의 요점

- 오훼돌기의 골화중심은 생후 1년 이내에 출현하며, 사춘기까지 유합되지 않는다.
- 견봉 및 견갑골하각의 골화중심은 20세경까지 확인되지 않는 경우가 있다.
- 골화중심은 영상 상에서 골절과의 감별이 필요하며, 임상증상 등과의 비교가 필요하다.

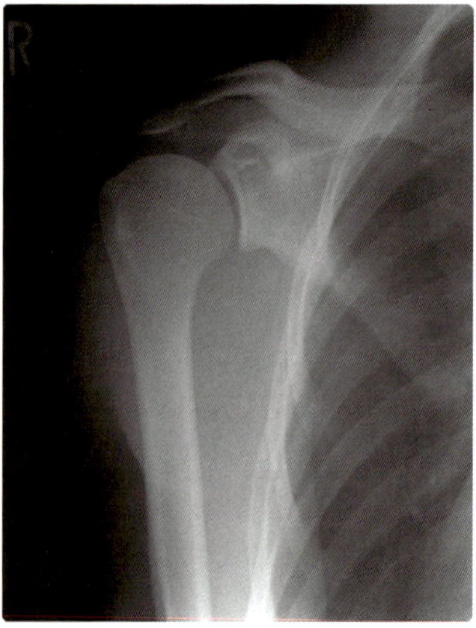

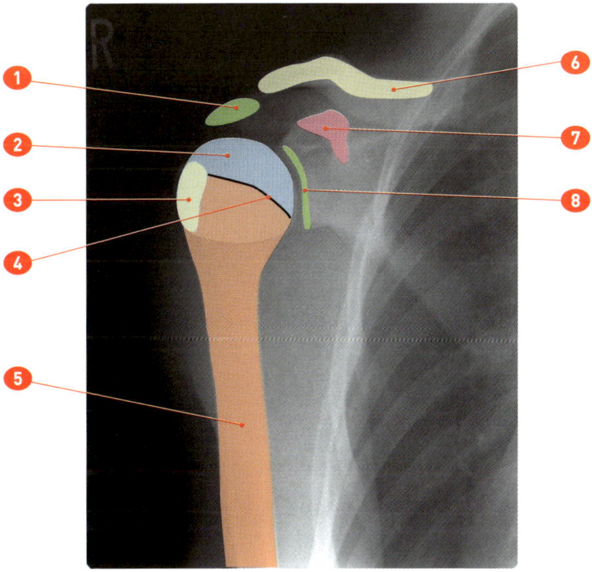


❶ 견봉 acromion
❷ 상완골두 humeral head
❸ 대결절 greater tubercle
❹ 해부경 anatomical neck of the humerus
❺ 상완골 humerus
❻ 쇄골 clavicle
❼ 오훼돌기 coracoid process
❽ 관절와 glenoid

**견관절**

협의의 견관절은 견갑골 관절와와 상완골 골두에 의해 형성되어 구형의 상완골 골두가 작은 접시 형상의 견갑골이 패인 곳 사이에 생겨 있기 때문에 구관절이라고 불리며, 운동 자유도는 3도이다. 실제로는 밖으로 열리는 외전, 닫히는 내전, 전방에 거상하는 굴곡, 후방에 거상하는 신전 또는 하수위에서 밖으로 뒤집히는 내선이 가능하다.

# 상지 XP 상완 정면상

## 독영의 요점

- 상완골 원위골간의 전면 내측에 골성 융기가 확인되는 경우가 있다. 이 융기의 선단은 내측상과를 향해 있으며, 상완골 과상돌기라고 불린다.
- 상완골 과상돌기와 내측상과 사이에 정중신경이나 상완동맥(및 분지)이 주행하는 경우가 있으며, 이 경우에는 외상의 합병증으로 정중신경의 교액 장애를 일으키는 경우가 있다.

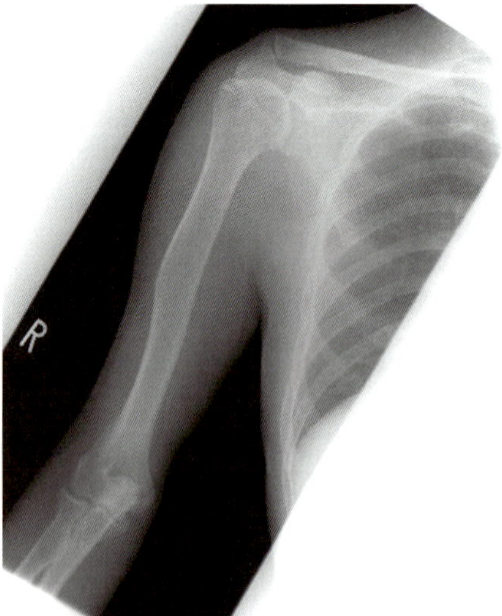

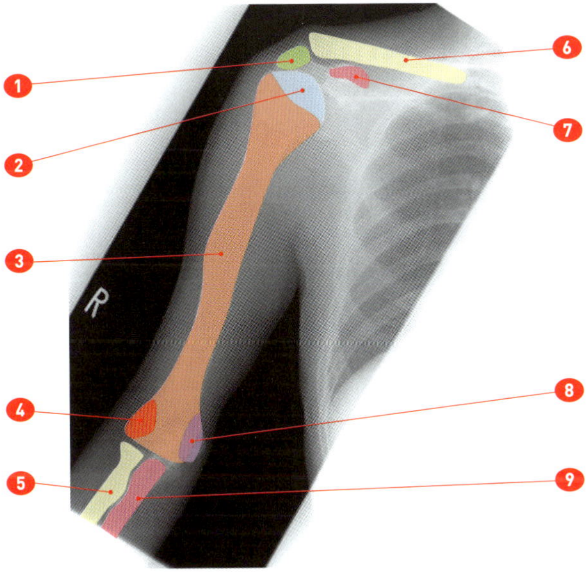


❶ 견봉 acromion
❷ 상완골두 humeral head
❸ 상완골 humerus
❹ 외측상과 lateral epicondyle
❺ 요골 radius
❻ 쇄골 clavicle
❼ 오훼돌기 coracoid process
❽ 내측상과 medial epicondyle
❾ 척골 ulna

**상완골 외측상과염**

상완골 외측상과는 수관절 및 손가락의 신근군, 회외근의 기시부이다. 이들의 근군이 반복하는 스트레스에 의해 신근 기시부에 미소단열이나 염증이 생긴다. 이것은 상완골 외측상과염이라고 불리는데, 테니스의 백핸드 스트로크(Backhand stroke) 시에 큰 스트레스가 쌓이기 때문에 테니스 주관절이라고도 불린다.

# 상지 XP 주관절 정면상, 측면상

## 독영의 요점

- 이 영상은 13세의 주관절이며, 골단 핵골화에 주의한다. 상완골 외측상과, 내측상과, 주두의 골단핵이 분리골화로 보인다. 골절로 오해하지 않도록 주의할 필요가 있다.
- 소아의 주관절 외상 평가에서는 골화중심의 출현 시기 파악이 필요해진다. 순서로서는 소두(capitellum): 생후 1~11개월, 내측상과: 4~7년, 활차: 9~10년, 외측상과: 11년에 출현한다.
- 상완골의 골단유합은 내측상과를 지켜보면 14~16년경으로 내측상과는 18~19년에서 일어난다.

정면상

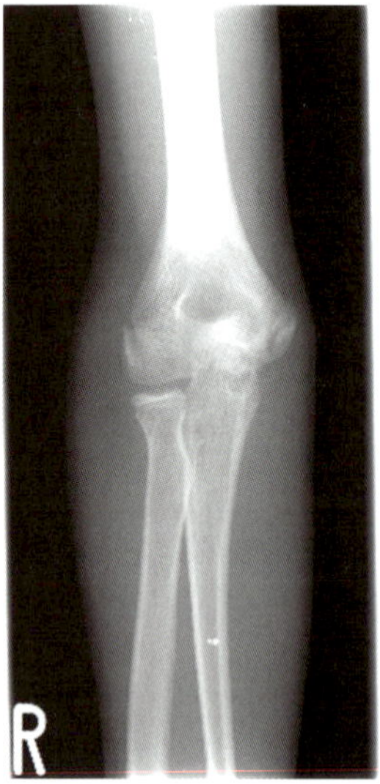


측면상

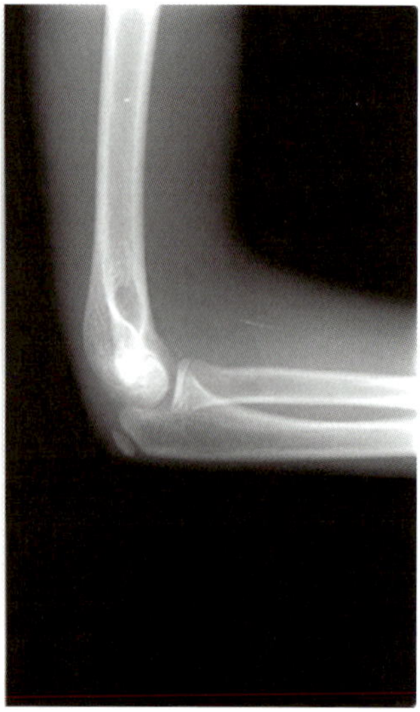

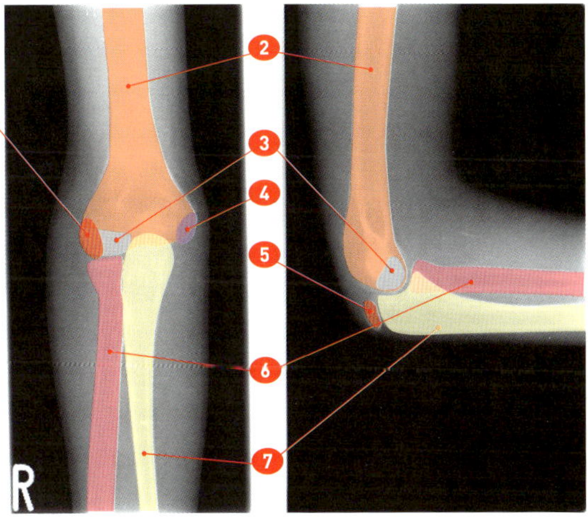


1. 외측상과골돌기 lateral epicondyle apophysis
2. 상완골 humerus
3. 상완골소두 capitulum of humerus
4. 내측상과골단핵 medial epicondyle apophysis
5. 주두골돌기 olecranon apophysis
6. 요골 radius
7. 척골 ulna

**주관절**

주관절은 상완골 하단과 요골 및 척골의 상단 사이, 및 요골 상단과 척골 상단과의 사이에 형성된 복수관절이다. 3종의 관절이 관절포에 싸여서 주관절의 신전운동과 전완의 회선운동의 지점이 된다.

# 상지 XP 전완 정면상

## 독영의 요점

- 전완은 요골과 척골의 2개의 골로 형성되어 있다.
- 자연위에서의 촬영이라면 환자의 외측에 위하는 것이 요골이며, 필름의 「왼쪽, 오른쪽」 등의 마크를 참고로 독영하거나, 척골의 굵기는 중추측이 굵고 말초를 향하여 가늘어지는(요골은 반대로 중추가 가늘며, 말초를 향하여 굵어진다) 것으로 판단하면 된다.

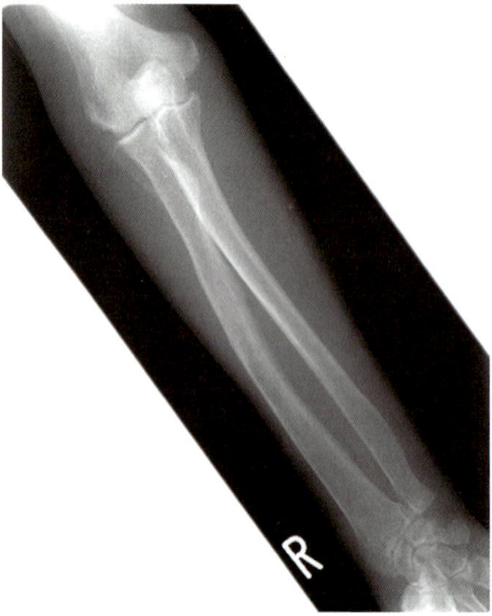

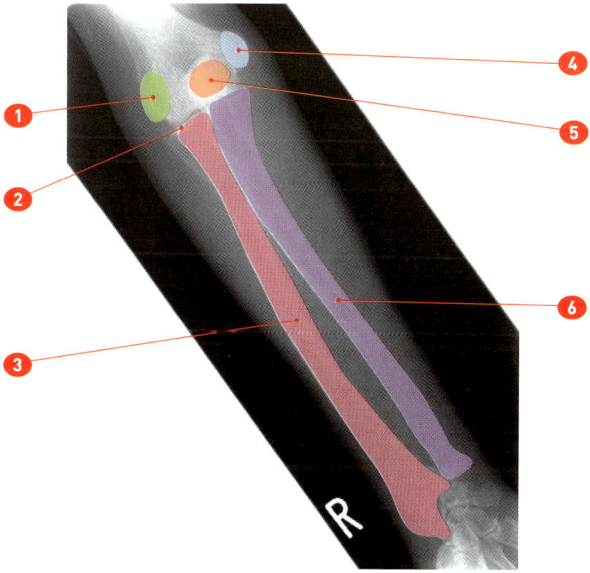




❶ 외측상과 lateral epicondyle
❷ 요골두 radial head
❸ 요골 radius
❹ 내측상과 medial epicondyle
❺ 주두 olecranon
❻ 척골 ulna

### Monteggia 골절

척골 골절에 요골두 탈구를 합병한 외상을 Monteggia 골절이라고 한다. 손을 짚고 전락 · 전도(넘어짐)되었을 시에 전완이 강제적으로 회내됨에 의해서 발생한다. 척골 골절과 요골두 탈구의 형태에 의해 I~IV형으로 분류되어 있으며, 「요골두의 전방 탈구 + 척골 골간부 전방 철골절」의 I형이 가장 많다. 외반주에 의한 주부관증후군을 합병할 가능성이 있다.

# 상지 XP 손 정면상

**독영의 요점**

- 제1지는 말초에서 말절골(distal phalanx), 기절골(phalanx prima), 중수골(metacarpal)로 구성되며, 제2, 제5지는 말초에서 말절골(distal phalange), 중절골(middle phalanx), 기절골(phalanx prima), 중수골(metacarpal)로 구성되어 있다.
- 이에 따라서 제1지의 관절은 IP 관절, MP 관절, CM 관절로 되며, 제2~제5지는 DIP 관절, PIP 관절, MP 관절로 불린다.

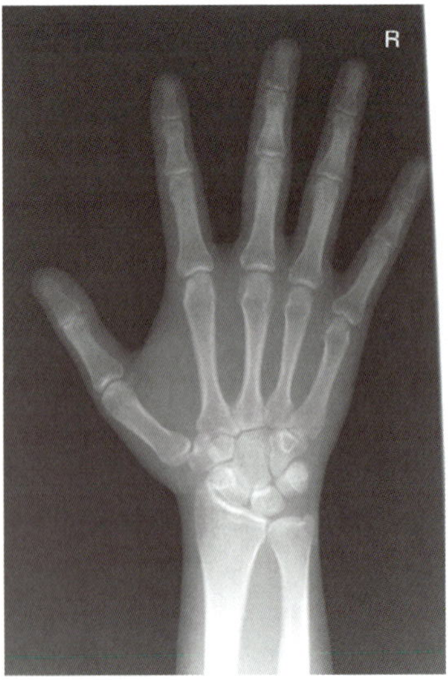

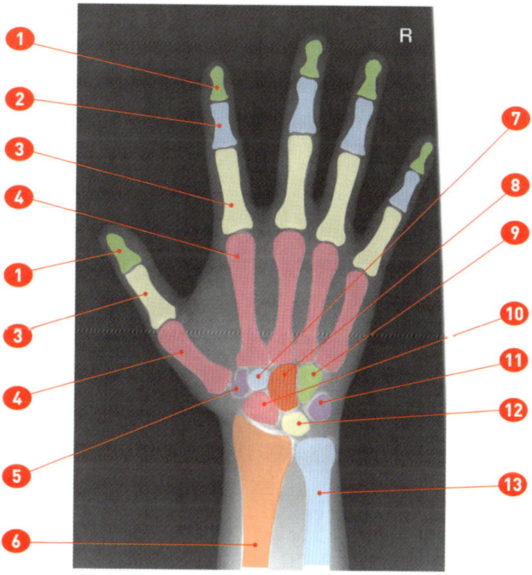


1. 말절골 distal phalanx
2. 중절골 middle phalanx
3. 기절골 phalanx prima
4. 중수골 metacarpal bone
5. 대능형골 trapezium bone
6. 요골 radius
7. 소능형골 trapezoid bone
8. 유두골 capitate bone
9. 유구골 hamate bone
10. 주상골(손) scaphoid bone
11. 삼각골 triquetrum
12. 월상골 semilunar bone
13. 척골 ulna

**TFC, 주상월상인대 · 요골주상월상인대**

수관절은 8개의 수근골이 인대에 의해 빽빽하게 결합되어 있다. TFC(triangular fibrocartilage)는 요골 원위단에서 일어나, 척골 경상돌기로 퍼진다. 섬유성 연골 부분이다. 또한 수근골 요측을 안정시키는 대표적인 인대로 단상월상인대 · 요골주상월상인대 등이 있으며, 외상에 의해 이완 · 단열되면 단상월상골해리가 일어나 수근불안정 증상을 띤다.

# 상지 MRI 어깨 수평단면상 1

## 독영의 요점

- 견관절순 관찰에는 T2 강조영상 촬영이 바람직하다.
- 관절액 저류가 확인되면 관절순의 확인은 비교적 용이하지만, 관절액이 확인되지 않는 경우에는 관절순의 확인은 곤란하다.
- 이러한 경우에는 경피적으로 관절 내에 희석된 조영제를 주입하여 촬영하는 관절조영 MRI를 행하는 경우가 있다.

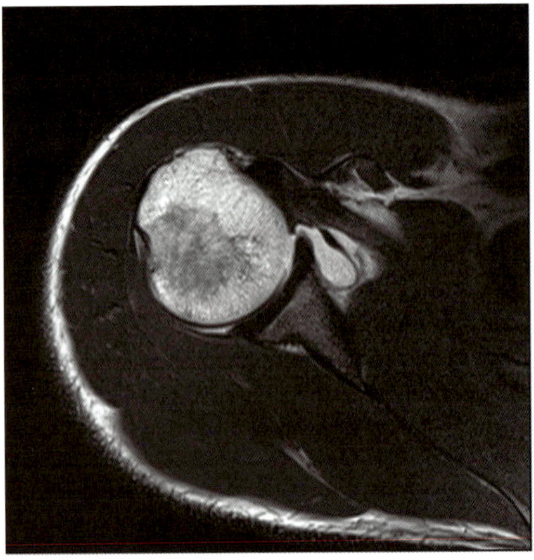

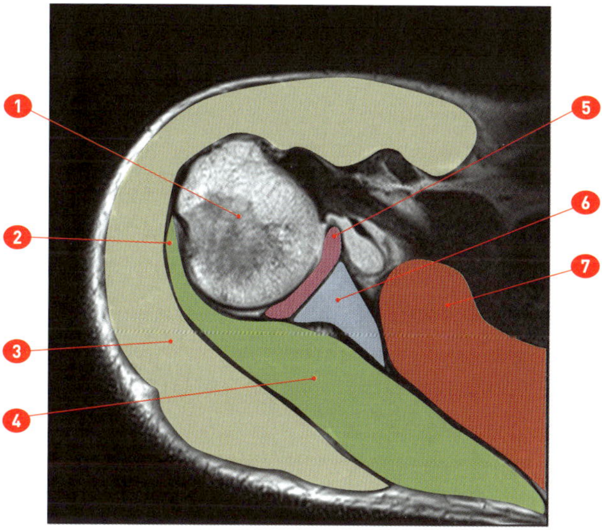


❶ 상완골두 humeral head
❷ 상완이두근 장두 biceps brachii muscle(long head)
❸ 삼각근 deltoid muscle
❹ 극하근 infraspinatus muscle
❺ 관절순 glenoid labrum
❻ 견갑골 scapula
❼ 견갑하근 subscapularis muscle

**건판, 관절순**

건판은 견갑골 관절와의 주위에 있는 각종 근육에서 구성된 판 상태의 구조물이며, 각각의 근육의 활동에 의한 관절운동을 수행할 뿐 아니라, 상완골 골두를 관절와로 끌어올려 많은 운동을 안정화시키고 있다. 관절순은 관절와 주변에 존재하는 섬유 연골성 구조물이며, 관절의 접촉 면적과 깊이를 증가시키고 있다.

# 상지 MRI 어깨 수평단면상 2

**독영의 요점**

- 극상근건은 T1 강조영상이나 양자밀도강조영상, T2* 강조영상 등에서 고신호로 관찰되는 경우가 적지 않다.
- 이 부위는 critical zone이라고 불리며 변성 · 단열이 생기기 쉬운 부위로 알려져 있다.
- 허위 병변으로서 partial volume effect나 magic effect 등의 인공물이 출현되기 쉬어 병변과의 감별이 필요하다.

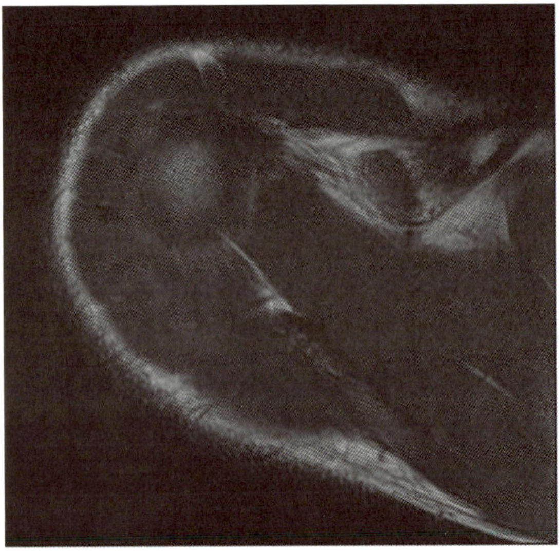

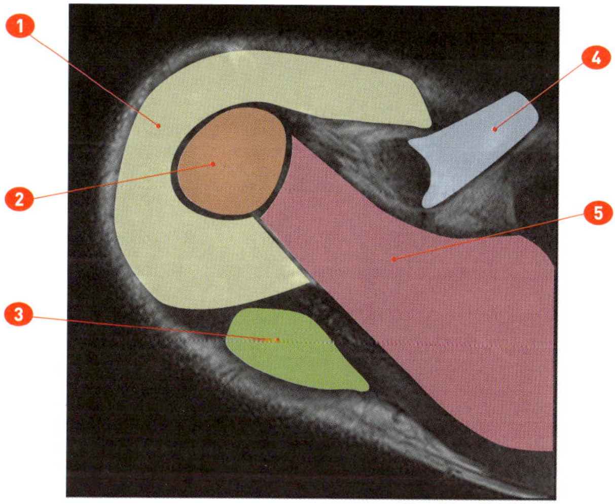




❶ 삼각근 deltoid muscle
❷ 상완골두 humeral head
❸ 극하근 infraspinatus muscle
❹ 쇄골 clavicle
❺ 극상근 supraspinatus muscle

**건판**

건판은 견갑추골면에서 기시되는 견갑하근, 극상와에서 기시되는 극상근, 극하와에서 기시되는 극하근, 견갑골 외연에서 기시되는 소원근의 4개의 건에서 구성되어, 삼각근으로 덮여 존재한다. 건판은 견의 운동에 의해 항상 압박, 마모되어 있기 때문에, 중년 이후가 되면 변성을 일으켜 단열되기 쉽다.

# 상지 MRI 어깨 관상단면상 1

## 독영의 요점

- Magic angel effect란 가시모양 근건의 주행이 마그네틱 구경(口徑)의 정자(靜磁) 방향으로 약 55°의 각도를 나타낼 경우에 T1 강조영상 또는 양자밀도강조영상에서의 건 신호 강도가 상승하는 것을 말한다. 이것을 건판 손상과 오해하지 않는 것이 중요하다.
- MRI 촬영 시에 TE를 길게 설정함에 의해 영향이 감소시킬 수 있다.

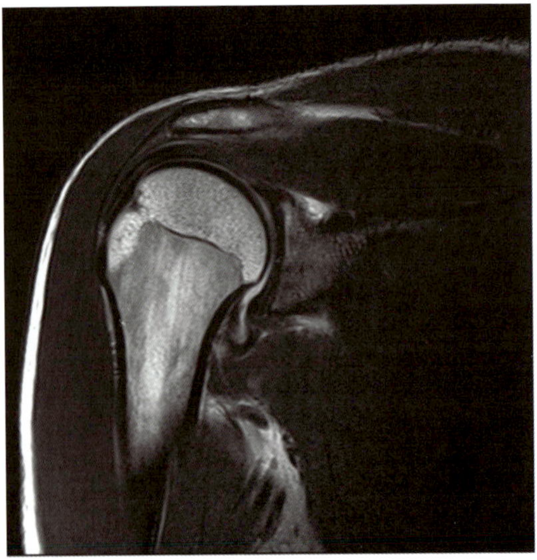

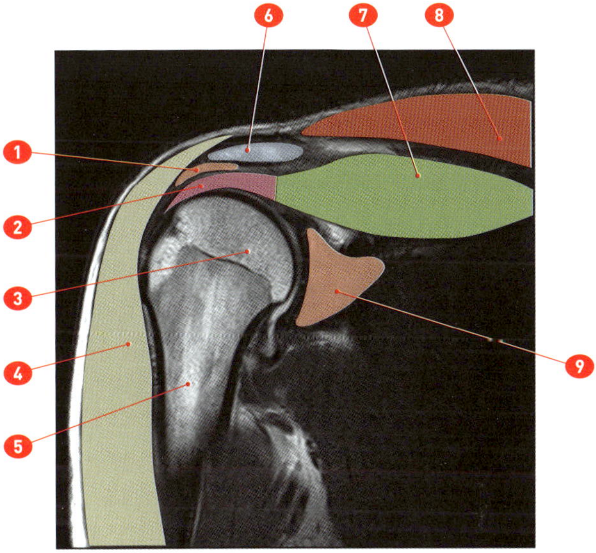


❶ 견봉하활액낭 subacromial bursa
❷ 극상근건 supraspinatus tendon
❸ 상완골두 humeral head
❹ 삼각근 deltoid muscle
❺ 상완골 humerus
❻ 견봉 acromion
❼ 극상근 supraspinatus muscle
❽ 승모근 trapezius muscle
❾ 견갑골 scapula

**견갑상완관절**

견갑상완관절(협의의 견관절)은 구관절이며, 가동성은 크지만, 관절의 구조로서는 다른 관절에 비하면 굉장히 불안정하다. 안정성을 확보하기 위해서는 건판 · 관절순 · 관절낭 · 인대 등의 구조를 확인해야 한다.

상지

# 상지 MRI 어깨 관상단면상 2

## 독영의 요점

- 부분용적효과(partial volume effect)란 MRI나 CT의 하나의 슬라이스 내에 다른 신호강도(흡수치)를 가지는 물질이 인접하여 존재하는 경우에 슬라이스 신호강도(흡수치)가 각각의 중간 신호(농도)로 표시되는 것을 말한다.
- 영상 슬라이스 두께를 얇게 함으로써 영향이 경감된다.

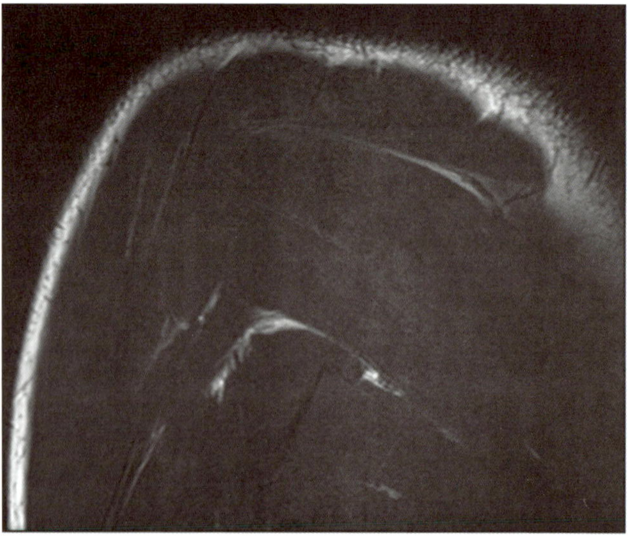

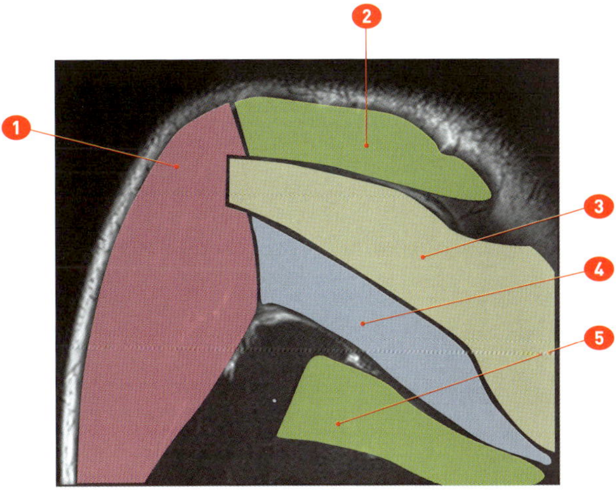


❶ 삼각근 deltoid muscle
❷ 극상근 supraspinatus muscle
❸ 극하근 infraspinatus muscle
❹ 소원근 teres minor muscle
❺ 대원근 teres major muscle

**견관절 탈구**

견관절은 상완골두의 크기에 비해 견갑골 관절와가 얕고 작기 때문에 탈구가 발생하기 쉽다. 외상성 견관절 탈구는 전방 또는 후방에 탈구되지만, 대부분은 전방에 탈구된다. 상완에 과대한 외전 · 신전 · 외선 등의 외력이 동시에 가해진 경우에 발생한다.

# 상지 MRI 어깨 시상단면상 1

독영의 요점

- 건판소부란, 가시 모양 근건과 견갑하근건 사이에 견판이 비박화되어 있는 틈새이며, 그 아랫면을 상완이두근이 주행하고 있다.
- 이 틈새에 관절액이 저류되기 쉬우며 건판 손상 같아 보이는 경우가 있다.
- 사시상단면을 촬영함으로써 건판 손상과의 감별이 가능해진다.

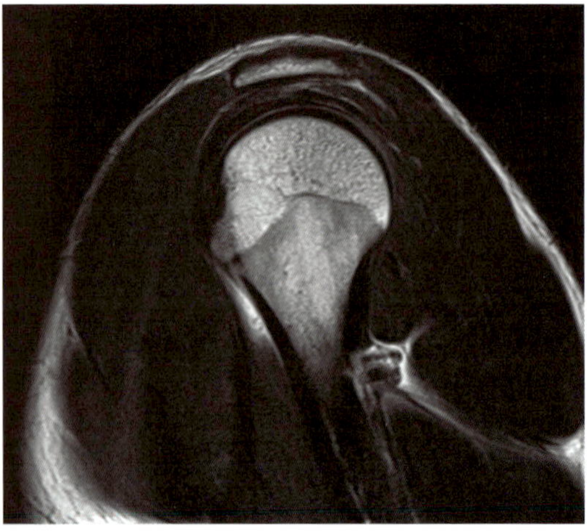

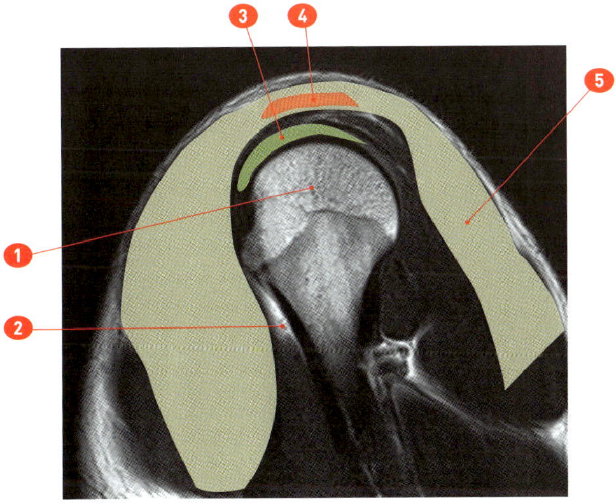


❶ 상완골두 humeral head
❷ 상완이두근 단두 biceps brachii muscle(short head)
❸ 극상근건 supraspinatus tendon
❹ 견봉 acromion
❺ 삼각근 deltoid muscle

### 건판단열

건판단열은 극상근건의 상완골 대결절 부착부에서 약 1cm의 부분(critical portion)은 혈행이 부족하기 때문에 변성을 일으키기 쉽고, 단열의 호발부위가 되어 있다. 건판단열은 관절강과 견봉하활액낭 사이의 교통 유무에 의해 완전단열 · 불완전단열로 분류되며, 젊은 층의 스포츠와 관련된 단열은 관절면의 불완전단열이 많다.

# 상지 MRI 어깨 시상단면상 2

## 독영의 요점

- 견관절에 대한 MRI 촬영법은 여러 가지 있지만, 기본은 양자밀도 강조영상, T1 강조영상, T2 강조영상이다.
- 그 외에는 T2* 강조영상이나 지방억제 T2 강조영상이 있다.
- 수평단면상, 사상단면상, 관상단면상 등 여러 가지 방향에서 이러한 촬영법을 사용하여 촬영하기 때문에 각각 시설에서의 규정에 대한 이해가 중요하다.

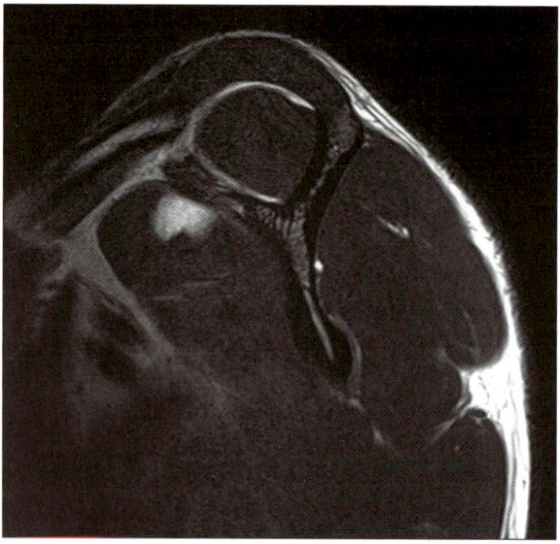

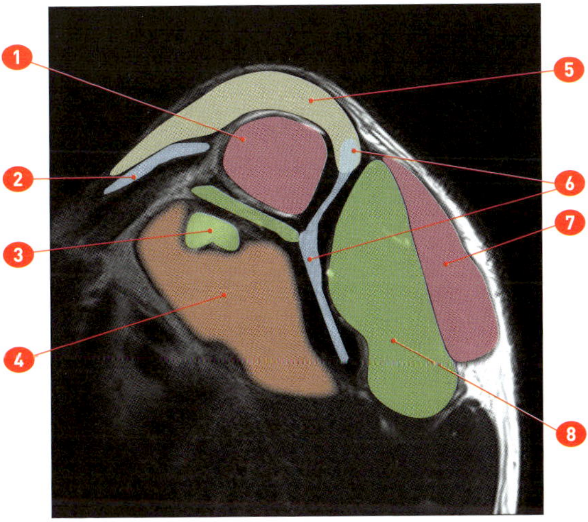


❶ 극상근 supraspinatus muscle
❷ 쇄골 clavicle
❸ 오훼돌기 coracoid process
❹ 견갑하근 subscapularis muscle
❺ 승모근 trapezius muscle
❻ 견갑골 scapula
❼ 삼각근 deltoid muscle
❽ 극하근 infraspinatus muscle

**반복성 견관절 탈구**

반복성 견관절 탈구에서 골 손상과 연부 손상이 발생한다. 골 손상에서는 상완골두 외측의 압박골절인 힐삭스 손상(Hill-Sachs lesion)과 관절와연의 손상이 있다. 또한, 연부조직 손상에는 반카르트 손상(Bankart lesion)이 확인되는 경우가 많다.

# 상지 MRI 상완 수평단면상

**독영의 요점**

- 상완의 근육은 크고 신근과 굴근으로 나뉘어 있다. 신근은 상완삼두근, 주근에서 함께 요골신경가지를 받는다. 반면에 굴근은 상완이두근, 오훼완근, 상완근에서 주로 근피신경에서 가지를 받는다.
- 신근, 굴근 사이의 근막은 발달하였으며, 내측 상완근간중격, 외측 상완근간중격이라고 불린다.

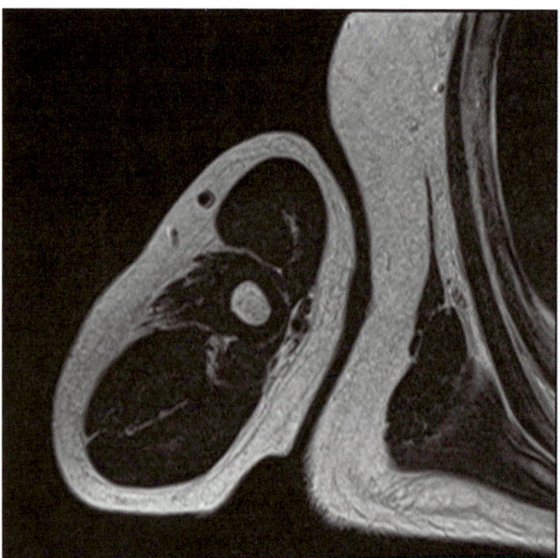

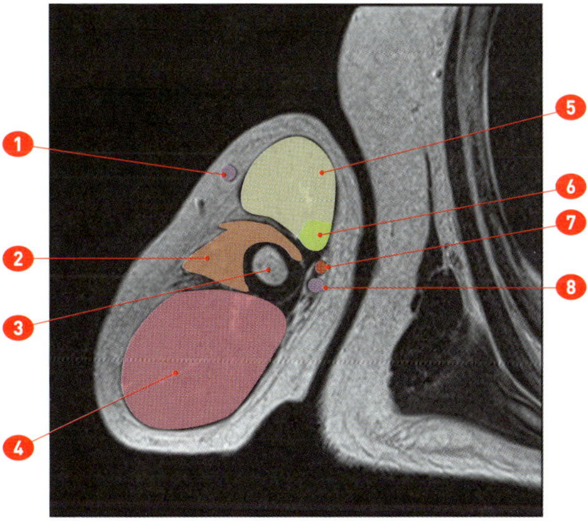


❶ 요측피정맥 cephalic vein
❷ 삼각근 deltoid muscle
❸ 상완골 humerus
❹ 상완삼두근 triceps brachii muscle
❺ 상완이두근 biceps brachii muscle
❻ 오훼완근 coracobrachialis muscle
❼ 상완동맥 brachial artery
❽ 상완정맥 brachial vein

**상완골 외과골절**

상완골 외과골절은 소아의 팔꿈치 주변 골절의 약 20%를 차지한다. 유치원 아이와 초등학생에게 많으며, 남아에게 많이 보이고, 주과신전위에서 전도(넘어짐)될 시에 발생하기 쉽다. 외과골편에는 수지신근이나 회외근이 붙어 있기 때문에 손상을 받은 직후의 X선 사진에서는 위치의 어긋난 정도가 별로 보이지 않는 경우에도 고정 중에 골편의 어긋남이 진행되며, 허위관절 및 외반주가 생기는 경우가 있다.

# 상지 MRI 상완 관상단면상

## 독영의 요점

- 회외근은 상완골 외측상과 및 요골에 부착되어 있는 근육이다.
- 회외근에는 섬유성 아치(arcade of frohse)가 형성된 경우가 있으며, 이에 요골신경의 분지(후골간 신경)가 압박된 후 골간신경마비를 일으키는 경우가 있다.

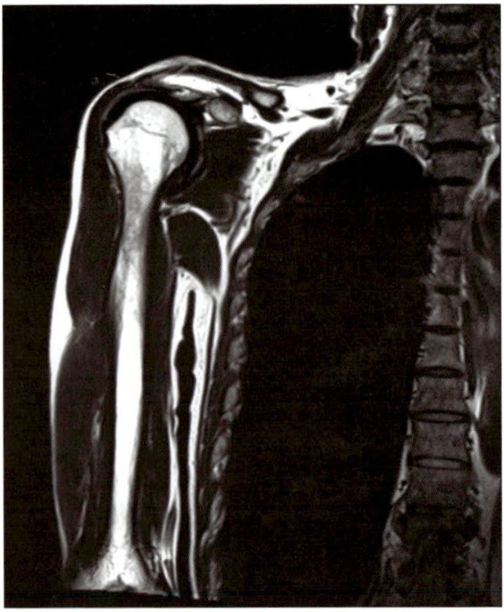

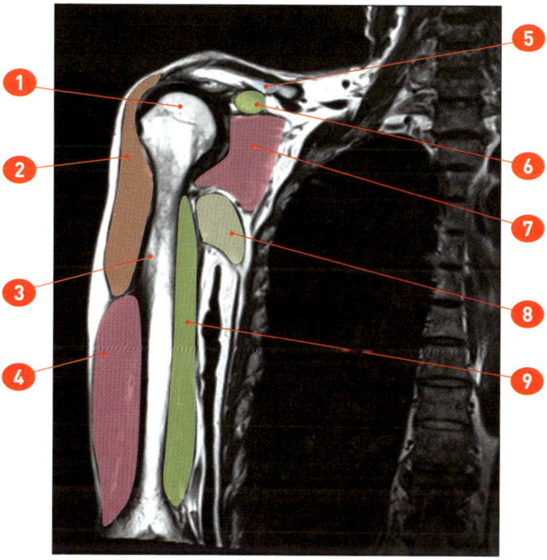


1. 상완골두 humeral head
2. 삼각근 deltoid muscle
3. 상완골 humerus
4. 상완삼두근 triceps brachii muscle
5. 쇄골 clavicle
6. 오훼돌기 coracoid process
7. 견갑하근 subscapularis muscle
8. 대원근 teres major muscle
9. 상완이두근 biceps brachii muscle

### 상완골과상골절

상완골과상골절은 소아의 팔꿈치 주변 골절 중에서도 가장 빈도가 높으며, 전락이나 전도에 의한 주과신전위에서 손을 짚으면 상완골의 과상부위에 부하가 집중되어 골절이 생긴다. 보통 말초골편은 신전위를 취하여 정도가 심한 경우에는 후내측으로 전위하며, 회선을 수반한다. 골절부에서 내반 · 내선 · 신전의 전위가 잔존하기 쉽고, 내반주를 남기는 경우가 있다.

# 상지 MRI 상완 시상단면상

**독영의 요점**

- 동요견(flail shoulder)이란 근관절의 구성체에 확실한 이상이 확인되지 않음에도 불구하고, 동요성이 크고 상완골두가 관절와에서 아탈구를 반복하는 상태이다.
- 보통 영상 촬영에서는 확실한 이상을 띠지 않는 경우가 대부분이다.
- 진단 시에는 아래로 떨어뜨린 상지에 3~5kg 정도의 추를 손목에 달아 단순 X선 촬영을 시행한다, 아래쪽 스트레스 테스트에 유용하다.
- 동요견에서는 상완골두의 아탈구를 확인할 수 있다.

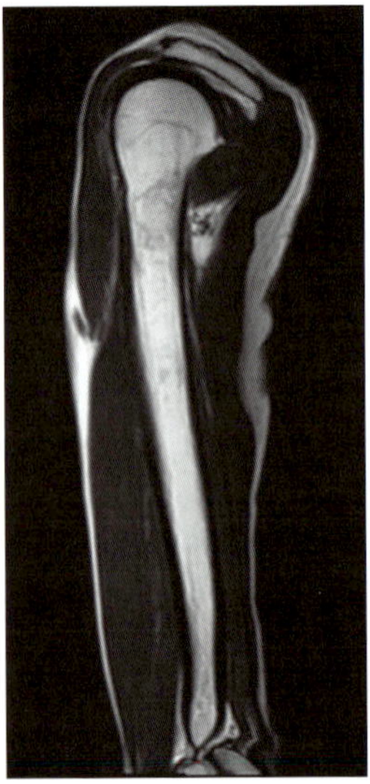

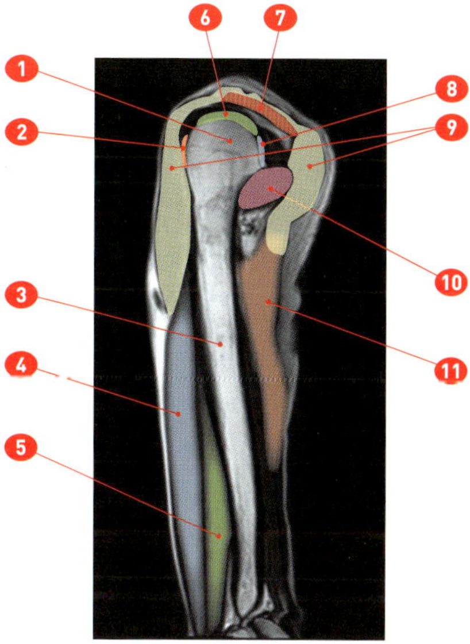


❶ 상완골두 humeral head
❷ 견갑하근(건) subscapularis muscle(tendon)
❸ 상완골 humerus
❹ 상완이두근 biceps brachii muscle
❺ 상완근 brachialis muscle
❻ 극상근(건) supraspinatus muscle(tendon)
❼ 견봉 acromion
❽ 극하근(건) infraspinatus muscle(tendon)
❾ 삼각근 deltoid muscle
❿ 소원근 teres minor muscle
⓫ 상완삼두근 triceps brachii muscle

**볼크만 구축**

상완골과상골절에는 신경장애나 혈류장애를 합병하는 경우가 있으며, 대표적으로 볼크만 구축이 있다. 골절 후, 통증 · 종창 · 청색증 · 맥박 결여 · 운동마비 · 이상 지각과 같은 혈관폐색을 시사하는 증상이 출현한 경우는 빠르게 정형외과로 옮길 수 있도록 조언해줘야 한다.

# 상지 MRI 팔꿈치 수평단면상

## 독영의 요점

- 상완골 원위단의 관절면에 경사가 있기 때문에 주관절의 굴신 시에는 외편각이 형성된다.
- 팔꿈치 외편각은 남성이 6~11°, 여성이 12~15°이다.
- 20° 이상을 외반주, 0° 이하를 내반주라고 한다. 주외편각은 물건을 들 때 적합하다는 점에서 carrying angle이라고도 불린다.

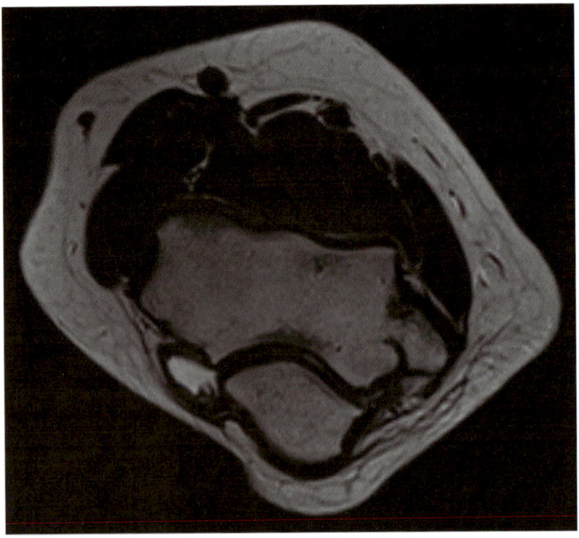

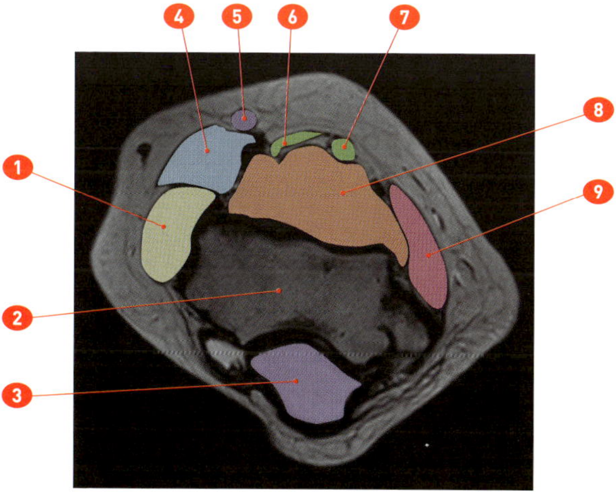


❶ 장 · 단요측수근신근 extensor carpi radialis longus · brevis muscle
❷ 상완골 humerus
❸ 척골(주두) ulna(olecranon)
❹ 상완요골근 brachioradialis muscle
❺ 주정중피정맥 median cubital vein
❻ 상완이두근 biceps brachii muscle
❼ 상완동정맥 brachial artery and vein
❽ 상완근 brachialis muscle
❾ 원회내근 pronator teres muscle

**투구 동작 스트레스 ①**

투구 동작의 가속 시에는 외반 스트레스를 제동하는 내측측부인대, 전완굴근, 회내근 부착부인 상완골 내측상과부로는 견인력, 완요관절에는 압박력 · 전단력, 주두척측에는 주두와의 벽에 충돌하는 것과 같은 스트레스를 확인할 수 있다. 이것들이 원인으로 상완골 내측상과 염증 · 내측측부인대 손상 · 상완골 소두 이단성 골난골염 등이 발생하기 쉽다.

# 상지 MRI 팔꿈치 관상단면상

**독영의 요점**

- 주외측 신근군은 장요측 수근신근에 관해서는 외측상과의 중구에 기시부가 있으며, 그 외의 근은 조금 원위로 총신근 기시(common extensor tendon)를 형성하고 있다.
- 이들 근군의 질환으로 대표적인 것은 테니스 엘보우가 있다.

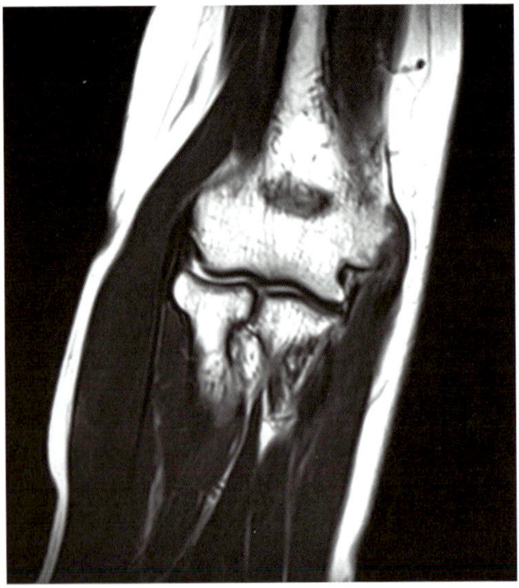

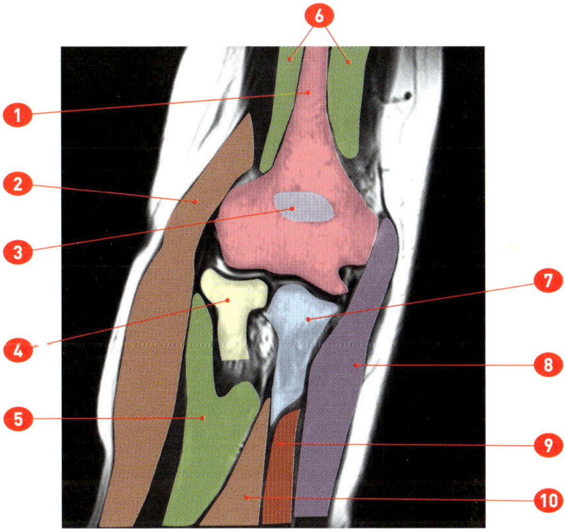


❶ 상완골 humerus
❷ 장 · 단요측수근신근 extensor carpi radialis longus · brevis muscle
❸ 주두와 olecranon fossa
❹ 요골 radius
❺ 회외근 supinator muscle
❻ 상완근 brachialis muscle
❼ 척골 ulna
❽ 척측수근굴근 flexor carpi ulnaris muscle
❾ 천지굴근 flexor digitorum superficialis muscle
❿ 심지굴근 flexor digitorum profundus muscle

**투구 동작의 스트레스 ②**

투구 동작의 폴로스루(follow through) 시에는 팔꿈치의 진전 · 내반에 의한 완척 관절과 주두 요측에 스트레스가 부여됨에 따라서 주두의 골단선 이개 및 피로골절, 주두부 충돌 증후군(Impingement syndrome)※ 등이 발생할 경우가 많다(※이 경우는 주두와 주두와가 충돌하여, 관절에 염증이 생긴 상태).

# 상지 MRI 팔꿈치 시상단면상

**독영의 요점**

- 주관절에서는 상완골측의 관절 내 관절 활막 전후에 지방조직(anterior fat pad, posterior fat pad)이 확인된다.
- 급성 외상에서 지방조직은 관절액의 증가나 출혈에 의해 후방으로 내몰려, 단순 X선 사진 측면상에서 확인되는 경우가 있다.

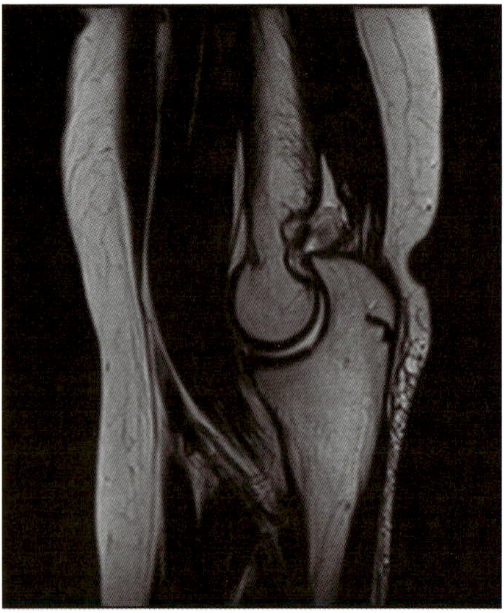

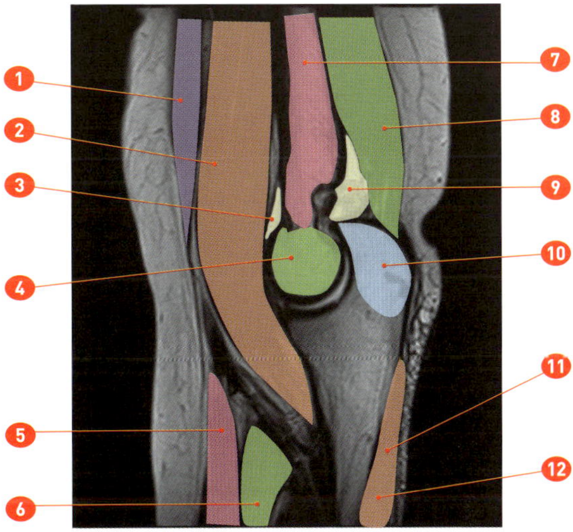


1 상완이두근 biceps brachii muscle
2 상완근 brachialis muscle
3 전방지방층 anterior fat pad
4 상완골활차 trochlea of humerus
5 상완요골근 brachioradialis muscle
6 원회내근 pronator teres muscle
7 상완골 humerus
8 상완삼두근 triceps brachii muscle
9 후방지방층 posterior fat pad
10 주두 olecranon
11 심지굴근 flexor digitorum profundus
12 척골 ulna

**야구팔꿈치**

주관절에는 투구 동작의 가속기에는 강한 외반 스트레스, 볼 릴리즈(ball release)에서 폴로스루(follow through)기에는 신전 · 내신 스트레스를 받는다. 야구팔꿈치란 반복하는 투구 동작에 의한 스트레스의 반복으로 생기는 장애를 총칭한 것이다.

# 상지 MRI 전완 수평단면상

## 독영의 요점

- 요골의 척측연과 척골두의 높이는 동등한 것이 보통이다(zero variant). 이에 대해 척골두가 높은 경우를 plus variant, 반대로 척골두가 낮은 경우를 minus variant라고 정의하고 있다.

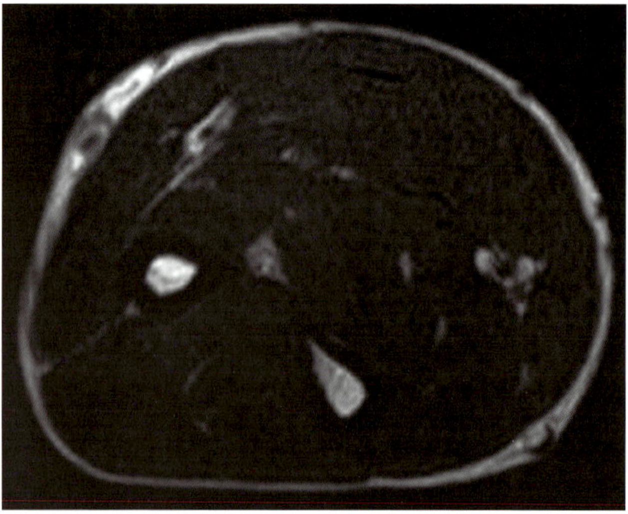

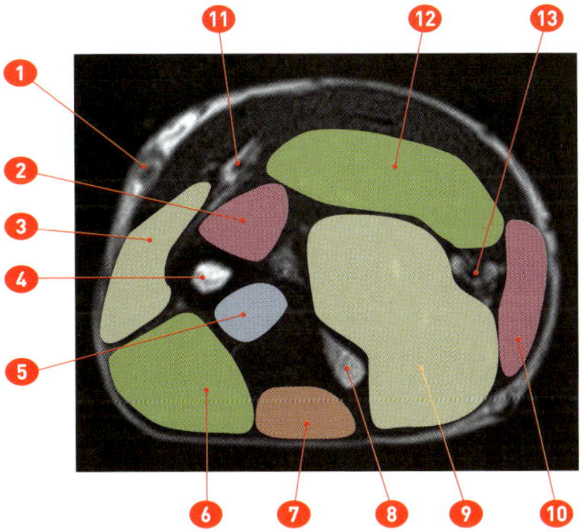




❶ 요측피정맥 cephalic vein
❷ 장무지굴근 flexor pollicis longus muscle
❸ 요측수근신근 extensor carpi radialis muscle
❹ 요골 radius
❺ 장무지외전근 abductor pollicis longus muscle
❻ 지신근 extensor digitorum muscle
❼ 척측수근신근 extensor carpi ulnaris muscle
❽ 척골 ulna
❾ 심지굴근 flexor digitorum profundus
❿ 척측수근굴근 flexor carpi ulnaris muscle
⓫ 요골동정맥 radial artery and vein
⓬ 천지굴근 flexor digitorum superficialis muscle
⓭ 척골동정맥 ulnar artery and vein

### Galeazzi 골절 또는 reverse Monteggia 골절

Monteggia 골절에 대해 요골 간부 골절에 척골두 탈구를 합병한 외상을 Galeazzi 골절 또는 reverse Monteggia 골절이라고 부른다. 전완을 강하게 회내위로 하여 손을 펼쳤다가 밑으로 떨어뜨릴 때 발생하기 쉬우며, 골절에 의한 고도 전위는 원위 요척관절은 탈구나 아탈구를 발생시키기 쉽다.

# 상지 MRI 손 수평단면상

## 독영의 요점

- 지관절의 염증을 보았을 시에는 관절류마티스(rheumatoid arthritis: RA)와 변형성 관절증(osteoarthritis: OA)의 감별이 중요하다. 일반적으로는 좌우대칭성, 이환 관절의 분포로부터 감별을 시행하는 경우가 많다.
- RA는 PIP, MCP 관절을 침범하며, DIP 관절은 유지된다.
- OA에서는 DIP, PIP 관절에 주로 병변이 출현한다. MRI의 지방억제 T2 강조영상 등에서 염증을 수반하는 고신호를 포착할 수 있다.

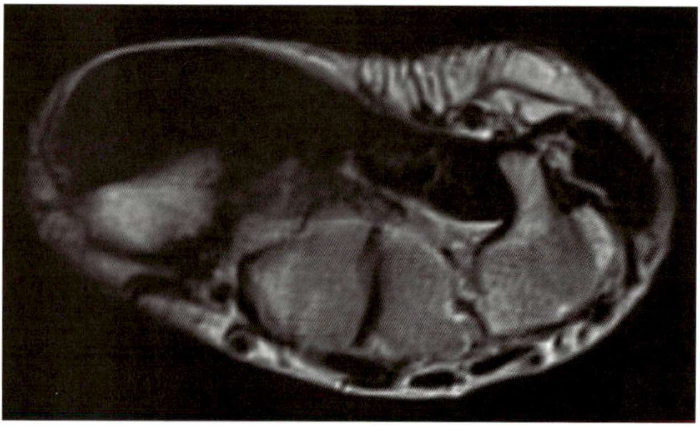

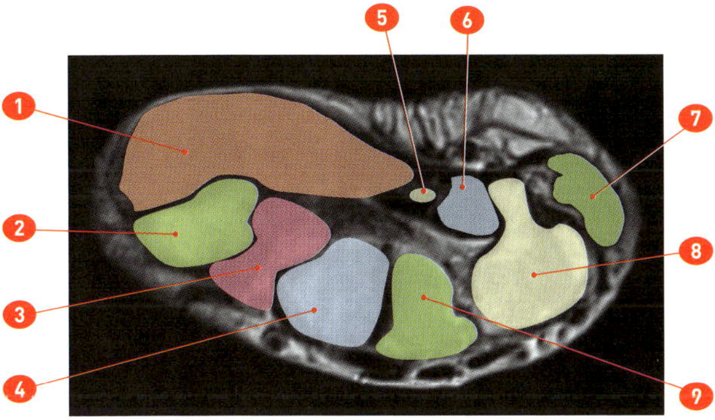




❶ 무지구근 thenar muscle
❷ 제1중수골(저) first metacarpal(base)
❸ 대능형골 trapezium bone
❹ 소능형골 trapezoid bone
❺ 정중신경 median nerve
❻ 굴근건군 flexor tendons
❼ 소지외전근 abductor digiti minimi muscle
❽ 유구골 hamate bone
❾ 유두골 capitate bone

**수근관**

수근관은 수근골과 횡수근 인대에서 구성되어 내부를 4개의 천지굴근건 · 4개의 심지굴근건 · 한 개의 장무지굴근건이 정중신경과 함께 주행하고 있다. 이 부분에 건초염이 생긴 경우는 종창이 생긴 건초에 의해 정중신경이 압배되어 수근관증후군이 발생한다.

# 상지 MRI 손 관상단면상

## 독영의 요점

- 정면상에서도 뼈의 배열 평가가 가능하다.
- 요골의 원위부인 관절면, 근위열인 주상골, 월상골이 병행하는 곡선이 된다.
- 마찬가지로 삼각골의 근위 관절면, 원위열의 유두골, 유구골의 근위 관절면이 병행하는 곡선이 되어 Gilula's arc라고 불린다.

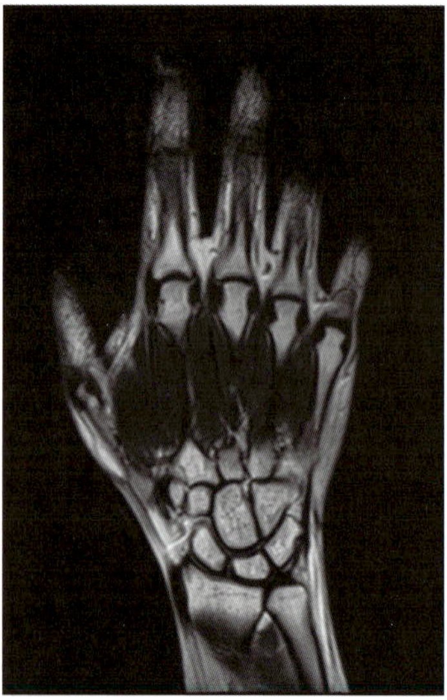

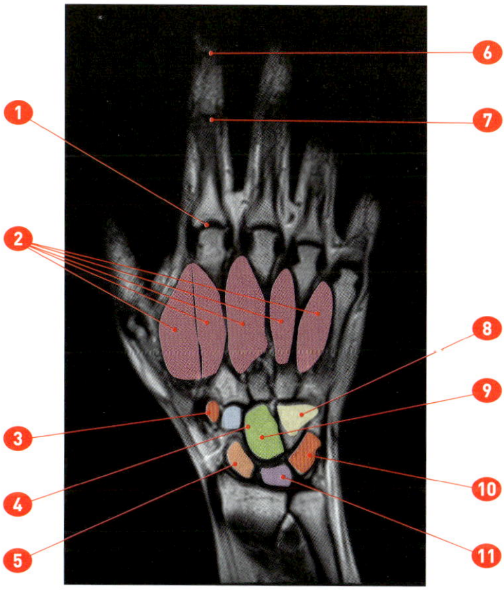

❶ MP 관절 MP joint
❷ 골간근 interosseous muscle
❸ 대능형골 trapezium bone
❹ 소능형골 trapezoid bone
❺ 주상골(손) scaphoid bone
❻ DIP 관절 DIP joint
❼ PIP 관절 PIP joint
❽ 유구골 hamate bone
❾ 유두골 capitate bone
❿ 삼각골 triquetrum
⓫ 월상골 semilunar bone

**기용관**

기용관(Guyon canal)은 척골관이라고도 불리는 터널 구조이다. 요골측은 유구골구, 척골측은 두상골, 장측은 장측수근인대, 배측은 횡수근인대에서 형성되어 있으며 내부를 척골신경과 척골동맥이 통과하고 있다. 이 부분이 종창(강그리온 등)이나 외상(두상골 골절, 유구골 골절 등)에서 압박을 받으면 척골관증후군이 출현한다.

# 상지 MRI 손 시상단면상

## 독영의 요점

- 수근골의 배열을 평가하는 데에는 측면상에 의한 네 개의 C를 확인하는 것이 간편하다.
- 요골 원위부의 관절면, 월상골 근위부의 관절면, 월상골 근위부의 관절면, 유두골 원위부의 관절면이 모두 C형으로 1열로 배열된다.

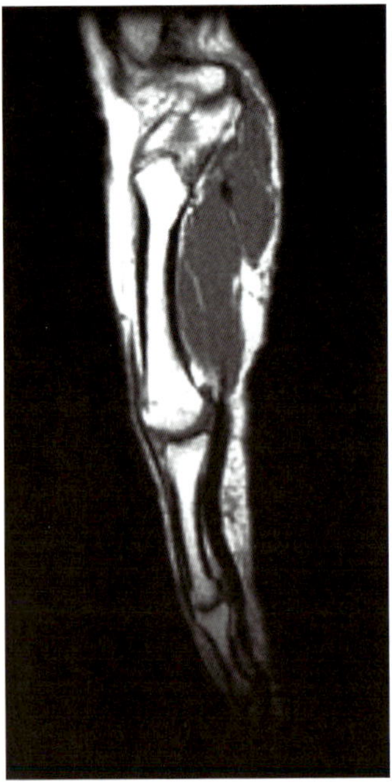

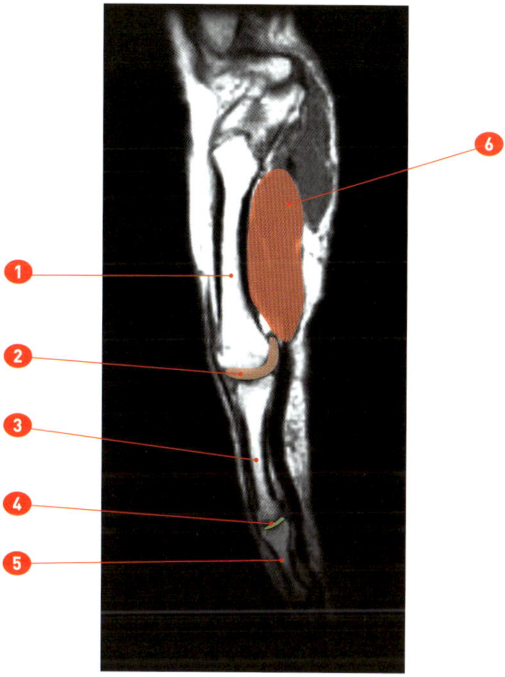


❶ 중수골 metacarpal bone
❷ MP 관절 MP joint
❸ 기본관절 proximal phalanx
❹ PIP 관절 PIP joint
❺ 중절골 middle phalanx
❻ 무지내전근 adductor pollicis muscle

**Guyon관**

Guyon관은 척골관이라고도 불리며, 척측은 두상골, 요측은 유구골구, 장측은 장측수근관인대, 배중측은 횡수근인대에서 형성되어 있으며, 내부에는 척골신경 · 척골동맥이 주행하고 있다. 이 부위의 외상이나 종류에서 척골신경이 압배되면, 수근관증후군이 된다.

# 상지 DSA 상완동맥 조영상

**독영의 요점**

- 주관절 굴측의 척측에는 상완동맥이 주행하고 있다. 박동 촉지가 용이하여 혈관경도 비교적 유지되어 있기 때문에 동맥 채혈은 시행하기 쉽다. 그러나 상완동맥에 함께 주행하고 정중신경이 주행하고 있기 때문에 신경장애 가능성에 유의할 필요가 있다.
- 신경장애를 피하기 위해서 동맥 채혈의 제1선택은 요골동맥 또는 대퇴동맥인 경우가 많은 것 같다.

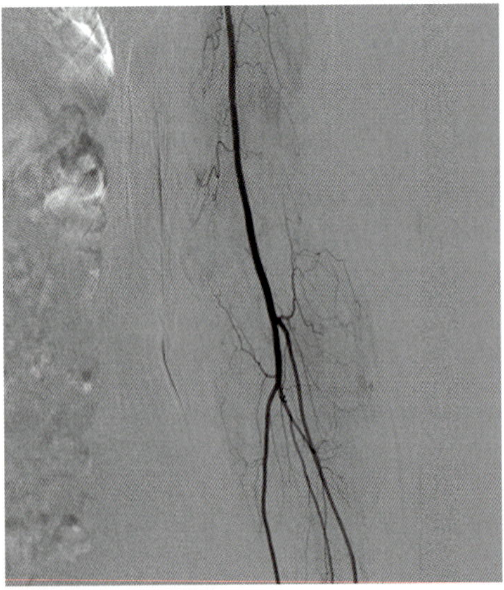

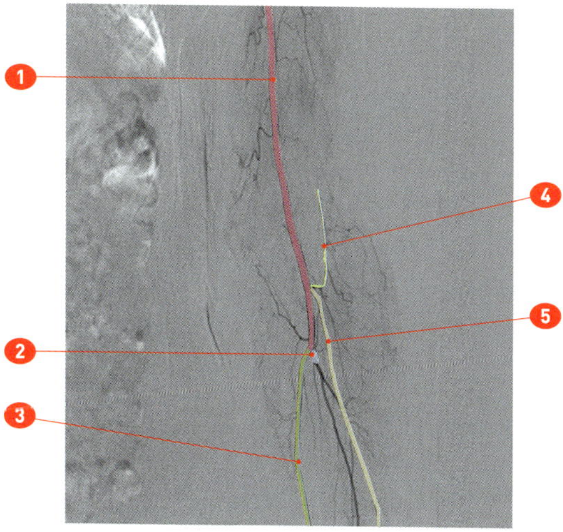


❶ 상완동맥 brachial artery
❷ 총골간동맥 common interosseous artery
❸ 척골동맥 ulnar artery
❹ 요측반회동맥 radial recurrent artery
❺ 요골동맥 radial artery

### Allen's test

Allen's test란 상지의 동맥폐색 유무를 확인하는 방법으로 요골동맥과 척골동맥을 용이하게 압박 구혈(驅血)한 상태에서 수관절 신전 배굴을 반복하면 손바닥은 창백해진다. 이때, 요골동맥측 또는 척골동맥측의 압박을 개방하여도 창백한 경우에는 Allen's test 양성이며, 동맥의 폐색 또는 선천적인 혈관 주행에 이상이 있다고 생각된다.

# 하지 XP 고관절 정면상

**독영의 요점**

- 단순 X선 촬영영상은 조직의 X선 흡수의 차이를 반영한 것이다. X선 흡수가 적은 조직은 검게 찍히며, 많은 조직은 하얗게 찍힌다. 구별할 수 있는 조직은 4종류 있으며, 공기, 지방, 연부조직(물), 뼈이다. 공기가 가장 검으며, 뼈가 가장 하얗다.

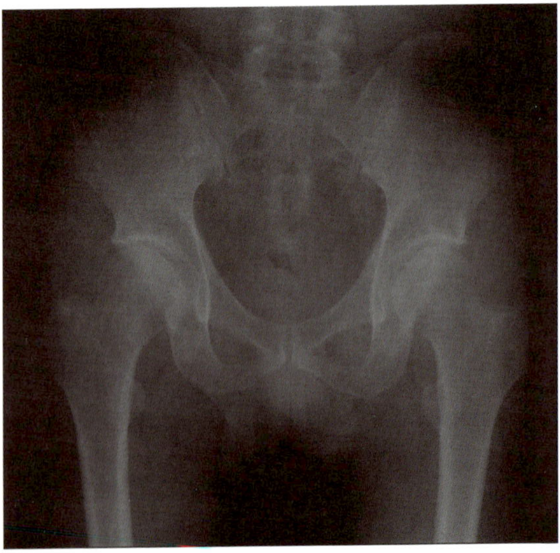

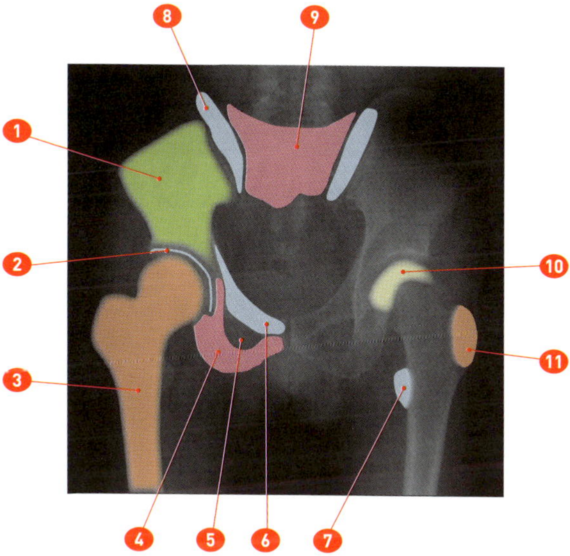


❶ 장골 ilium
❷ 관골구개 acetabular roof
❸ 대퇴골 femur
❹ 좌골 ischium
❺ 폐쇄공 obturator foramen
❻ 치골 pubis
❼ 소전자 lesser trochanter
❽ 천장관절 sacroiliac joint
❾ 천골 sacrum
❿ 내퇴골두 head of femur
⓫ 대전자 greater trochanter

**고관절 평가**

고관절 평가에는 정면상을 사용한다. 관골구개형성부전 정도나 골두의 아탈구 정도를 나타내는 sharp각이나 CE각의 계측은 정면상을 사용한다. 대퇴골두나 대퇴골경부 평가에는 필요에 따라서 측면상을 사용한다.

# 하지 XP 슬관절 정면상

## 독영의 요점

- 경골은 하퇴 내측에 위치하며, 비골은 하퇴 외측에 위치한다.
- 관절열극은 대퇴골내측과와 경골내측과, 대퇴골외측과와 경골외측과 사이 공간을 말한다. 변형성 관절증에서는 이 공간이 좁아지며, 관절열극의 협소와라고 표현한다.

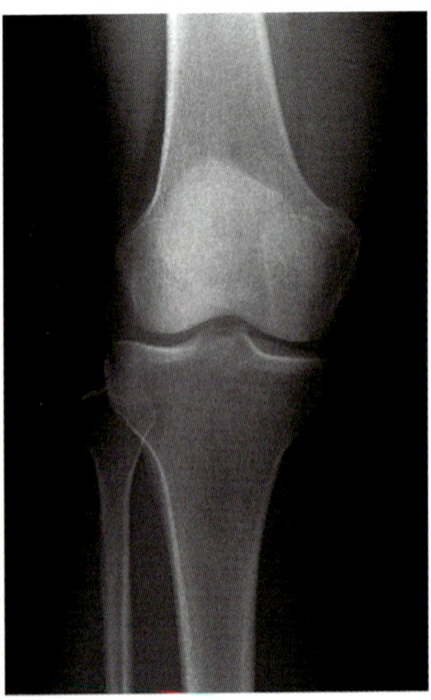

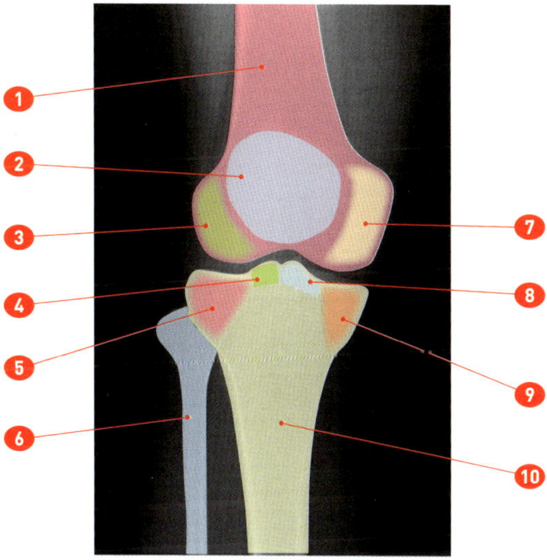


❶ 대퇴골 femur
❷ 슬개골 patella
❸ 대퇴골외측과 lateral condyle of femur
❹ 외측과간결절 lateral intercondylar tubercle
❺ 경골외측과 lateral condyle of tibia
❻ 비골 fibula
❼ 대퇴골내측과 medial condyle of femur
❽ 내측과간결절 medial intercondylar tubercle
❾ 경골내측과 medial condyle of tibia
❿ 경골 tibia

**슬관절 평가**

슬관절의 평가는 정면상, 측면상, 축사상을 사용한다. 축사상은 30°에서 60°의 굴곡위에서 촬영하며, 슬개 대퇴관절의 평가에 유용하다. 변형성 슬관절증 평가 시에는 필요에 따라 하중위 촬영을 사용한다. 대퇴골 원위부는 내측과, 외측과, 과간와로 구성된다. 경골은 내측과, 외측과, 과간융기로 구성된다.

# 하지 XP 슬관절 측면상

## 독영의 요점

- 슬개골이 위치하고 있는 쪽이 앞쪽이다. 측면상에서는 비골은 경골의 뒤쪽에 추출된다.
- 뼈 주위에 희미한 하얀색으로 보이는 것은 대퇴 및 하퇴의 근육과 피하지방이다. 이 주위에 검게 보이는 것이 공기이다.

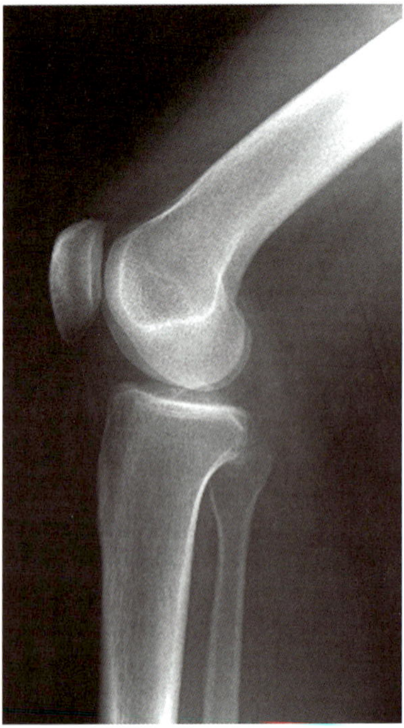

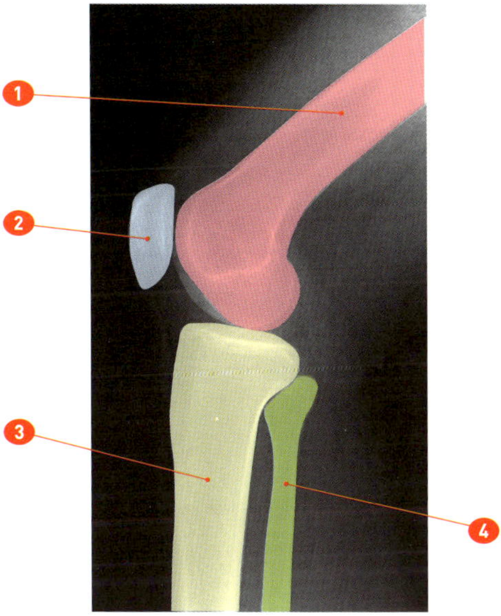


❶ 대퇴골 femur
❷ 슬개골 patella
❸ 경골 tibia
❹ 비골 fibula

**슬관절 측면상**

정면상에서만 병변이 확실하지 않는 경우가 있으며, 측면상과 병합한 평가가 바람직하다. 측면상은 대퇴골 내, 외측상과가 겹쳐지는 것처럼 촬영한다. 슬개골 평가에는 축사상이 유용하다. 관절강의 퍼짐이나 관절 활막 표면을 평가할 시에 관절조영을 시행한다.

# 하지 XP 하퇴 정면상

## 독영의 요점

- 골피질은 뼈의 외연을 따라 균질한 진한 하얀색의 음영이다.
- 소아에서는 골간단과 골단 사이에 성장판이 있다. 성인에서는 성장판은 폐쇄되며, 골단선이 된다. 골단선은 하얀 선으로 추출된다.

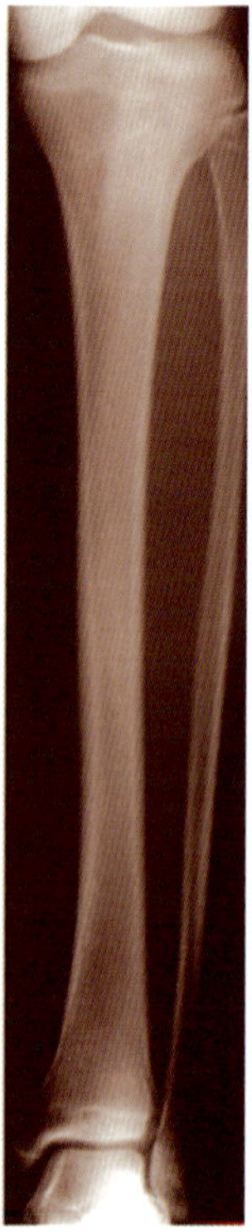

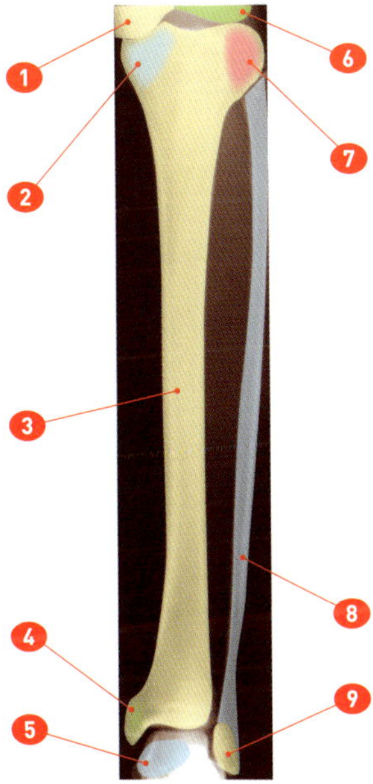




1. 대퇴골내측과 medial condyle of femur
2. 경골내측과 medial condyle of tibia
3. 경골체 shaft of tibia
4. 내과 medial malleolus
5. 거골 talus
6. 대퇴골외측과 lateral condyle of femur
7. 경골외측과 lateral condyle of tibia
8. 비골 fibula
9. 외과 lateral malleolus

**족관절 평가**

족관절의 평가에는 정면상, 내선위의 정면상, 측면상을 사용한다. 측부인대의 단열 평가의 필요에 따라 내반, 외반, 전방에 부하를 가하는 스트레스 손상을 시행한다. 정상 관절열극 폭은 내측이 3~4mm, 외측이 5mm로 2mm 이상의 차이는 이상이다.

# 하지 XP 발 정면상

## 독영의 요점

- 통풍은 제1지에 호발한다. 급성기에는 연부조직의 종창을 일으킨다. 만성기에서는 연부조직의 결절 상태의 종창과 골침식을 일으킨다. 골침식 주변에는 골경화상을 일으킨다는 점이나 골침식상 주변에 모자의 챙과 같은 뼈가 튀어나온다는 점이 관절류마티스와 감별점이 된다.

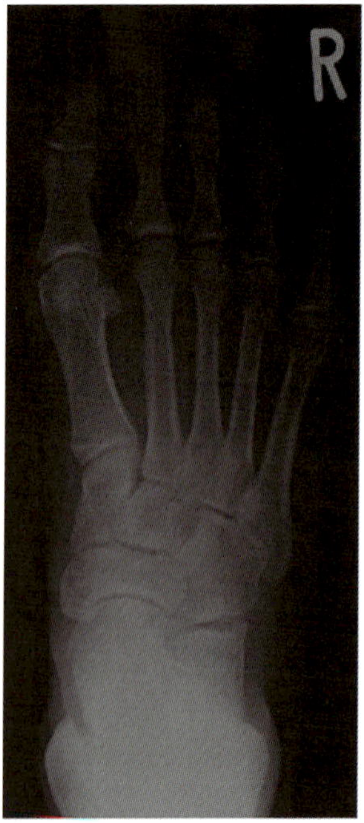

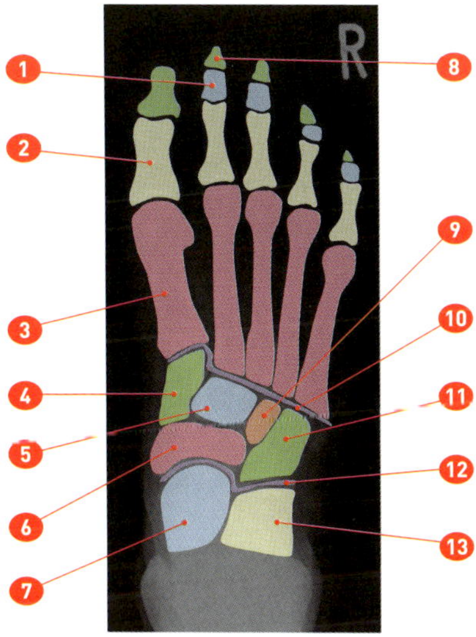


❶ 중절골 middle phalanx
❷ 기절골 phalanx prima
❸ 중족골 metatarsal bone
❹ 내측설상골 medial cuneiform bone
❺ 중간설상골 intermediate cuneiform bone
❻ 주상골(발) navicular bone
❼ 거골 talus
❽ 말절골 distal phalanx
❾ 외측설상골 lateral cuneiform bone
❿ 리스프랑관절 joint of Lisfranc
⓫ 입방골 cuboid bone
⓬ 쇼파르관절 joint of Chopart
⓭ 종골 calcaneus

**다리 평가**

다리 평가에는 정면상, 측면상, 내사위를 사용한다. 중족골과 설상골, 입방골, 주상골 사이를 리스프랑(Lisfranc)관절, 설상골, 입방골, 주상골과 거골, 종골 사이를 쇼파르(Chopart)관절이라고 한다. 종골 골절 평가 시에 사용하는 Böhler각의 평가에 측면상을 사용한다.

# 하지 MRI 고관절 수평단면상 1

## 독영의 요점

- MRI에서는 높은 조직 대조를 얻을 수 있다. 병변의 유무나 병변의 범위 평가, 병변의 질적 평가나 활동성 평가에 유용하다. T1 강조영상, T2 강조영상 외에도 지방 신호를 특이하게 낮추는 촬영방법이나 수분자의 확산능력을 영상화하는 방법 등, 여러 가지 촬영법이 있다.

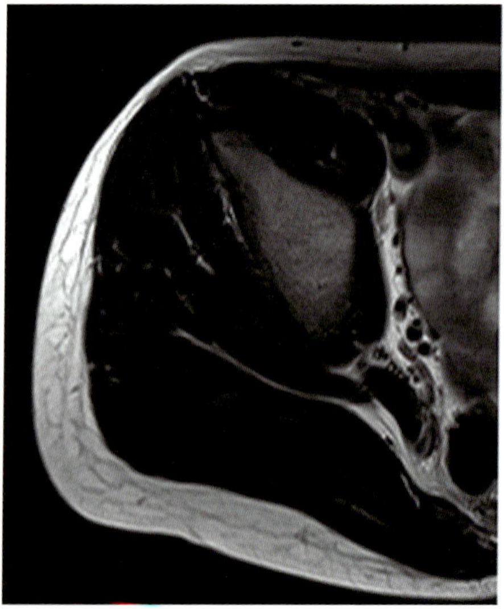

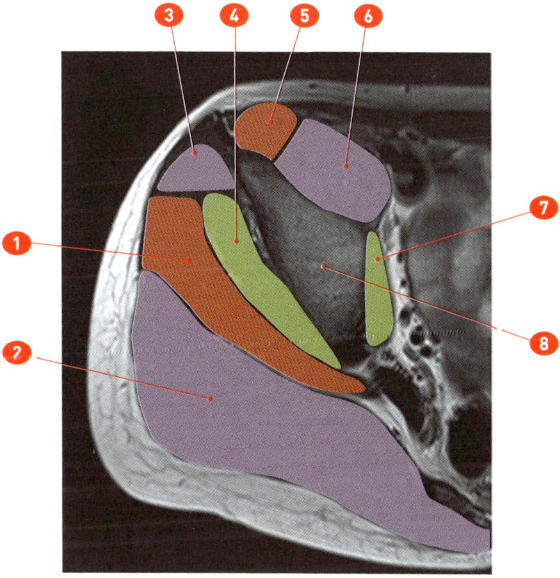


❶ 중둔근 gluteus medius muscle
❷ 대둔근 gluteus maximus muscle
❸ 대퇴근막장근 tensor fasciae latae muscle
❹ 소둔근 gluteus minimus muscle
❺ 봉공근 sartorius muscle
❻ 상요근 iliopsoas muscle
❼ 내폐쇄근 obturator internus muscle
❽ 장골 ilium

**봉공근, 대퇴근막장근**

봉공근은 상전장골가시에 부착되어 있다. 대퇴근막장근은 하전장골가시에 부착되어 있다. 둘 다 열리골절의 호발부위이다.

# 하지 MRI 고관절 수평단면상 2

**독영의 요점**

- MRI에서 하얗게 찍히는 것을 고신호, 검게 찍히는 것을 저신호라고 한다. 지방은 T1 강조영상에서 고신호를 띤다. 근육은 T1 강조영상 및 T2 강조영상에서 저신호를 띤다. 골수에서 지방수는 T1 강조영상 및 T2 강조영상에서 고신호를 띤다.

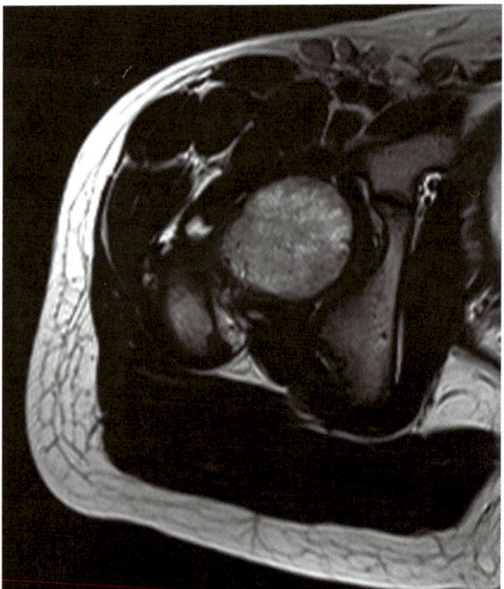

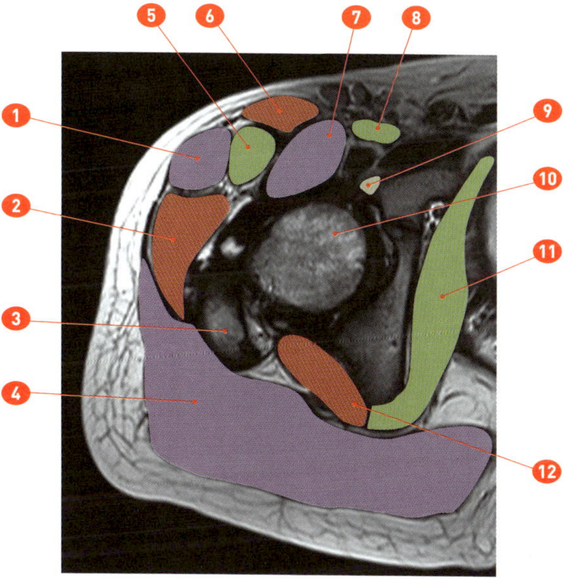


❶ 대퇴근막장근 tensor facsciae latae muscle
❷ 중둔근 gluteus medius muscle
❸ 대전자 greater trochanter
❹ 대둔근 gluteus maximus muscle
❺ 대퇴직근 rectus femoris muscle
❻ 봉공근 sartorius muscle
❼ 장요근 iliopsoas muscle
❽ 대퇴동정맥 femoral artery and vein
❾ 관절순 acetabular labrum
❿ 대퇴골두 head of femur
⓫ 내폐쇄근 obturator internus muscle
⓬ 대퇴방형근 quadratus femoris muscle

**관절순**

정상 관절순의 단면은 삼각형으로 균일하게 저신호를 띤다. 관절순 평가 필요에 따라서 MR 관절조영을 사용한다.

# 하지 MRI 주관절 수평단면상 3

## 독영의 요점

- 염증성 변화나 종양성 병변은 T1 강조영상에서 저신호, T2 강조영상에서 고신호를 띠는 경우가 많다. 그러나 비특이적인 소견이며, 진단에는 임상증상이나 타 검사와 함께 종합적인 판단이 필요하다.

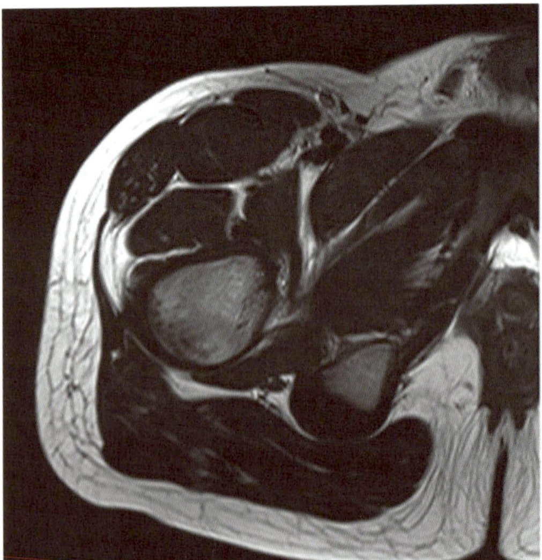

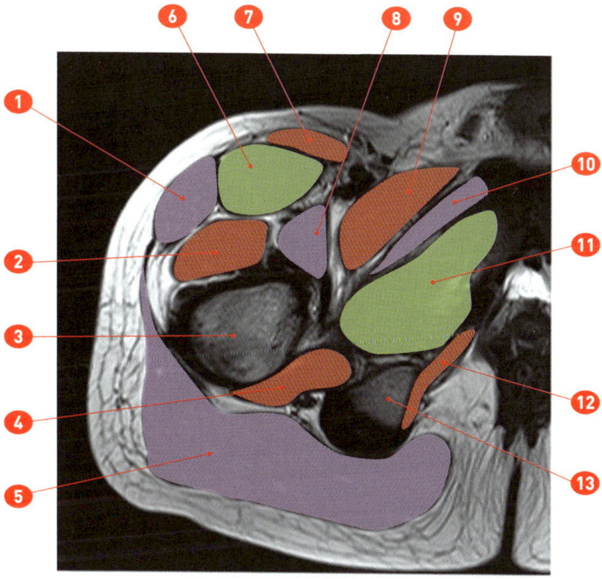


❶ 대퇴근막장근 tensor fasciae latae muscle
❷ 외측광근 vastus lateralis muscle
❸ 대퇴골 femur
❹ 대퇴방형근 quadratus femoris muscle
❺ 대둔근 gluteus maximus muscle
❻ 대퇴직근 rectus femoris muscle
❼ 봉공근 sartorius muscle
❽ 장요근 iliopsoas muscle
❾ 치골근 pectineus muscle
❿ 단내전근 adductor brevis muscle
⓫ 외폐쇄근 obturator externus muscle
⓬ 내폐쇄근 obturator internus muscle
⓭ 좌골결절 ischial tuberosity

**반막양근, 반건양근, 대퇴이두근, 장요근**

좌골결절에 반막양근, 반건양근, 대퇴이두근이 부착되어 있다. 장요근은 소결절에 부착되어 있다. 둘 다 열리골절의 호발부위이다.

# 하지 MRI 주관절 관상단면상

**독영의 요점**

- 대퇴골두괴사는 괴사 2~3개월 후부터 영상 상에서 병변이 출현한다. 괴사에 특이한 소견으로는 band pattern이 있다. 이것은 T1 강조영상에서 괴사부위와 정상골은 고신호를 띠며, 경계 부분은 저신호가 된다. 또한 T2 강조영상에서 괴사부 변연에 고신호와 저신호의 2중선이 확인되는 double line sign이 있다.

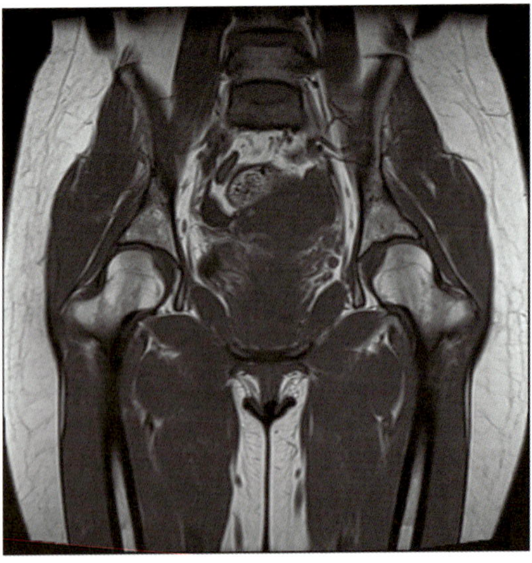

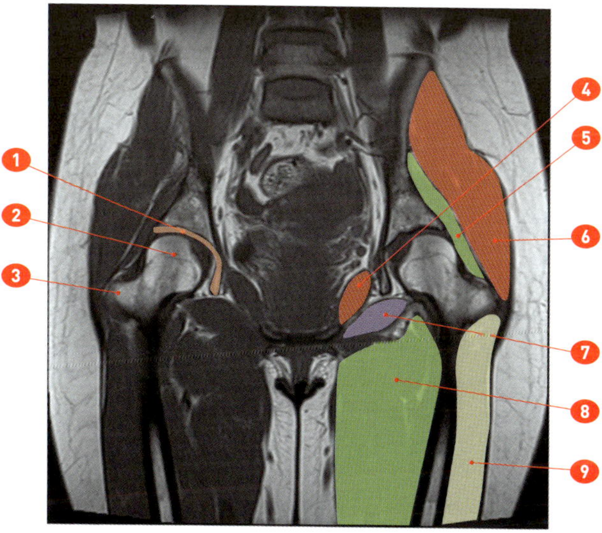




1 관골구개 acetabular roof
2 대퇴골두 head of femur
3 대전자 greater trochanter
4 내폐쇄근 obturator internus muscle
5 소둔근 gluteus minimus muscle
6 중둔근 gluteus medius muscle
7 외폐쇄근 obturator externus muscle
8 내전근군 adductor muscles
9 외측광근 vastus lateralis muscle

**소둔근, 중둔근, 이상근**

소둔근, 중둔근, 이상근은 대전자에 부착되어 있다. 열리골절의 호발부위이다.

# 하지 MRI 고관절 시상단면상

## 독영의 요점

- 둔근군이 추출되어 있는 쪽이 뒤쪽이다. 염증은 T2 강조영상으로 고신호를 나타내는 경우가 많다. 지방억제 영상을 병용함에 따라 지방 신호가 억제된 저신호가 되기 때문에 염증에 의한 고신호 부분이 강조되어 평가가 용이해진다.

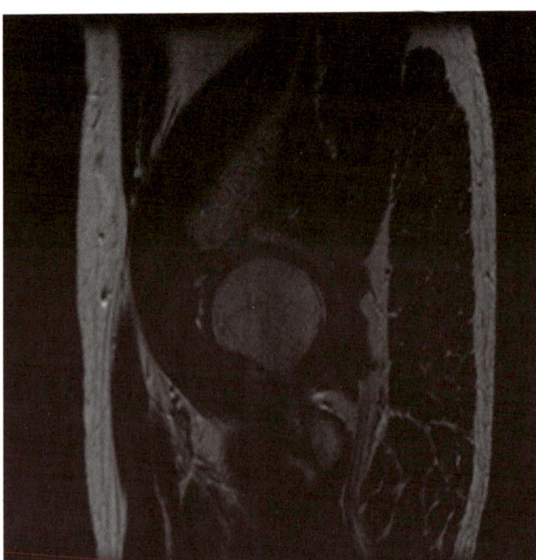

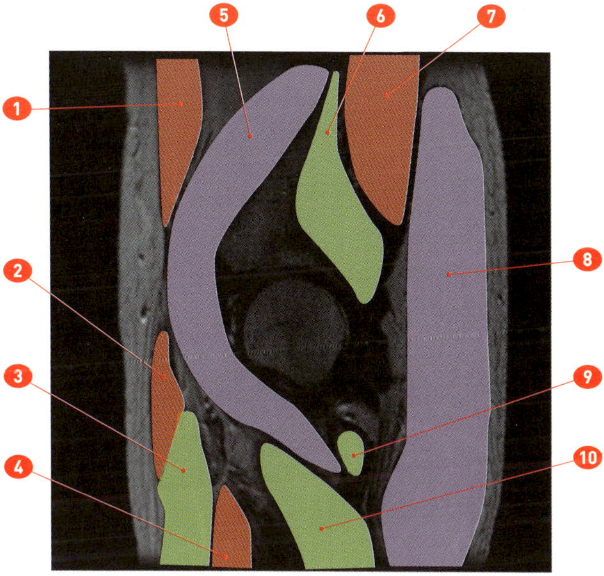


❶ 복직근 rectus abdominis muscle
❷ 봉공근 sartorius muscle
❸ 대퇴직근 rectus femoris muscle
❹ 중간광근 vastus intermedius muscle
❺ 장요근 iliopsoas muscle
❻ 소둔근 gluteus minimus muscle
❼ 중둔근 gluteus medius muscle
❽ 대둔근 gluteus maximus muscle
❾ 소전자 lesser trochanter
❿ 대내전근 adductor magnus muscle

**장요근**

장요근은 소전자에 부착되어 있다. 열리골절의 호발부위이다. 시상단면은 뼈나 근육에 생긴 염증이나 종양의 전체상 파악에 유용하지만, 주위의 침윤 등 상세한 평가를 위하여 다단면에서의 관찰이 중요하다.

# 하지 MRI 대퇴 수평단면상 1

## 독영의 요점

- 자주 볼 수 있는 연부 종양으로 지방종이 있다. 지방종은 양성 연부 종양이다. T1 강조영상 및 T2 강조영상에서 지방과 비슷한 정도의 고신호를 띤다. 지방은 지방억제 영상에 의해 신호가 억제되어 저신호가 된다. 근육층 내에 침윤하는 것은 재발하기 쉽고, 다단면에서의 침윤 평가가 필요하다.

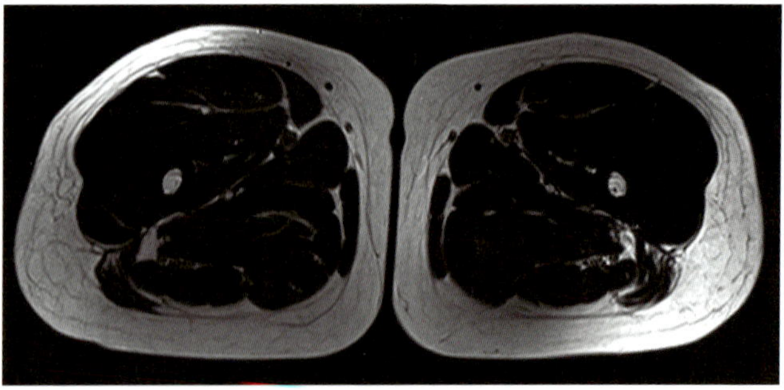

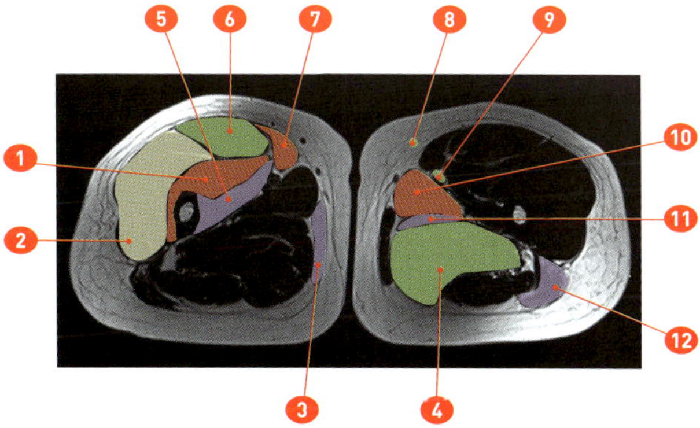




1. 중간광근 vastus intermedius muscle
2. 외측광근 vastus lateralis muscle
3. 박근 gracilis muscle
4. 대내전근 adductor magnus muscle
5. 내측광근 vastus medialis muscle
6. 대퇴직근 rectus femoris muscle
7. 봉공근 sartorius muscle
8. 대복재정맥 great saphenous vein
9. 대퇴동맥 femoral artery
10. 장내전근 adductor longus muscle
11. 단내전근 adductor brevis muscle
12. 대둔근 gluteus maximus muscle

**대퇴사두근**

대퇴근육은 크게 전측, 후측, 내측으로 나뉜다. 전측은 천층에서 봉공근, 대퇴직근, 내측광근, 중간광근, 외측광근으로 구성된다. 그 중에 대퇴직근 내측광근, 중간광근, 외측광근을 합쳐서 대퇴사두근이라고 하며, 슬관절 기능에 중요한 역할을 한다. 내측은 천층에서 박근, 장내전근, 단내전근, 대내전근으로 구성된다.

# 하지 MRI 대퇴 수평단면상 2

## 독영의 요점

- 자주 볼 수 있는 연부 종양으로 혈관종이 있다. MRI에서는 T1 강조영상 및 T2 강조영상에서 고신호를 나타내는 경우가 많다. 단순 X선이나 CT에서의 정맥 석양 석회화나 주변에서 중심부로 향하는 조영 효과는 혈관종을 시사하는 소견이다.

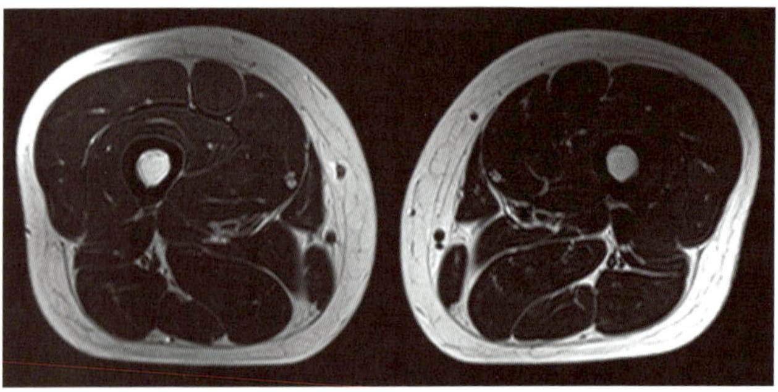

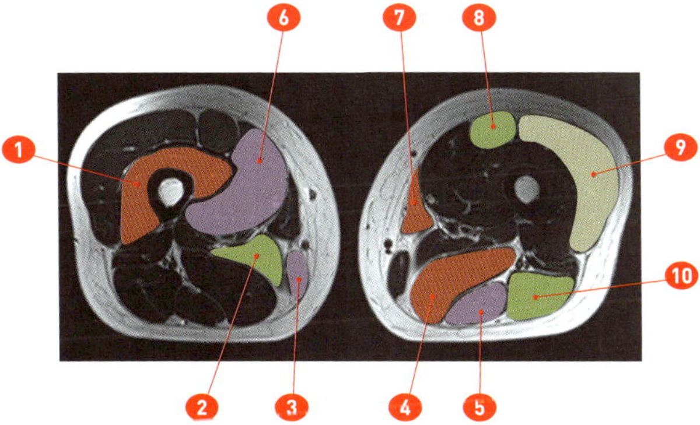




1. 중간광근 vastus intermedius muscle
2. 대내전근 adductor magnus muscle
3. 박근 gracilis muscle
4. 반막양근 semimembranosus muscle
5. 반선양근 semitendinosus muscle
6. 내측광근 vastus medialis muscle
7. 장내전근 adductor longus muscle
8. 대퇴직근 rectus femoris muscle
9. 외측광근 vastus lateralis muscle
10. 대퇴이두근 biceps femoris muscle

**햄스트링(hamstring)**

대퇴 뒤쪽 근육은 천층부터 외측은 대퇴이두근, 내측은 반건양근, 심층은 반막양근으로 구성되며, 이를 합쳐서 햄스트링이라고 부른다.

# 하지 MRI 대퇴 관상단면상

## 독영의 요점

- 악성 골종양 중, 전이성 골종양은 원발소에 의해 여러 가지 영상을 띤다. 크게 용골형과 조골형으로 나뉜다. 조골형의 대표는 전립선암이지만, 유방암, 위암에서도 조골형을 띠는 경우가 있다. 대퇴부에서는 혈류가 풍부한 대퇴골 경부에 호발한다.

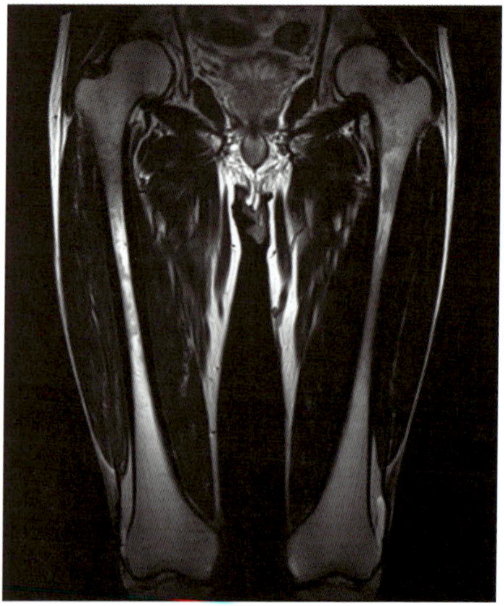

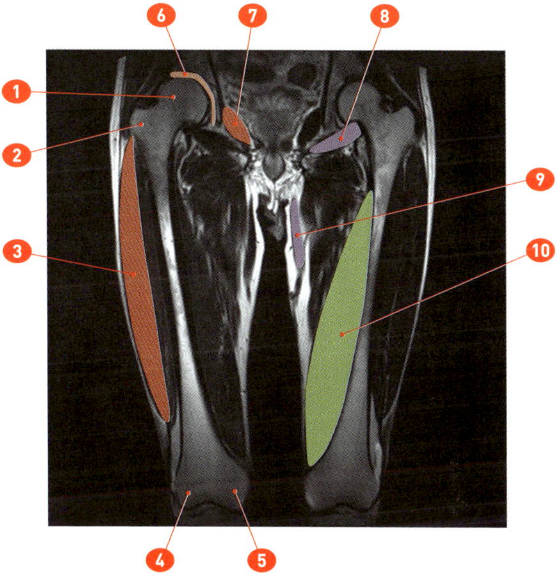


❶ 대퇴골두 head of femur
❷ 대전자 greater trochanter
❸ 외측광근 vastus lateralis muscle
❹ 대퇴골외측과 lateral condyle of femur
❺ 대퇴골내측과 medial condyle of femur
❻ 관골구개 acetabular roof
❼ 내폐쇄근 obturator internus muscle
❽ 외폐쇄근 obturator externus muscle
❾ 박근 gracilis muscle
❿ 내전근군 adductor muscles

**둔부근**

둔부의 근육은 크게 천층과 심층으로 나뉜다. 천층 중에 가장 표층에 존재하는 것이 대둔근, 대퇴근막장근에서 심층은 중둔근, 소둔근에 의해 구성된다. 심층은 폐쇄공에서 내폐쇄근, 외폐쇄근이 생기며, 그 외에 이상근, 상쌍자근, 하쌍자근 등으로 구성된다.

## 하지 MRI 무릎 수평단면상 1

**독영의 요점**

- 지방억제 양자밀도강조영상이다. 십자인대나 반월판과 주위 조직의 대조를 명확히 나타낸 영상이다. 슬개골이 추출되어 있는 측이 앞쪽이다.
- 내측측부인대 단열은 수평단에서는 인대 주위에 혈종이나 부종에 의한 고신호가 출현된다. 주위의 내측광근 근막을 따라서 고신호를 볼 수 있는 경우도 있다.

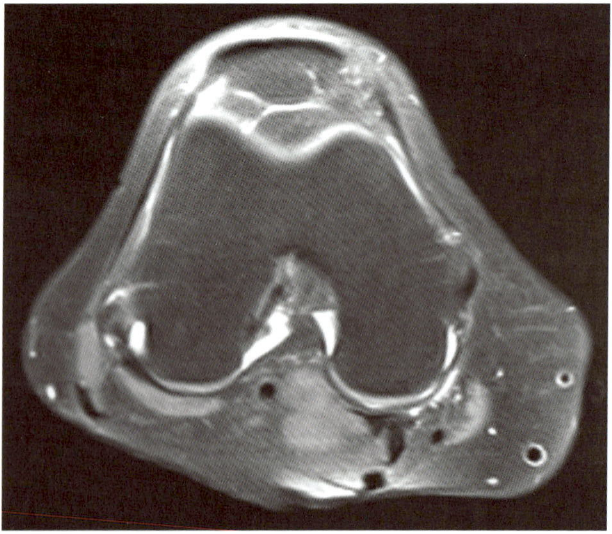

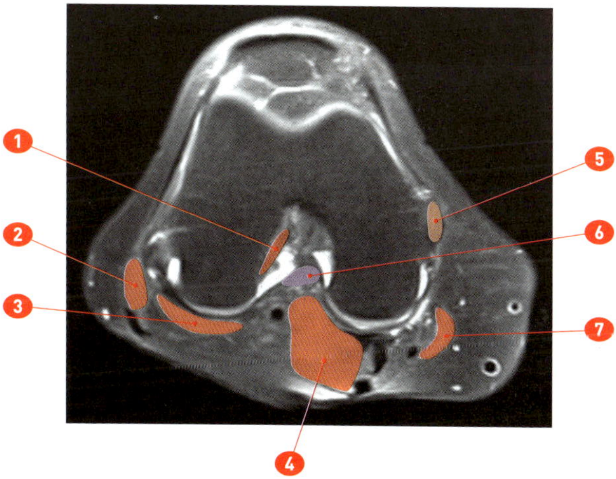


1. 전십자인대 anterior cruciate ligament
2. 대퇴이두근 biceps femoris muscle
3. 비복근외측두 lateral head of gastrocnemius muscle
4. 비복근내측두 medial head of gastrocnemius muscle
5. 내측측부인대 tibial collateral ligament
6. 후십자인대 posterior cruciate ligament
7. 봉공근 sartorius muscle

**내측측부인대**

내측측부인대는 대퇴골내측과에 부착되어 있다. 열리골절의 호발부위이다. 내측측부인대 손상은 무릎의 인대 손상 중에서는 가장 빈도가 높다. 하퇴의 외반에 의해 생기는 경우가 많다.

# 하지 MRI 무릎 수평단면상 2

**독영의 요점**

- 반월판 단열은 반월판 내에 관절면에 달하는 고신호를 확인하는 진단이다. 수평단면에서 단열 전체 모습이 보이는 경우는 적지만, 단열되어 있는 경우, 반월판의 형태가 소실된다. 다방향에서 관찰하는 것이 중요하다.

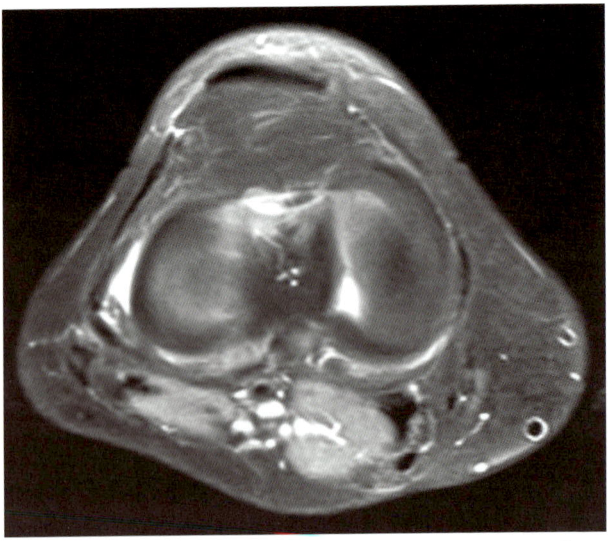

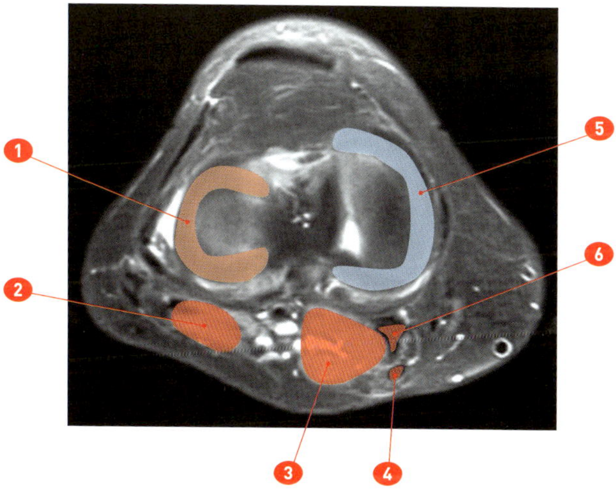


❶ 외측반월 lateral meniscus
❷ 비복근외측두 lateral head of gastrocnemius muscle
❸ 비복근내측두 medial head of gastrocnemius muscle
❹ 반건양근(건) semitendinosus muscle(tendon)
❺ 내측반월 medial meniscus
❻ 반막양근(건) semimembranosus muscle(tendon)

**내측 반월판, 슬와낭포**

내측 반월판은 C자 형태를 띠며 외측 반월판은 O자 형태를 띤다. 슬와낭포(Bler 낭포)는 비복근내측두와 반막양근의 간극을 통하여 골액포로 진전한 것이다.

# 하지 MRI 무릎 관상단면상 1

**독영의 요점**

- 외측측부인대는 무릎의 4개 인대 중 가장 손상 빈도가 낮다. 손상된 경우, 인대 연속성의 소실이나 주위 유종이나 출혈성 변화로 고신호가 출현한다.

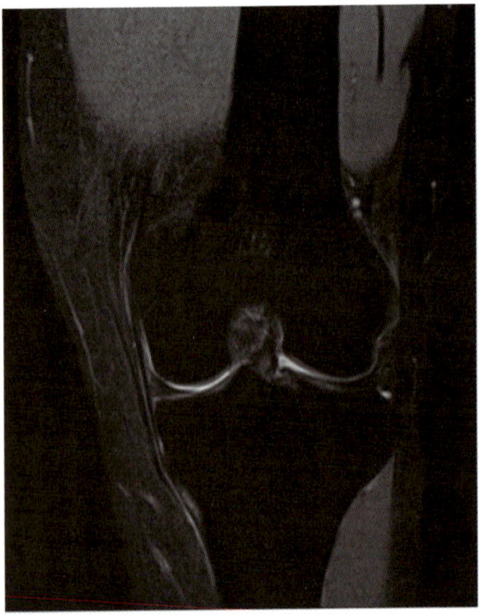

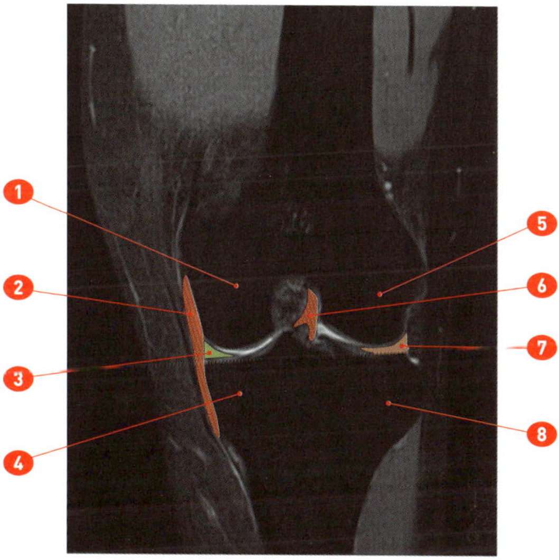


1. 대퇴골내측과 medial condyle of femur
2. 내측측부인대 tibial collateral ligament
3. 내측반월 medial meniscus
4. 경골내측과 medial condyle of tibia
5. 대퇴골외측과 lateral condyle of femur
6. 전십자인대 anterior cruciate ligament
7. 외측반월 lateral meniscus
8. 경골외측과 lateral condyle of tibia

**반월판**

반월판의 폭은 9~12mm로 높이는 5~6mm이다. 내측반월판은 전각이랑 비교하여 후각 쪽이 폭이 넓고 높다. 외측반월판은 전각과 후각에서 폭, 높이는 비슷한 정도이다. T2 강조영상이나 양자밀도강조영상에서의 반월판 내의 고신호 감별에 반월판 단열과 생리적인 변성이 있다. 고신호가 반월판 표면에 도달해 있으면, 반월판 단열로 생각할 수 있다.

# 하지 MRI 무릎 관상단면상 2

**독영의 요점**

- 경골 외측 주변에 생기는 종방향의 미세한 열리골절을 Segond골절이라고 한다. 거의 모든 증례에서 전십자인대의 손상을 수반한다고 알려져 있다. 영상 상에서는 경골 외측 주변에 고신호가 보이며, 전십자인대의 단열이 보일 수 있다.

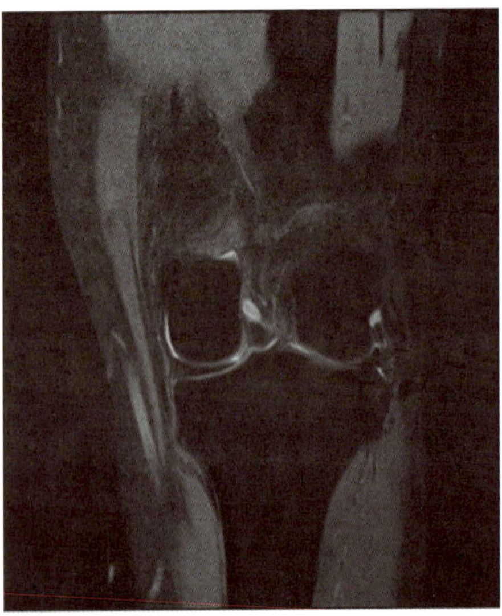

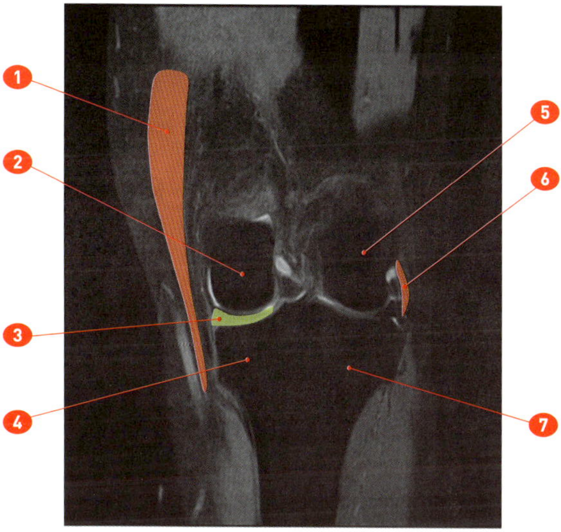




❶ 봉공근 sartorius muscle
❷ 대퇴골내측과 medial condyle of femur
❸ 내측반월 medial meniscus
❹ 경골내측과 medial condyle of tibia
❺ 대퇴골외측과 lateral condyle of femur
❻ 외측측부인대 lateral collateral ligament
❼ 경골외측과 lateral condyle of tibia

### Unhappy triad

내측측부인대는 대퇴골의 내측상과에서 일어나서, 경골내측과의 내측연과 후연에 도달한다. 외측측부인대는 대퇴골의 외측상과에서 일어나서 비골두에 도달한다. 내측측부인대 단열과 전십자인대 단열, 내측반월판 손상이 동시에 일어나는 것을 unhappy triad라고 한다.

# 하지 MRI 무릎 시상단면상 1

**독영의 요점**

- 십자인대 단열은 연속성이 소실되어 인대가 종창되고, 고신호를 띤다.
- 무릎의 4개 인대 중, 후십자인대에 비해 가늘고, 부착부가 작다는 점이 원인이다.

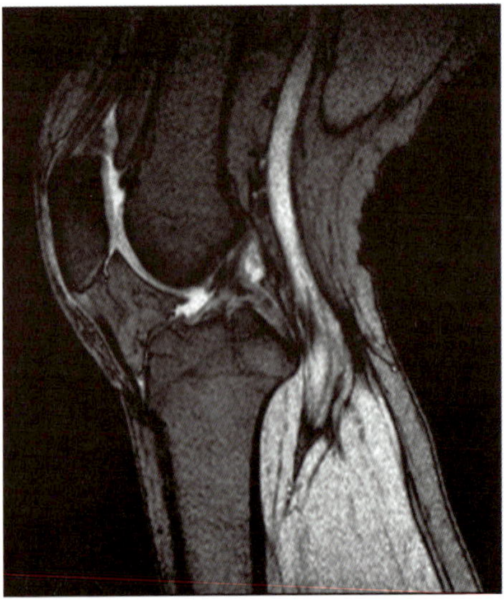

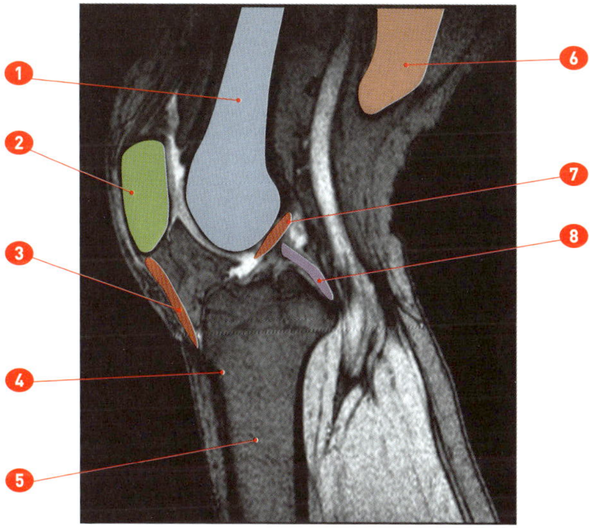


1. 대퇴골 femur
2. 슬개골 patella
3. 슬개인대 patellar ligament
4. 경골조면 tuberosity of tibia
5. 경골 tibia
6. 반막양근 semimembranosus muscle
7. 전십자인대 anterior cruciate ligament
8. 후십자인대 posterior cruciate ligament

**전십자인대, 후십자인대, 슬개인대**

전십자인대, 후십자인대를 추출하기 위해서는 촬영 시에 무릎을 경도로 굴곡시킨다. 전십자인대는 경골과간부의 전내측에서 생겨 비스듬히 후외방으로 상행하여 대퇴골외측과 내측부에 붙는다. 슬개인대는 경골조면에 부착한다. 열리골절의 호발부위이다.

# 하지 MRI 무릎 시상단면상 2

## 독영의 요점

- 후십자인대는 굳어있기 때문에 무릎의 4개 인대 중에서 손상은 적다. 교통외상을 원인으로 하는 것이 많다고 알려져 있다. 인대의 연속성이 유지되지 못하는 경우를 완전단열, 인대의 연속성이 유지되는 경우를 불완전단열이라고 한다, 불완전단열에서는 인대 내부에 고신호를 볼 수 있는 경우가 많다.

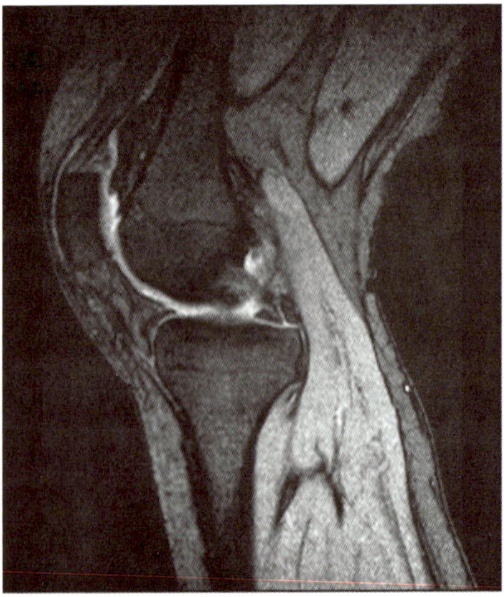

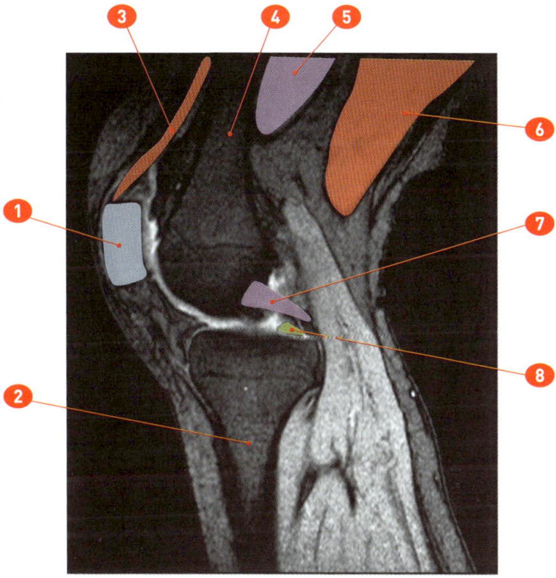




❶ 슬개골 patella
❷ 경골 tibia
❸ 대퇴사두근건 quadriceps tendon
❹ 대퇴골 femur
❺ 내측광근 vastus medialis muscle
❻ 반막양근 semimembranosus muscle
❼ 후십자인대 posterior cruciate ligament
❽ 내측반월 medial meniscus

**후십자인대**

후십자인대는 결골과간부의 후외측에서 일어나서 전십자인대 뒤쪽을 비스듬히 전내 방향을 향하여 상행하며, 대퇴골내측과의 외측면 전부에 도달한다. 십자인대 관찰에는 시상단면이 유용하다고 생각되지만, 상세한 평가를 위해 다단면에서의 관찰이 중요하다.

# 하지 MRI 하퇴 수평단면상 1

## 독영의 요점

- 골종양의 대부분은 T1 강조영상에서 저신호, T2 강조영상에서 고신호를 띤다.
- 골종양은 연령, 부위에 따라서 종양의 호발부위가 있다. 부위는 골간, 골간단, 골단으로 나뉜다.
- 골간부에서 양성은 섬유성 이형성, 악성은 Ewing육종, 악성림프종, 다발성 골수종, 연골육종 등이 있다.

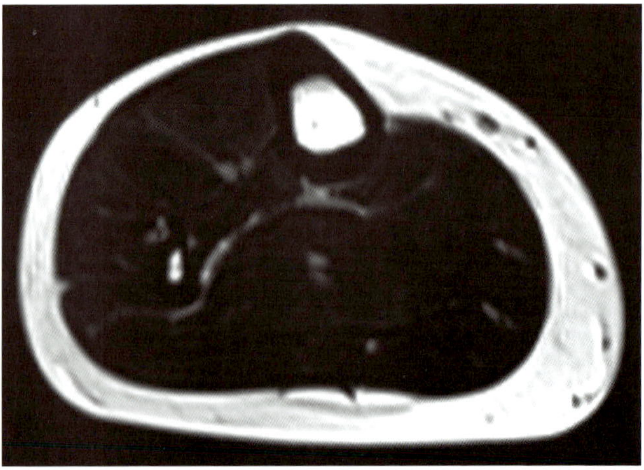

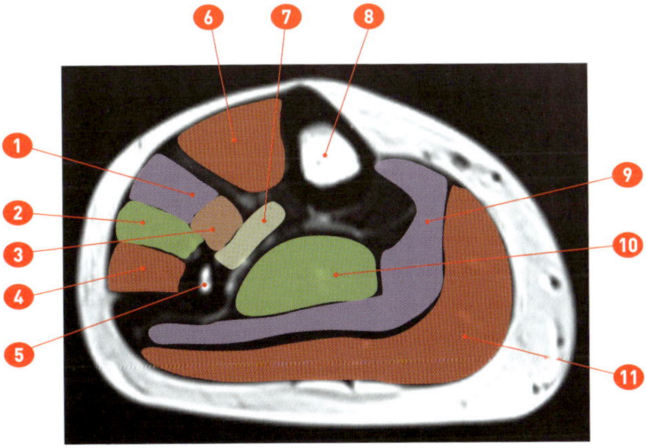


❶ 장지신근 extensor digitorum longus muscle
❷ 단비골근 peroneus brevis muscle
❸ 장무지신근 extensor hallucis longus muscle
❹ 장비골근 peroneus longus muscle
❺ 비골 fibula
❻ 전경골근 tibialis anterior muscle
❼ 후경골근 tibialis posterior muscle
❽ 경골 tibia
❾ 가자미근 soleus muscle
❿ 장무지굴근 flexor hallucis longus muscle
⓫ 비복근 gastrocnemius muscle

**하퇴근**

하퇴근은 크게 전측, 외측, 후측으로 나뉜다. 전측은 내측이 전경골근, 장무지신근, 외측이 장지신근로 구성된다. 후측은 표층이 비복근, 가자미근, 심층이 후경골근, 장지굴근, 장무지굴근으로 구성된다. 비복근, 가자미근은 합쳐서 아킬레스건이 되어 종골에 부착된다.

# 하지 MRI 하퇴 수평단면상 2

## 독영의 요점

- 화농성관절염은 대부분은 골간단의 혈행성 감염에 의해 생긴다. 관절액체 저류, 관절 주위의 봉와직염, 골수의 반응성 변화는 모두 다 T2 강조영상에서 고신호를 띤다. MRI에서는 단순 X선에서 소견이 출현되기 전에 감염증의 평가를 시행할 수 있다.

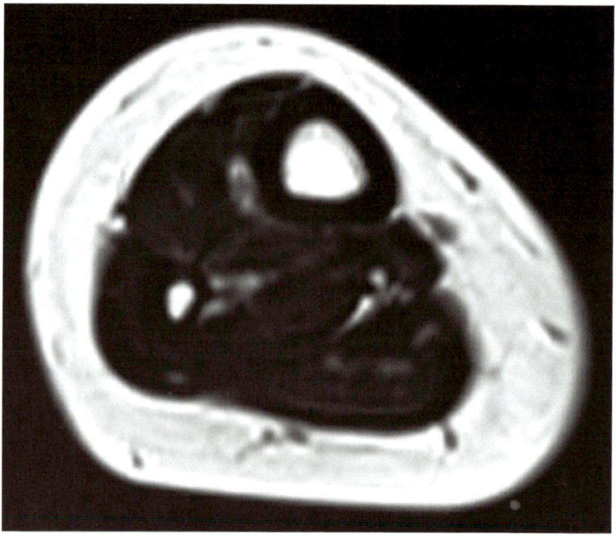

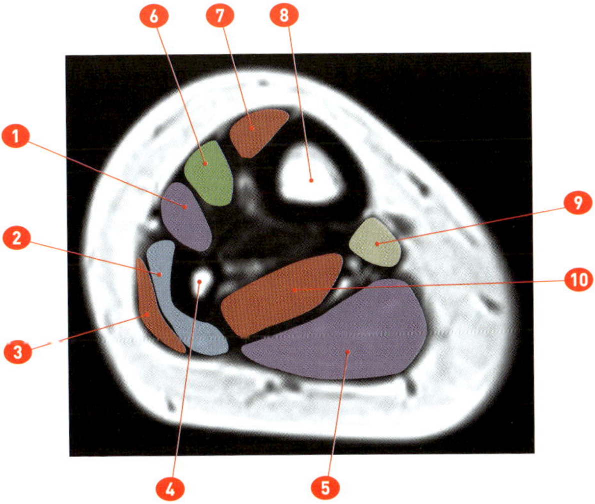


1 장지신근 extensor digitorum longus muscle
2 단비골근 peroneus brevis muscle
3 장비골근 peroneus longus muscle
4 비골 fibula
5 가자미근 soleus muscle
6 장지신근 extensor digitorum longus muscle
7 전경골근 tibialis anterior muscle
8 경골 tibia
9 장지굴근 flexor digitorum longus muscle
10 장무지굴근 flexor hallucis longus muscle

**장비골근, 단비골근**

하퇴근의 외측은 천층이 장비골근, 심층이 단비골근으로 구성된다. 모두 비골에서 생겨나 다리의 외측연에 도달한다. 수평단면은 염증이나 종양의 진전 범위에 대한 상세 평가에 유용하다고 생각되지만, 전체상 파악을 위해서는 다단면에서의 관찰도 중요하다.

# 하지 MRI 하퇴 관상단면상

**독영의 요점**

- 변형성 관절증은 관절연골의 형태적, 생화학적 변화에 잇달아 발생하여 생기는 뼈의 파괴와 증식성 변화이다. 고관절이나 슬관절에서 많이 볼 수 있다. 단순 X선 촬영에서는 골가시의 형성이나 관절열극의 협소화 평가를 시행할 수 있다. MRI에서는 관절연골의 추출이 가능하며, 조기 진단이나 치료 효과 판정이 연구되고 있다.

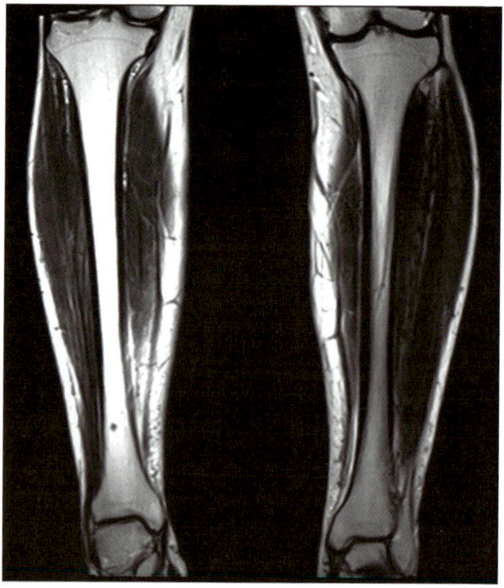

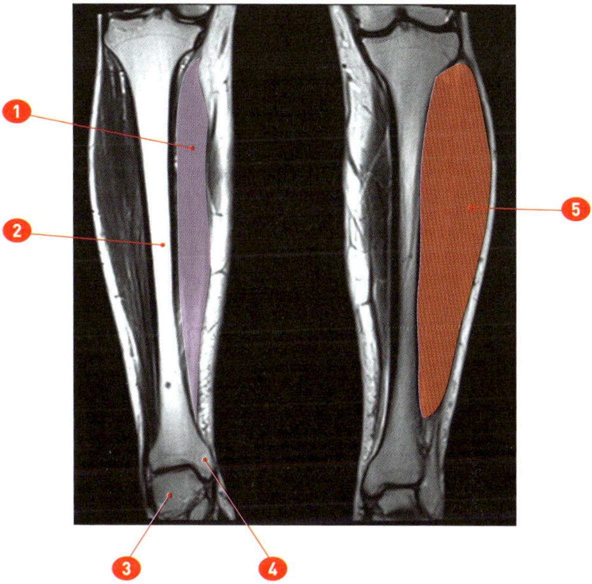


❶ 가자미근 soleus muscle
❷ 경골 tibia
❹ 거골 talus
❹ 내과 medial malleolus
❺ 전경골근 tibialis anterior muscle

**장지굴근, 장무지굴근**

장지굴근은 경골에서 생겨나 제2~5지 말절골저에 붙는다. 장무지굴근은 비골에서 생겨나 제1지 말절골저에 붙는다. 염증이나 종양의 전체상 파악으로 관상단면이나 시상단면이 유용하지만, 상세한 평가를 위해서는 다단면 관찰이 중요하다.

# 하지 MRI 다리 수평단면상

## 독영의 요점

- 대부분의 원발성 골종양은 대사가 활발한 골간단부에 발생한다.
- 골단부에 호발하는 종양으로 연골 아세포종, 골 내 갱그리온(ganglion) 등이 있다. 골간단에서 진전하여 골단으로 호발되는 종양으로 거골 세포종, 동맥류 양골 낭종 등이 있다.
- MRI는 내부성 상태의 평가나 종양의 진전 범위 평가에 우수하다.

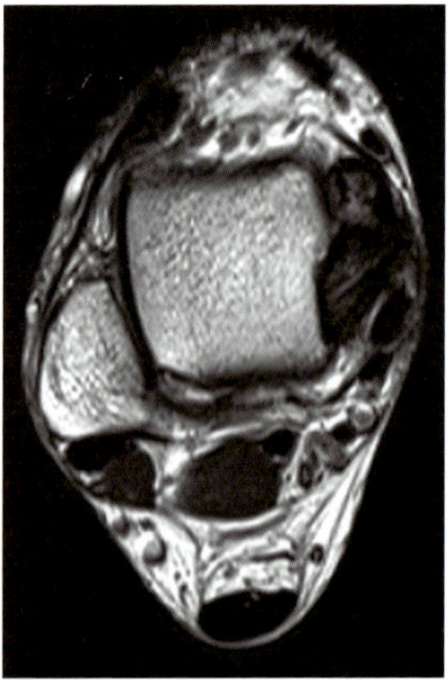

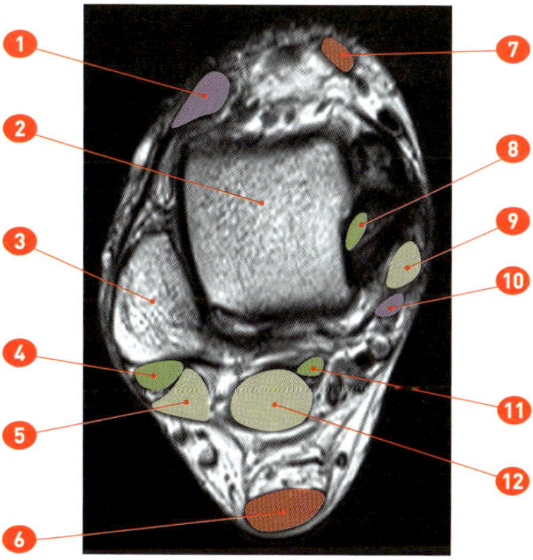


1. 장지신근건 tendon of extensor digitorum longus muscle
2. 거골 talus
3. 비골 fibula
4. 장비골근 peroneus longus muscle
5. 단비골근 peroneus brevis muscle
6. 아킬레스건 achilles tendon
7. 전경골근건 tendon of tibialis anterior muscle
8. 삼각인대(내측인대) deltoid ligament(medial ligament)
9. 후경골근건 tendon of tibialis posterior muscle
10. 장지굴근건 tendon of flexor digitorum longus muscle
11. 장무지굴근건 tendon of flexor hallucis longus muscle
12. 장무지굴근 flexor hallucis longus muscle

**삼각인대, 장비골근, 단비골근**

삼각인대(내측인대)는 천층과 심층으로 나뉜다. 천층은 전경거인대, 경단인대, 결종인대, 후경거인대로 구성된다. 심층의 내측관절포를 덮는 일부는 유합되어 있다. 장비골근은 비골 위 2/3에서 생겨나 제1중족골저, 내측설상골에 부착된다. 단비골근은 비골 아래 2/3부터 일어나 제5중족골족저에 부착된다.

# 하지 MRI 다리 관상단면상

**독영의 요점**

- 이단성 골연골염은 연골하골에 발생하는 특수한 골괴사이다. 호발부위는 무릎, 다리(거골 내측 상부 또는 외측 상부), 주관절이다. MRI에서는 연골하골의 추출이 가능하며, 연골하골의 국한성의 이상 신호나 결 손상 등 X선 영상에서는 이상이 없는 시기에서 진단이 가능하다.

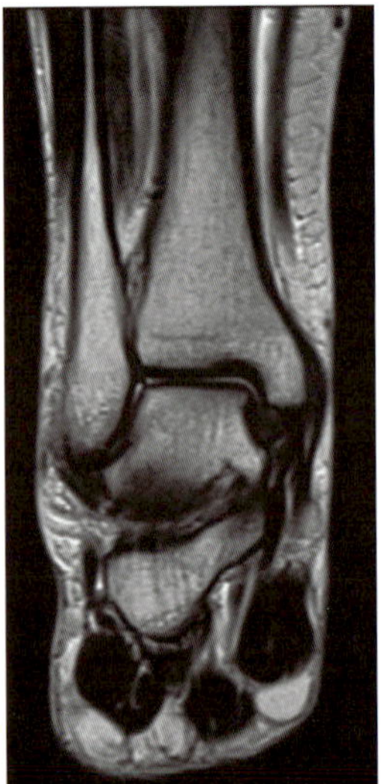

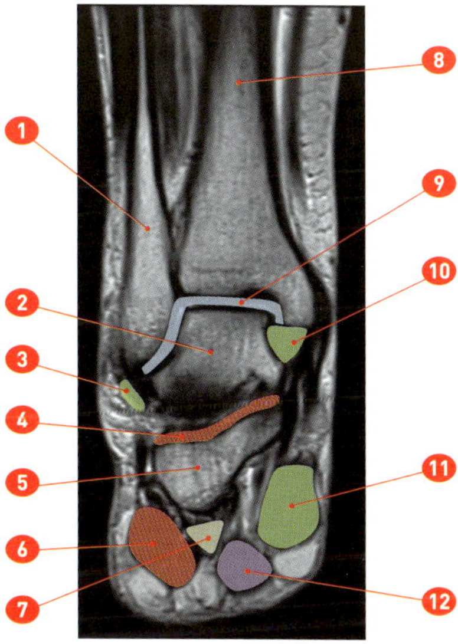


❶ 비골 fibula
❷ 거골 talus
❸ 종비인대 calcaneofibular ligament
❹ 거골하관절 subtalar joint
❺ 종골 calcaneus
❻ 소지외전근 abductor digiti minimi muscle
❼ 족저방형근 quadratus plantae muscle
❽ 경골 tibia
❾ 거퇴관절 talocrural joint
❿ 삼각인대 deltoid ligament
⓫ 무지외전근 abductor hallucis muscle
⓬ 단지굴근 flexor digitorum brevis muscle

**외측인대**

외측인대는 전거비인대, 종비인대, 후거비인대로 나뉜다. 족관절면의 평가에는 관상단면 및 시상단면 평가가 유용하다고 생각되지만, 상세한 평가를 시행하기 위해서는 다단면의 관찰이 중요하다.

# 하지 MRI 다리 시상단면상

**독영의 요점**

- 아킬레스건 단열은 복와위에서 첨족위의 유무나 하퇴삼두근 파지 테스트(Thompson squeeze test) 등 임상적으로 진단한다. MRI에서는 단열된 건의 추출이 가능하다. 주위 유종이나 출혈성 변화는 고신호를 띈다.

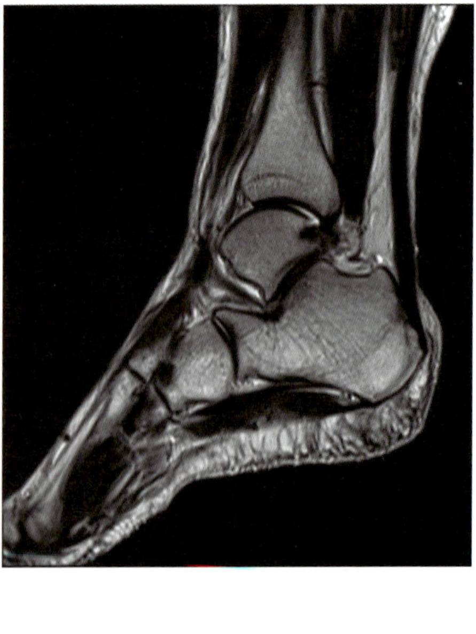

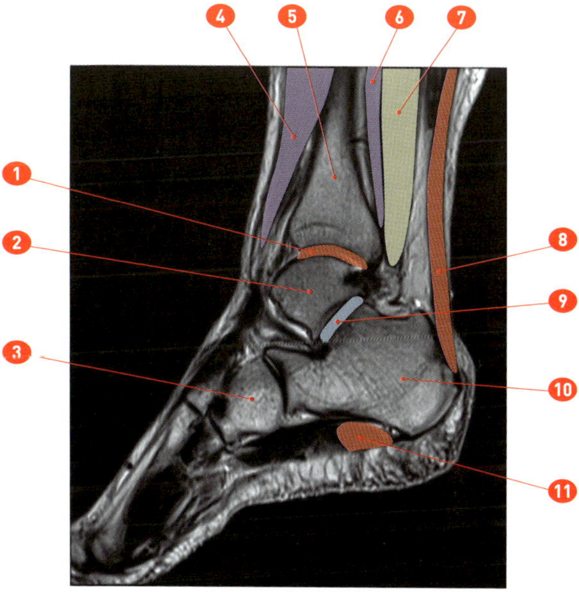


1. 거퇴관절 talocrural joint
2. 거골 talus
3. 주상골(빌) navicular bone
4. 장지신근 extensor digitorum longus muscle
5. 경골 tibia
6. 후경골근 tibialis posterior muscle
7. 장무지굴근 flexor hallucis longus muscle
8. 아킬레스건 achilles tendon
9. 거골하관절 subtalar joint
10. 종골 calcaneus
11. 소지외전근 abductor digiti minimi muscle

**비복근, 가자미근, 후경골근**

비골근은 대퇴골 내측 및 외측상과에서 시작된다. 가자미근은 경골과 비골의 후면에서 시작된다. 양자가 합쳐져 아킬레스건이 되며 종골에 부착된다. 후경골근은 경골과 비골에서 시작되어 주상골, 설상골, 중족골에 붙는다.

# 하지 DSA 대퇴동맥 조영상

## 독영의 요점

- DSA란 digital subtraction angiography의 약자이다. X선을 조사하면서, 혈관 내에 삽입한 카테터에 조영제를 투여하여, 혈관을 디지털 영상으로 관찰할 수 있다. 혈관 이외의 영상을 소거할 수도 있지만, 뼈를 동시에 추출함으로써 위치 파악이 쉬워지는 경우도 있다.
- 풍선이나 스텐트를 사용하여 협착 또는 폐색된 혈관을 확장시켜 혈류를 개선시키는 수기를 PTA(percutaneous transluminal angioplasty)라고 한다.

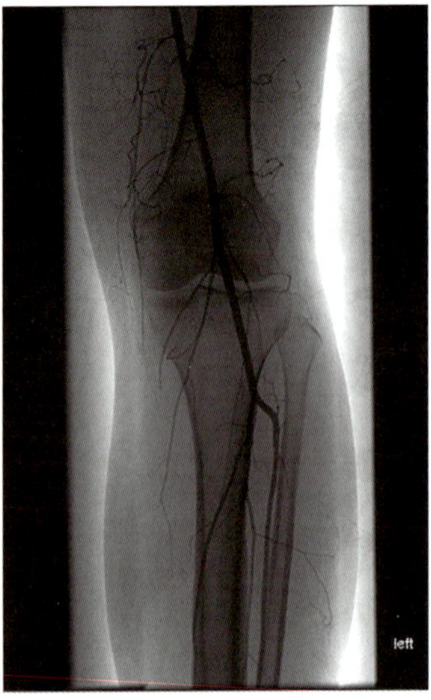

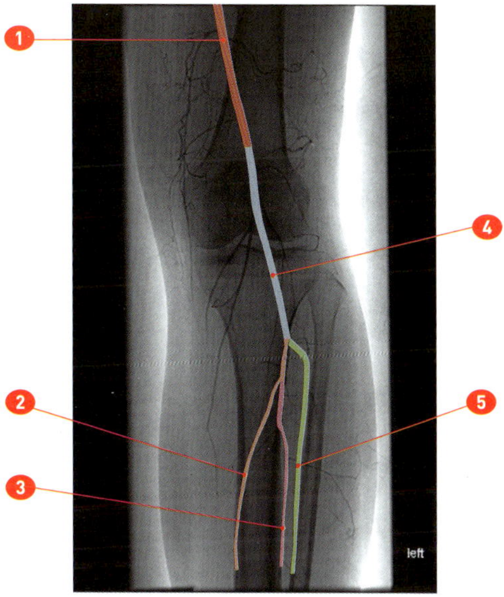


❶ 대퇴동맥 femoral artery
❷ 후경골동맥 posterior tibial artery
❸ 비골동맥 peroneal artery
❹ 슬와동맥 popliteal artery
❺ 전경골동맥 anterior tibial artery

**슬와동맥**

대퇴동맥이 슬와에 도달하여 슬와동맥이 된다. 슬와동맥은 전경골동맥과 후경골동맥으로 나뉜다. 후경골동맥의 기시부 부근에서 비골동맥이 분기된다. 동맥조영은 폐색성 동맥경화증 등의 동맥 질환 평가를 위하여 행하는 경우도 있지만, 최근에는 CT angiography나 MR angiography를 스크린 검사로 시행하게 되었다.

# 척추 XP 경추 정면상

## 독영의 요점

- 확인해야 할 것은 극돌기는 추체의 중심에 있으며, 직선상에 배열되어 있거나, 경추 외연의 윤곽 및 배열이 원활한 것이다.
- 추궁근은 하부경추에서는 관찰할 수 있지만, 상부경추에서는 명확하게 보이지 않는다.

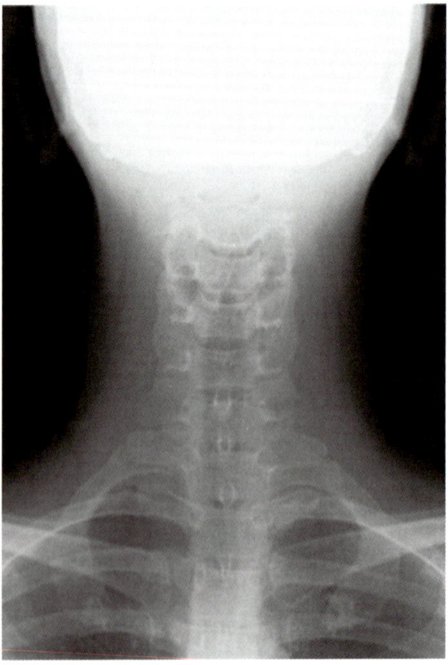

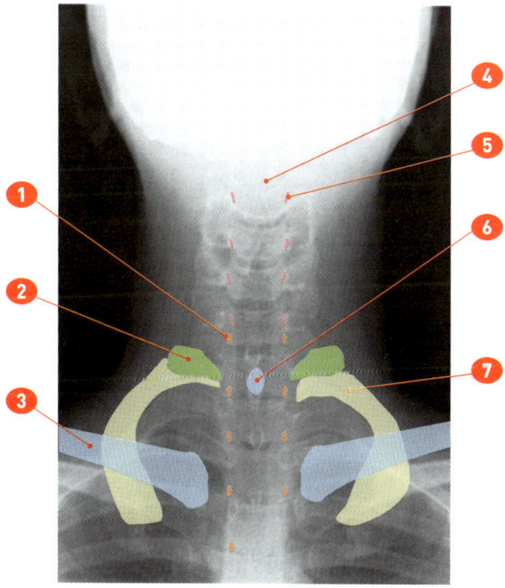



❶ 추궁근 pedicle of vertebral arch
❷ 제1흉추횡돌기 transverse process of Th1
❸ 쇄골 clavicle
❹ 제2경추추체 vertebral body of C3
❺ 루시카관절 joint of Luschka
❻ 제7경추극돌기 spinous process of C7
❼ 제1늑골 first rib

### 경추

경추는 추골 중에서도 가장 작고, 포유류에서는 기린과 같이 목이 긴 동물도 모두 7개로 형성되어 있다. 척추 안에서 가장 가동성이 높고 상하좌우 등 여러 방향으로 움직일 수 있다. 다른 척추와 다르게 횡돌기 안에 횡돌공(transverse foramen)이 있으며, 그 안을 척골동맥과 함께 정동맥이 달린다. 단, 제7경추에서는 횡돌공은 작거나 없다. 제1, 제2경추는 다른 5개에 비해 특징적인 형태를 띠고 있다(p.431). 제3~제7경추는 비슷한 형태를 띠고 있다. 제7경추는 길고 큰 극돌기를 가지고 있기 때문에 융추라고도 불린다.

# 척추 XP 경추 측면상

## 독영의 요점

- 배열의 이상을 보는 데 가장 중요한 촬영이다.
- 사대, 대공 전연, 치돌기 후연에서 제7경추 추체후연까지가 한 개의 선상에 늘어선 것을 확인할 수 있다.
- 또한, 추간강이나 척주관 전후경이 있는 것을 확인할 수 있다.

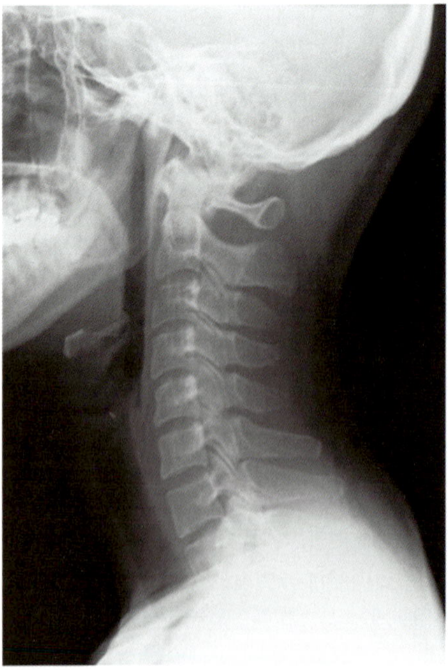

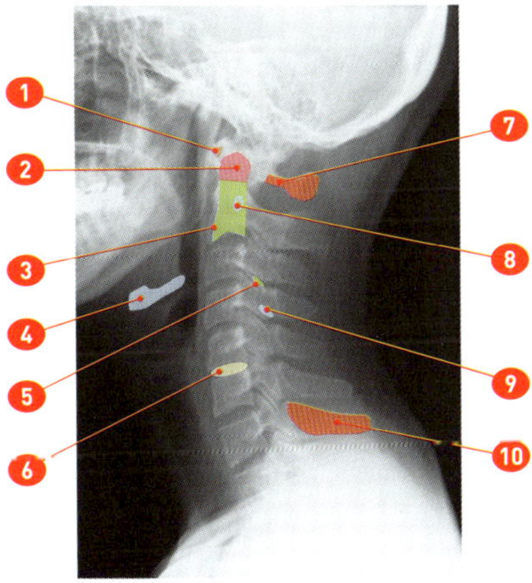


1 환추(제1경추)전궁 anterior arch of atlas
2 축추(제2경추)치돌기 odontoid process of axis
3 축추(제2경추)추체 vertebral body of axis
4 설골 hyoid bone
5 상관절돌기 superior articular process
6 추간강 intervertebral space(disc space)
7 환추(제1경추)후궁 posterior arch of atlas
8 축추(제2경추)횡돌기 transverse process of axis
9 하관절돌기 inferior articular process
10 제7경추극돌기 spinous process of C7

**환추(제1경추), 축추(제2경추)**

경추 중에서 제1(C1) 및 제2경추(C2)는 특이한 형태를 띠고 있다. C1은 환추(atlas)라고도 불리며, 추체도, 극돌기도 없다. C2는 축추(axis)라고도 불리며 추체에서 치아와 같이 돌출된 치돌기를 가지고 있으며 또한 경추 중에 가장 단단하다. 두개를 덮고 있는 C1은 C2 위를 회선한다. C2는 두 개의 큰 평탄한 상관절면을 가지며 그 위를 C1이 회선한다. C2의 치아돌기는 척수 앞에 위치하고 있어서 회선 시의 축이 된다.

# 척추 XP 경추 사위상

## 독영의 요점

- 추간공의 배열, 형태를 확인한다.
- 제1경추와 후두골, 제1 및 제2경추 사이에는 추간공이 없다.
- 경추증에서는 추간공에 루시카(Luschka)관절의 골극 형성에 의해 돌출이 보이며, 추간공이 예쁜 타원형을 띠지 않게 된다.

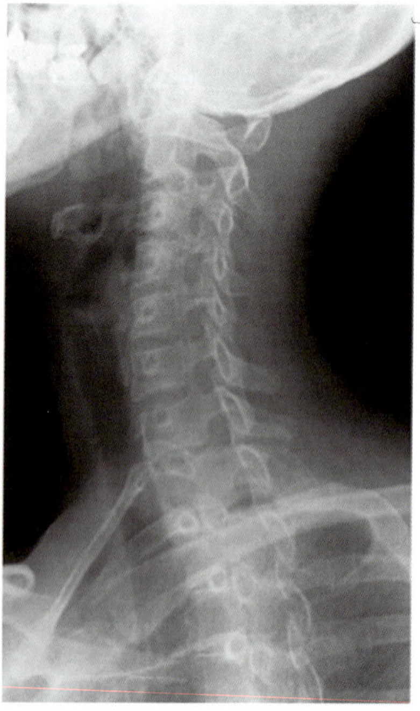

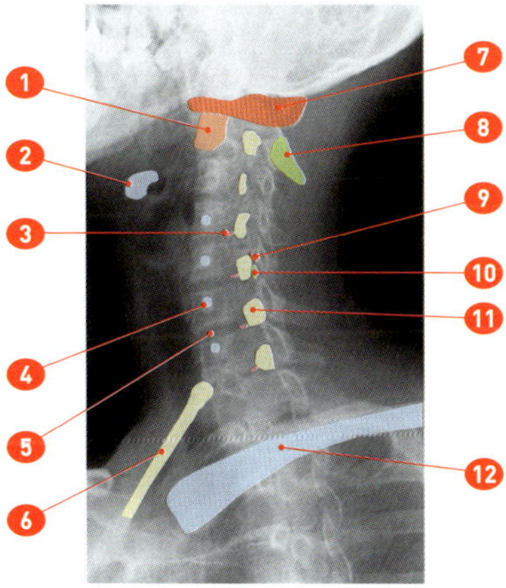


1. 축추(제2경추)추체 vertebral body of axis
2. 설골 hyoid bone
3. 루시카관절 joint of Lucshka
4. 추궁근 pedicle of vertebral arch
5. 추간강 intervertebral space(disc space)
6. 제1늑골 first rib
7. 환추(제1경추) atlas
8. 축추(제2경추)극돌기 spinous process of axis
9. 하관절돌기 inferior articular prosess
10. 상관절돌기 superior articular process
11. 추간공 intervertebral foramen
12. 쇄골 clavicle

**루시카(Luschka)관절**

루시카(Luschka)관절은 경추에서만 보이는 경추추체의 후외측에 있는 돌기에 의해 만들어지는 관절로, 제3에서 제7경추에서 보인다. 변형성 경추증에서는 루시카(Luschka)관절에 형성된 골극가 새의 부리 형태로 추간공에 돌출되어 추간공을 협소화시켜 추간공을 통과하는 신경근을 압박하여 신경장애를 일으킨다. 추간공의 관찰에는 사위상이 유용하며, 타원형으로 추출된 추간공에 루시카(Luschka)관절이 형성된 골극의 돌출이 명확하게 보인다.

# 척추 XP 경추(개구위) 정면상

**독영의 요점**

- 환자에게 입을 열고 소리를 내게 하여 전후상을 촬영한 것이다.
- 치아돌기가 제1경추관절돌기의 중앙에 위치하고 있는 것, 제1, 제2경추 좌우 관절돌기의 외측에 윤곽이 있는 것을 확인할 수 있다.

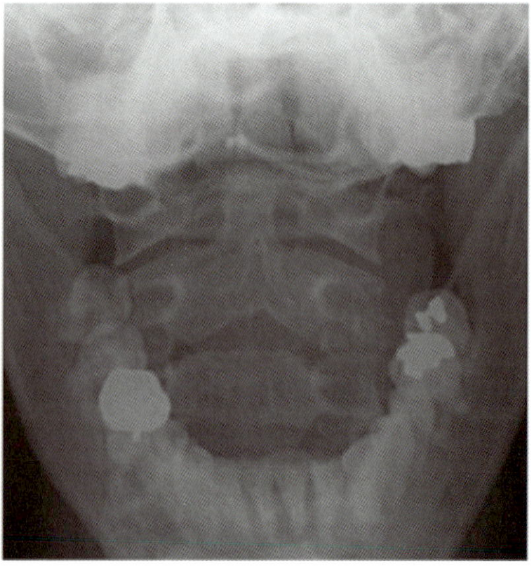

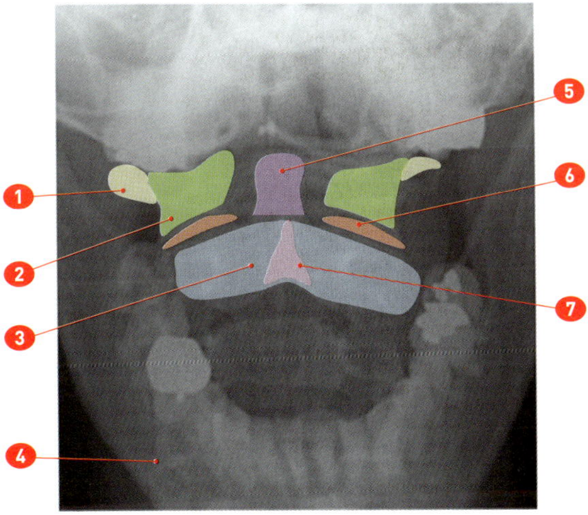


❶ 환추횡돌기 transverse process of atlas

❷ 환추외측괴 lateral mass of atlas

❸ 축추(제2경추)추체 vertebral body of axis

❹ 하악골 mandible

❺ 축추(제2경추)치돌기 odontoid process of axis

❻ 외측환축관절 lateral atlanto-axial joint

❼ 극돌기 spinous process

**환추(제1경추), 축추(제2경추)의 관찰**

제1경추(C1)는 환추(atlas)라고도 부르며, 링 모양을 띠는 뼈로 극돌기와 추체가 없으며, 좌우 외측괴와 전후의 추궁으로 구성된다. 제2경추(C2)는 축추(axis)라고 부르며, 치돌기라는 추체의 전측에서 두측에 돌출이 보이고 있다. X선 사진 정면상에서는 환추(제1경추), 축추(제2경추)는 하악골에 겹쳐 있어 보이지 않기 때문에 C1, C2를 정면상에서 관찰하기 위해서는 개구위에서 하악골과의 겹쳐진 부분을 피하며 촬영한다.

# 척추 XP 흉추 정면상

## 독영의 요점

- 추체의 경사에서 측만증 진단에도 유용하다.
- 외상에서 뼈뿐 아니라 방척추 연부조직의 종창에도 주의를 기울여야 한다. 종창이 있어 혈종이 의심되는 경우, 골절이 확실하지 않아도 흉추 손상이 의심된다.

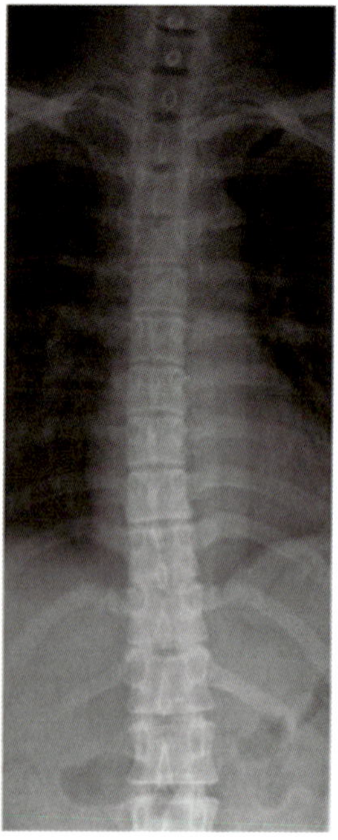

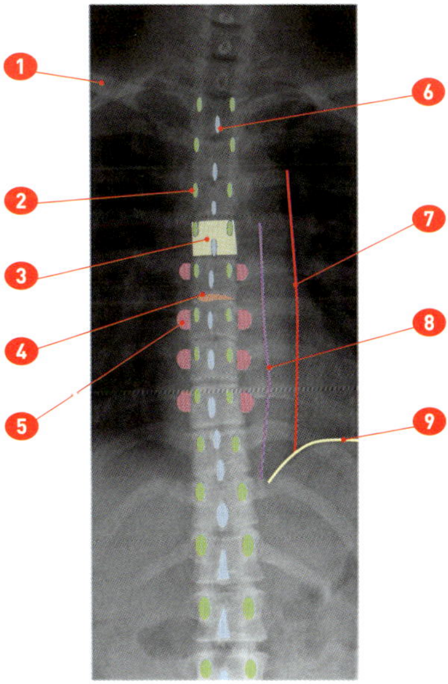

❶ 쇄골 clavicle

❷ 추궁근 pedicle of vertebral arch

❸ 추체 vertebral body

❹ 추간강 intervertebral space(disc space)

❺ 횡돌기 transverse process

❻ 극돌기 spinous process

❼ 흉부 하행대동맥 descending thoracic aorta

❽ 방척추선 paraspinal line

❾ 횡격막 diaphragm

**척추의 구조**

성인의 척추는 7개의 경추, 12개의 흉추, 5개의 요추, 5개의 선추와 4개의 미추의 33개의 추골에서 형성된다. 척추는 다수의 추골이 탄력성 있는 추간판에서 격리되며 또한 경추에서 제1선추까지는 상하관절돌기가 활막을 포함하는 추간관절(face joint)을 형성하고 있기 때문에 가동성을 가진다. 척추는 근접하는 척추 사이와의 운동 범위는 크지 않지만, 그 전체로서는 유연성을 가지고 있다.

# 척추 XP 흉추 측면상

## 독영의 요점

- 배열을 확인한다.
- 압박골절이나 골파괴, 골융해, 골경화 등 추체의 형태적 변화를 파악한다.
- 높은 곳에서 전락하여 흉추 압박골절이 있는 환자에서는 종골의 골절을 수반하고 있는 경우가 있기 때문에 주의가 필요하다.

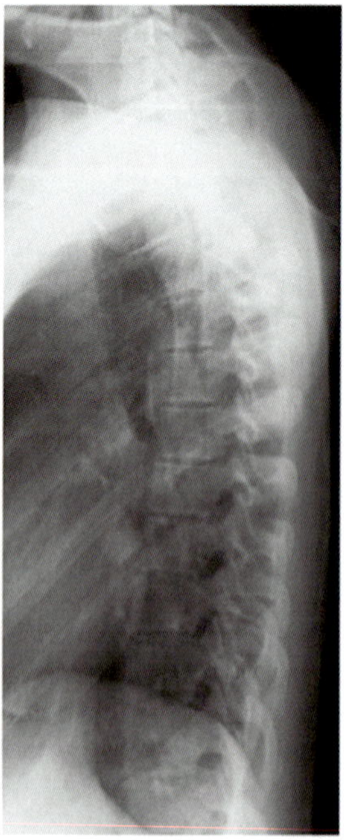

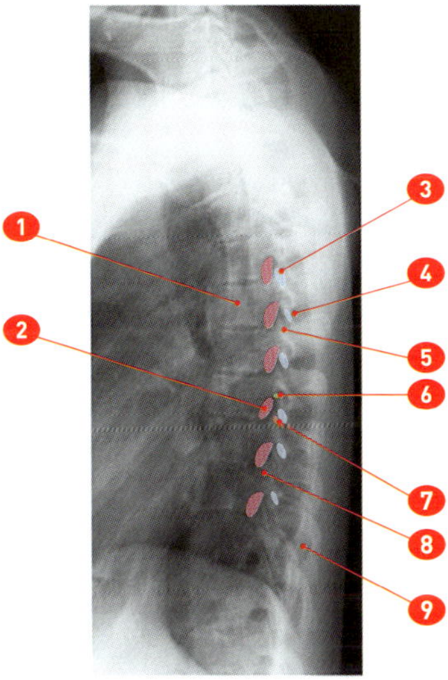


척추

❶ 추체 vertebral body
❷ 추간공 intervertebral foramen
❸ 추간관절 zygapophysial joint
❹ 상관절돌기 superior articular process
❺ 하관절돌기 inferior articular process
❻ 하추절흔 inferior vertebral notch
❼ 상추절흔 superior vertebral notch
❽ 추궁근 pedicle of vertebral arch
❾ 늑골 rib

**척추의 회선**

흉추에는 늑골이 부착되어 있으며, 늑골과의 관절을 이루는 늑골와(costal facet)를 가지고 있다. 흉추의 관절돌기는 관상을 향한 관절와를 수반하고 있이서, 관절면은 추체를 중심으로 하는 곡선 상에 위치하고 있기 때문에 척추의 회선을 가능하게 하고 있다. 일반 요추의 관절은 위 척추의 외측을 향하는 하관절돌기와 아래의 추체 내측을 향하는 상관절돌기가 관절면을 낀 굴곡과 신전만이 가능한 관절돌기 형태를 띠고 있기 때문에 회선할 수 없다.

# 척추 XP 요추 정면상

## 독영의 요점

- 극돌기의 배열, 추체의 형태, 피질이나 수질의 상태, 추궁근 및 추궁근간 거리, 추간관절. 횡돌기 등 확인해야 할 것이 많다.
- 횡돌기 골절은 놓치기 쉽기 때문에 주의가 필요하다.
- 정상에서 추궁근간 거리는 아래로 갈수록 넓어져야 한다.

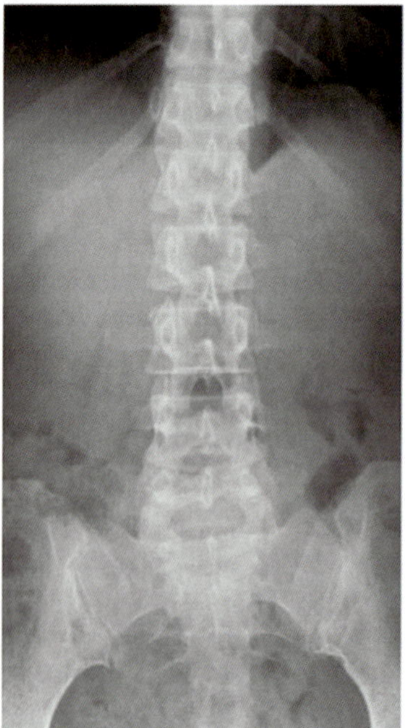

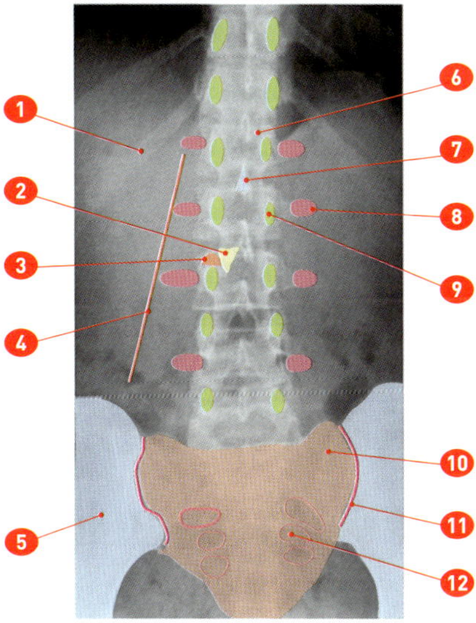


❶ 제12늑골 12th rib
❷ 하관절돌기 inferior articular process
❸ 상관절돌기 superior articular process
❹ 대요근 psoas major muscle
❺ 장골 ilium
❻ 제1요추추체 vertebral body of L1
❼ 제1요추극돌기 spinous process of L1
❽ 횡돌기 transverse process(costal process)
❾ 추궁근 pedicle of vertebral arch
❿ 천골 sacrum
⓫ 천장관절 sacroiliac joint
⓬ 천추공 sacral foramen

**Pedicle sign**

악성종양의 전이에 의해 추궁근이 파괴되어 그 윤곽이 보이지 않게 되는 것. 악성종양의 골전이는 적색수를 가지는 두개골, 척추, 흉골, 골반골에 일어나기 쉽다. 많게는 혈행성 전이이며, 추궁은 추체 안에서도 가장 혈류가 풍부하기 때문에 전이를 일으키기 쉽다. 그 때문에 단순 사진상의 전이 유무 진단의 중요한 신호가 된다.

# 척추 XP 흉추 측면상

## 독영의 요점

- 추체, 추간판, 극돌기, 추궁근을 관찰한다.
- 추간강은 밑으로 내려갈수록 폭이 증대하지만, 제5요추~제1선추의 추간강은 다른 추간강보다 좁다.
- 추간판의 변성으로 추간강의 협소화뿐 아니라 공기의 농도가 보이는 vacuum phenomenon(진공현상)이 확인되는 경우도 있다.

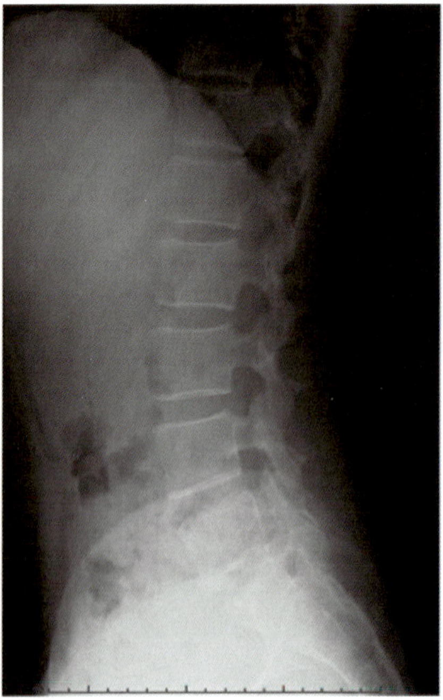

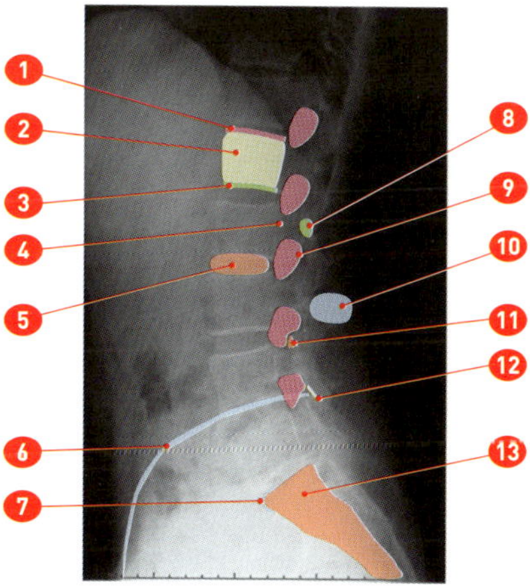


1. 제1요추상연의 종판 superior marginal plate of L1
2. 제1요추추체 vertebral body of L1
3. 제1요추하연의 종판 inferior marginal plate of L1
4. 추궁근 pedicle of vertebral arch
5. 추간강 intervertebral space(disc space)
6. 장골 ilium
7. 천골갑각 promontory of sacrum
8. 횡돌기 transverse process
9. 추간공 intervertebral foramen
10. 극돌기 spinous process
11. 상관절돌기 superior articular process
12. 하관절돌기 inferior articular process
13. 천추 vertebrae sacrales

### 요추골 전전위증

하위 추체에 대해 상위 추체가 전후 방향으로 미끄러지는 증상이다. 대부분이 분리 전전위증과 변성 전전위증이다. 분리 전전위증은 상하관절돌기간부의 연속성이 끊어져 생기는 것으로 80%는 제5요추(L5), 10%가 제4요추(L4)에서 보이며 젊은 층이 많다. 반면에 변성 전전위증은 추간관절의 변형성 관절증이 주원인으로 중장년층에서 많다.

# 척추 XP 요추 사위상

## 독영의 요점

- 피폭량이 많다.
- 척추분리증에서 문제가 되는 상관절돌기와 하관절돌기 사이에 관절돌기간부(pars interarticularis)의 관찰이 중요하다.

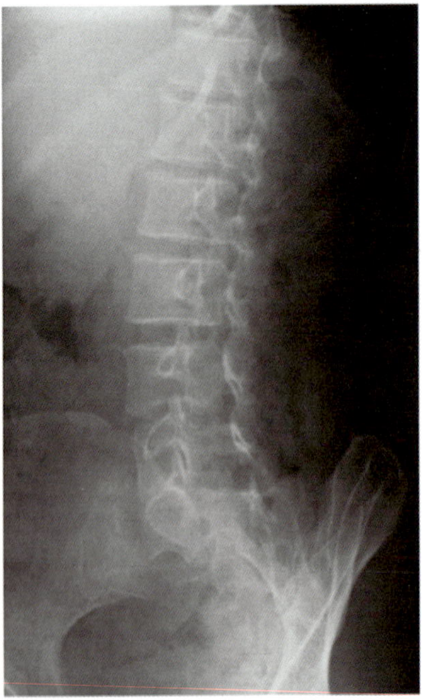

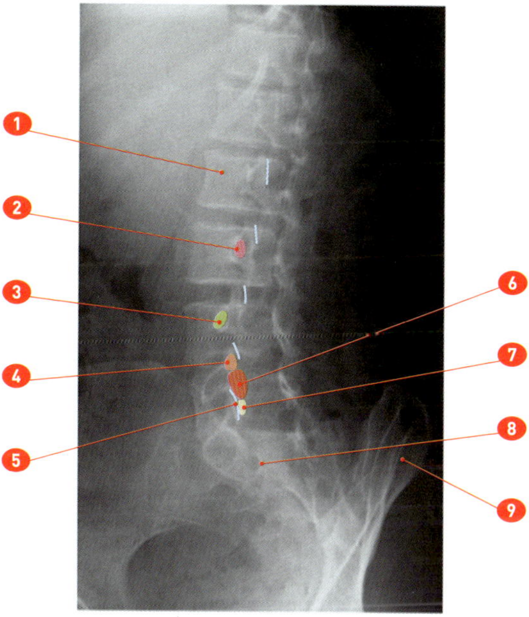




1. 추체 vertebral body
2. 횡돌기 transverse process
3. 추궁근 pedicle of vertebral arch
4. 상관절돌기 superior articular process
5. 추간관절 zygapophysial joint
6. 관절간부 pars interarticularis
7. 하관절돌기 inferior articular process
8. 천골 sacrum
9. 장골 ilium

**스코치테리어(Scotch terrier)의 목걸이**

척추분리증의 분리는 상하관절돌기간부에서 가장 많다. 분리는 사위상에서 명확한 경우가 많으며, 사위상에서 횡돌기는 개의 얼굴, 상관절돌기는 귀, 하관절돌기와 극돌기는 개의 전후 다리처럼 보인다. 관절돌기간부가 목과 일치하며, 분리가 개의 목걸이 같아 보이기 때문에 스코치테리어의 목걸이라고 불린다.

# 척추 MRI 경추 시상단면상

**독영의 요점**

- 인대는 T1, T2 강조영상에서 저신호를 띠며, 또한 비후하지 않으면 추출되기 어렵다.
- 척수 손상이 있으면, T2 강조영상에서 척수는 고신호를 띤다.

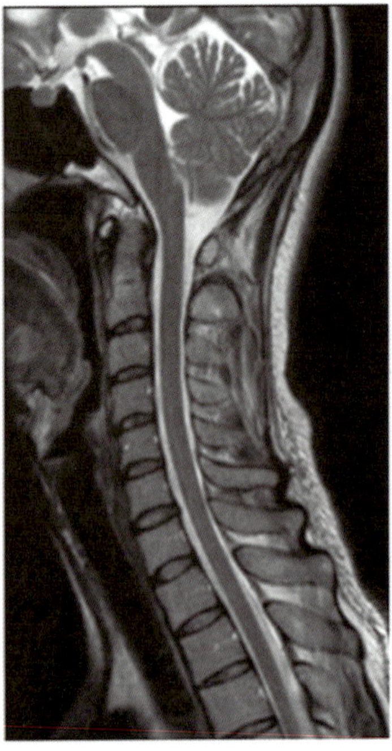

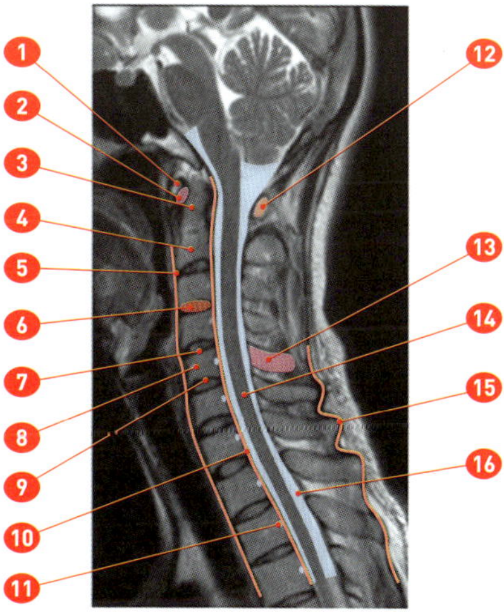


❶ 환추(전궁) atlas(anterior arch)
❷ 환축관절 atlanto-axial joint
❸ 축추(제2경추)치돌기 odontoid process of axis
❹ 축추(제2경추)추체 vertebral body of axis
❺ 전종인대 anterior longitudinal ligament
❻ 추간판 intervertebral disk
❼ 추체상연종판 superior vertebral endplate
❽ 제5경추추체 vertebral body of C5
❾ 추체하연종판 inferior vertebral endplate
❿ 후종인대 posterior longitudinal ligament
⓫ 추체정맥 basivertebral vein
⓬ 환추(후궁) atlas(posterior arch)
⓭ 극돌기 spinous process
⓮ 경부 척수 cervical spinal cord
⓯ 극상인대 supraspinous ligament
⓰ 거미막하강 subarachnoid space

### MRI

경추 질환에서 신경증상이 존재하는 경우에 제1선택이 되는 영상 진단법은 MRI이다. 비침습적으로 X선 피폭이 없으며, 농도 분해 능력이 뛰어나고 또한 횡단, 시상단면, 관상단면 등 임의의 단면상을 얻을 수 있다. 추간판헤르니아나 경추증성 척수증 등의 척수압박 병변의 유무나 외상 등에서의 척수장애 유무나 그 정도, 척추 및 척수종양의 진단에 아주 유용하다.

# 척추 MRI 흉추 시상단면상

## 독영의 요점

- 척추골의 피질은 T1, T2 강조영상에서 선상의 무신호로 확인된다.
- 적색수가 풍부한 젊은 층에서는 추체골수의 신호는 T1 강조영상에서 근육과 동시에 저신호를 띠지만, 황색수는 지방이 많아 고신호를 띤다.

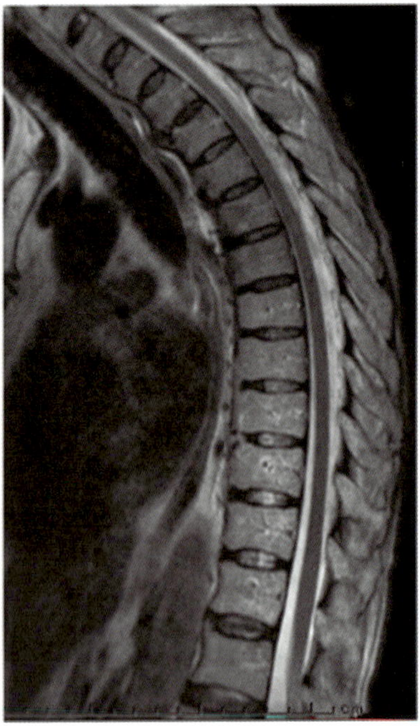

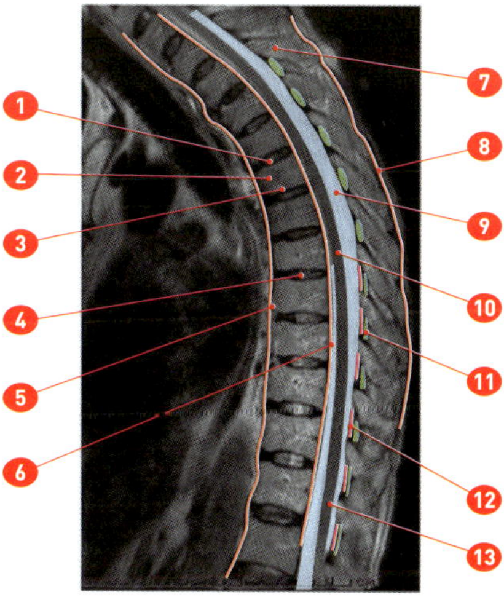


❶ 추체상연종판 superior vertebral endplate
❷ 흉추추체 vertebral body
❸ 추체하연종판 inferior vertebral endplate
❹ 추간판 intervertebral disk
❺ 전횡인대 anterior longitudinal ligament
❻ 후종인대 posterior longitudinal ligament
❼ 극돌기 spinous process
❽ 극상인대 supraspinous ligament
❾ 거미막하강 subarachnoid space
❿ 흉수 thoracic spinal cord
⓫ 황색인대 ligamentum flavum
⓬ 경막 외 지방조직 epidural fat
⓭ 척수원추 conus medullaris

**류마티스성 척추염**

척추의 추간관절은 활막관절이기 때문에 류마티스에 걸린다. 류마티스 환자의 30~40%는 경추에 병변이 확인된다고 알려져 있다. 상위 경추 병변은 처음에 환추횡인대가 류마티스성 병변이기 때문에 이완되어 환축관절 아탈구(atlanro-axial subluxation)부터 발증하는 경우가 많다. 그리고 환추(제1경추)나 치돌기에 판누스가 증가되고, 치돌기 뼈 문드러짐이나 골융해가 진행하여 환추(제1경추)의 전위가 진행된다.

# 척추 MRI 요추 시상단면상

**독영의 요점**

- 추간판헤르니아의 호발부위는 하부 요추에서 상부 선추이다.
- 추간판 전동성의 팽창을 섬유륜 팽륭(bulging annulus fibrosis)이라고 하며, 국한성 팽창을 수핵 헤르니아(herniated nuckeus pulposus)라고 한다.

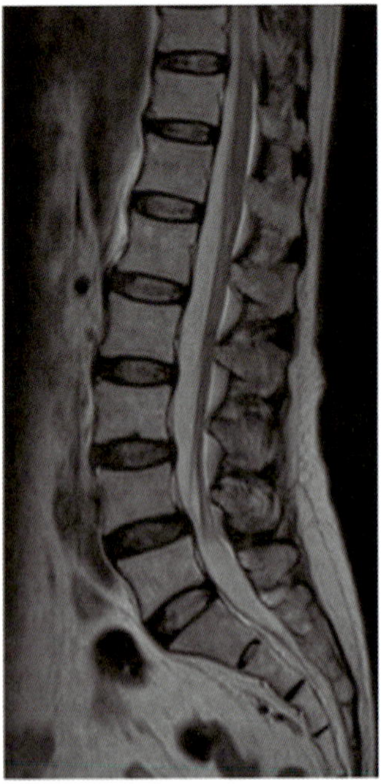

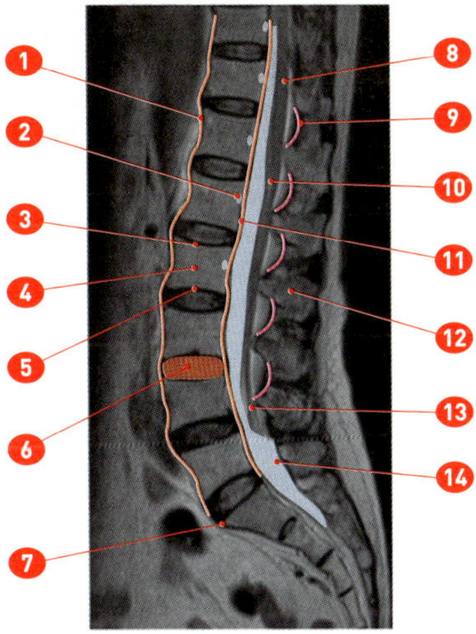


1. 전종인대 anterior longitudinal ligament
2. 추체정맥 basivertebral vein
3. 제2요추상연종지 superior vertebral endplate of L2
4. 제2요추추체 vertebral body of L2
5. 제2요추하연종지 inferior vertebral endplate of L2
6. 추간판 intervertebral disk
7. 천골갑각 promontory of sacrum
8. 요수 lumbar cord
9. 황색인대 ligamentum flavum
10. 척수원추 conus medullaris
11. 후종인대 posterior longitudinal ligament
12. 극돌기 spinous process
13. 마미 cauda equina
14. 거미막하강 subarachnoid space

**척수종양**

척수종양은 원발성과 전이성으로 나뉘는데, 전이성의 빈도가 극히 높다. 전이는 대부분이 혈행성이며, 원발은 폐, 유선, 전립선, 갑상선, 신장 등이 많다. 요추는 가장 많으며, 이어서 흉추, 경추, 선추 순이다. MRI는 전이소의 유무뿐 아니라 전이소의 척수 등 주변 장기로 퍼지는 것을 정확하게 추출할 수 있으며, 병변의 파악이나 치료 방법 결정에도 유용하다.

# 척추 MRI 환축부 수평단면상

## 독영의 요점

- 환추(제1경추)에는 추체에 해당하는 부분은 없다. 치돌기가 원래 추체였으나, 축추(제2경추)와 치돌기가 유합되었기 때문이다. 치돌기 기부에는 치돌기 하연골 결합이 저신호대로 확인된다.
- 관절류마티스에서는 환축추관절 치돌기 주위에 활막이 존재하기 때문에 활막염에 의한 치돌기 미란이나, 환축추 아탈구가 발생한다. 아탈구에 의한 척수의 압박상태도 확인하지 않으면 안 된다.

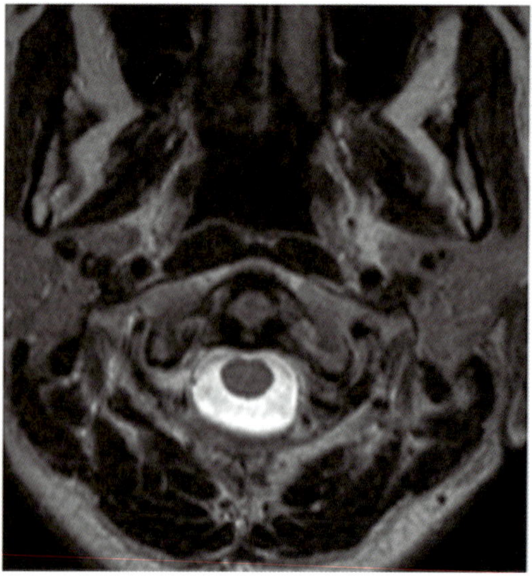

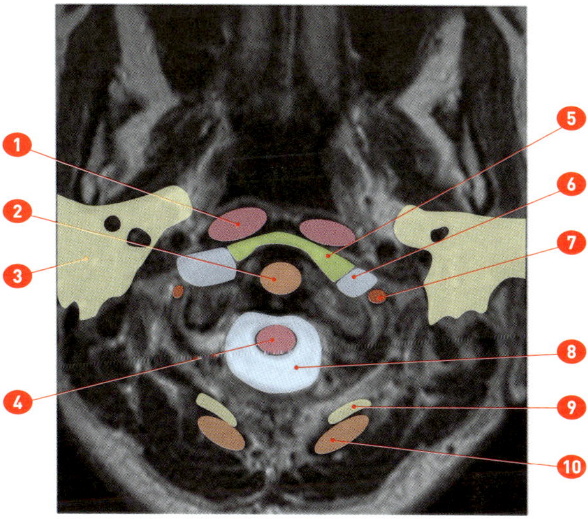


❶ 두장근 longus capitis muscle
❷ 축추(제2경추)치돌기 odontoid process of axis
❸ 이하선 parotid gland
❹ 경부 척수 cervical spinal cord
❺ 환추전궁 anterior arch of atlas
❻ 환추외측괴 lateral mass of atlas
❼ 추골동맥 vertebral artery
❽ 거미막하강 subarachnoid space
❾ 대후두직근 rectus capitis posterior major muscle
❿ 소후두직근 rectus capitis posterior minor muscle

### 척수의 길이

척수의 길이는 성인에서는 약 42~45cm로, 대후두공 레벨에서 시작하여 보통 제12경추~제3요추 높이에서 보이는 척수의 종말부인 척수원추(medullary cone)에서 끝난다. 척수원추 이하는 마미가 된다. 척수에는 경팽대(cervical enlagement)와 요선(요)팽대[lumbosacral(lumber) enlargement]의 2개소의 팽대부위가 있다.

# 척추 MRI 경추 수평단면상

## 독영의 요점

- 척주관 내에서 척수 주위에 저신호 구조물이 보이지만, 이것은 뇌척수액의 흐름에 의해 일어나는 인공물이다.
- 경추의 경막외강에는 지방이 존재하지 않고 거의 정맥총으로 구성된다. 그렇기 때문에 거미막하강과 경막외강의 구별은 어렵다.

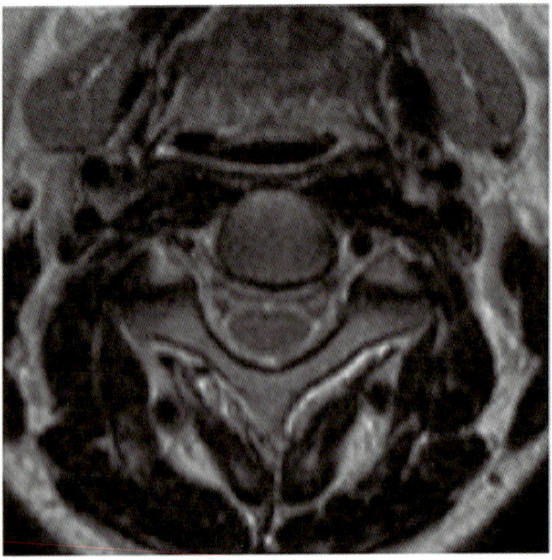

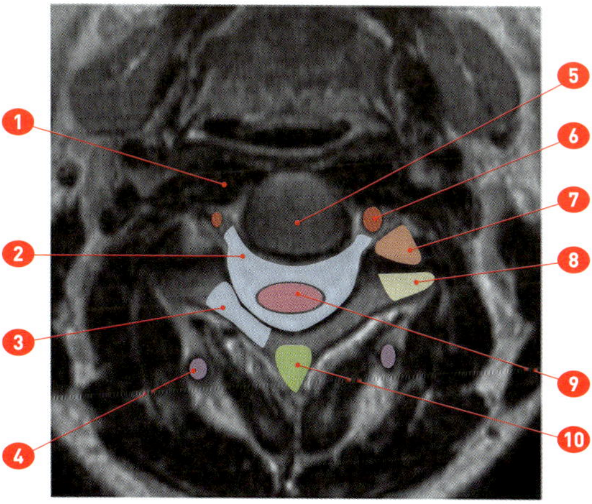




❶ 경장근 longus colli muscle
❷ 거미막하강 subarachnoid space
❸ 추궁 vertebral arch
❹ 심경정맥 deep cervical vein
❺ 경추추체 vertebral body
❻ 추골동맥 vertebral artery
❼ 상관절돌기 superior articular process
❽ 하관절돌기 inferior articular process
❾ 경부 척수 cervical spinal cord
❿ 극돌기 spinous process

**척주관**

척주관(spinal canal)은 추체, 추궁근, 상하관절돌기, 추궁에 둘러싸인 공간으로 경추에서는 삼각형, 흉요추에서는 타원형을 띠고 있다. 이 내부에 경막 및 거미막에 쌓인 척수나 마미가 존재하고 있다. 거미막하에는 척추 수액이 관류하고 있다. MRI는 척주관 내를 명확하게 추출하여 추간판헤르니아나 변형성 요추증에 의한 척주관협착 정도 진단에 유용하다.

# 척추 MRI 흉추 수평단면상

## 독영의 요점

- 흉추 레벨의 척수는 경추, 요추 레벨과 비교하여 둥그스름하다.
- 흉추의 배열은 후만이기 때문에 흉추 레벨에서 척수는 척주관 내의 복측을 주행한다.
- 일반 요추는 전만이기 때문에 척수는 배측을 주행한다.

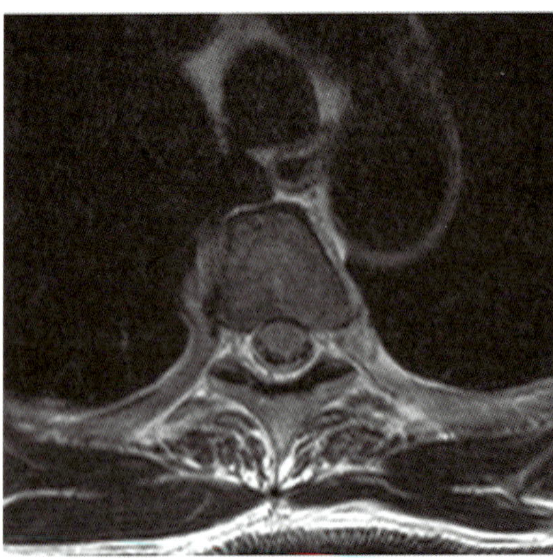

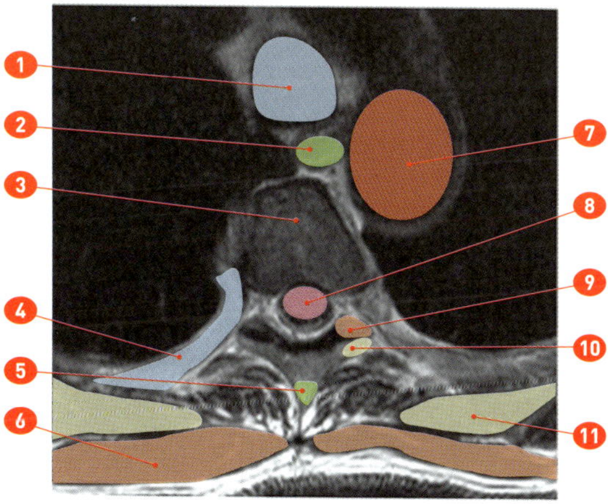




1. 기관 trachea
2. 식도 esophagus
3. 흉추추체 vertebral body
4. 늑골 rib
5. 극돌기 spinous process
6. 승모근 trapezius muscle
7. 흉부 하행대동맥 descending thoracic aorta
8. 흉수 thoracic spinal cord
9. 상관절돌기 superior articular process
10. 하관절돌기 inferior articular process
11. 대능형근 rhomboid major muscle

### 후종인대 골화증(OPLL)

후종인대는 경추에서 선추까지 추체후벽에 밀착하여 종주하는 인대이다. 이 인대가 비후하여 골화가 일어남에 따라서 척수나 신경근을 압박하여 증상이 생긴다. 흉추에 많은 황색인대골화증과 함께 후생노동성의 난치성 특정 질환으로 정해졌다. CT는 골화 그 자체를 추출할 수 있기 때문에 골화의 형상이나 크기 평가에 유용하다. MRI는 척수의 압박 정도나 장애 유무 진단에 유용하지만, 인대의 비후, 골화와 함께 저신호로 추출되기 때문에 감별이 어렵다.

# 척추 MRI 요추 수평단면상

**독영의 요점**

- 추간판은 T2 강조영상에서 수분 함유량이 많은 수핵과 섬유륜 내층이 고신호, 주변부 섬유륜의 외층은 수분이 적어 저신호를 띈다.
- T2 강조영상에서 추간판 신호 저하는 변성을 나타내고 있다.

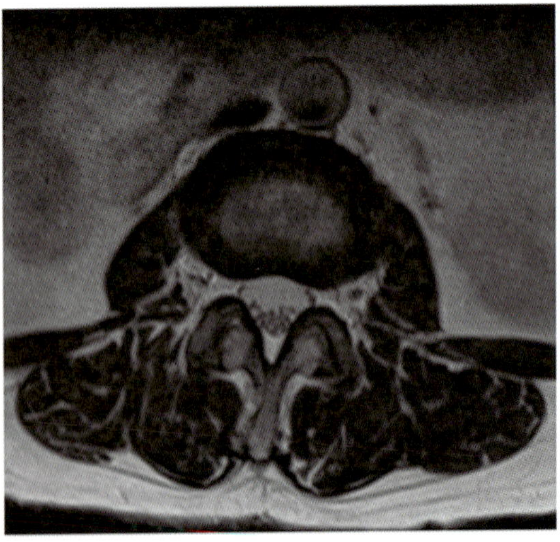

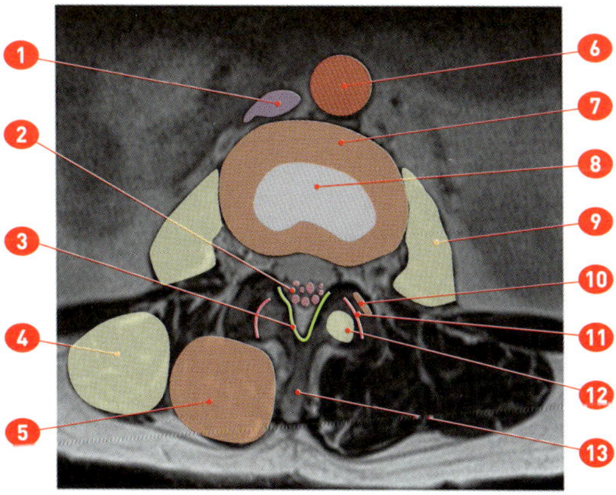


❶ 하대정맥 inferior vena cava
❷ 신경섬유 nerve fiber
❸ 황색인대 ligamentum flavum
❹ 척주기립근(외측근열) erector spinae muscle(lateral tract)
❺ 척주기립근(내측근열) erector spinae muscle(medial tract)
❻ 복부대동맥 abdominal aorta
❼ 추간판(섬유륜) intervertebral disk(annulus fibrosus)
❽ 추간판(수핵) intervertebral disk(nucleus pulposus)
❾ 대요근 psoas major muscle
❿ 상관절돌기 superior articular process
⓫ 추간관절 zygapophysial joint
⓬ 하관절돌기 inferior articular process
⓭ 극돌기 spinous process

**추간판 탈출증**

MRI는 추간판 탈출증 자체를 추출할 수 있으며, 고위 진단, 병변의 정도를 파악할 수 있다. 추간판 탈출증은 수핵이 섬유륜의 단열부에서 추간판 밖으로 진전된 상태이다. 수핵 돌출 상태로 분류할 수 있다. ① 수핵 돌출: 수핵이 섬유륜의 단열부를 지나며 국소적으로 돌출 ② 수핵 탈출: 수핵이 단열부에서 눌려 있는 상태 ③ 수핵 유리: 수핵이 눌렸으며, 게다가 친추간판과 연결이 끊긴 상태.

# 유선(여성) 맘모그래피 CC

## 독영의 요점

- 맘모그래피의 독영에서 중요한 것은 바른 위치와 촬영 조건에서 촬영되어 있는가에 대한 확인이다.
- 유두가 좌우대칭으로 유선조직 밖으로 윤곽이 나와 있다. 대흉근이 유두 라인까지 찍혀있다. 유선 후 지방조직이 잘 추출되어 있는 유방 하부의 inframammary fold가 늘어나 있는 것이 좋은 영상이다.

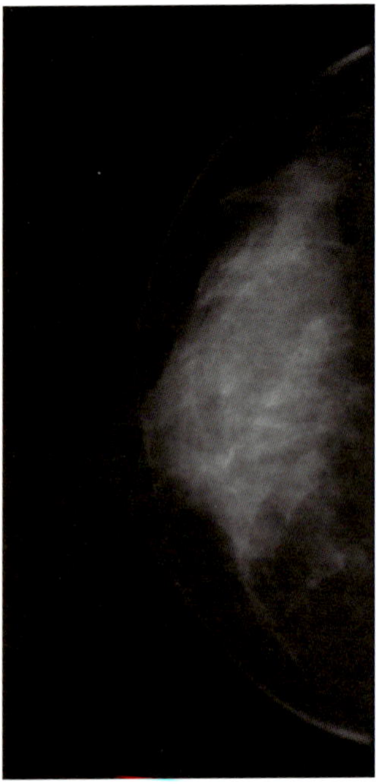

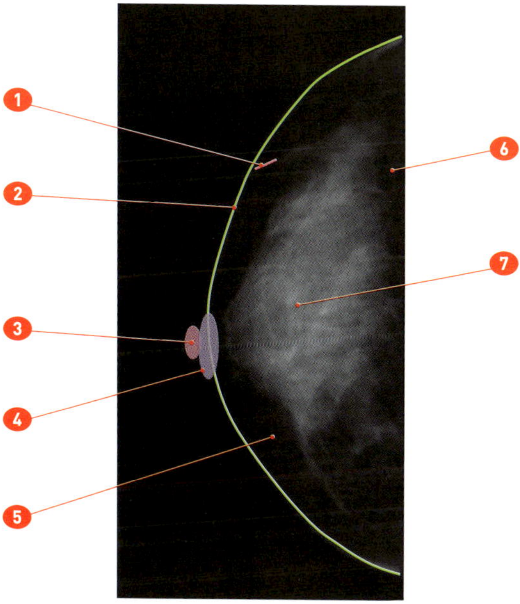


❶ 쿠퍼인대 ligament of Cooper
❷ 피부 skin
❸ 유두 nipple
❹ 유륜 areola
❺ 피하지방 fatty tissue
❻ 유선후극 retromammary space
❼ 유선 mammary gland

### 유방 구성에 의한 분류

유방 내의 유선 실질 양과 분포에 의해 유방 구성은 이하의 네 개로 분류되고 있다. ① 지방성: 유방은 거의 완전하게 지방으로 바뀌어 있다. ② 유방산재: 지방으로 바뀐 유방 내에 유선 실질이 산재하고 있다. ③ 불균일 고농도: 유선 실질 내에 지방이 혼재하여 불균일한 농도를 띠며, 병변이 정상 유선에 숨어 있어 위험성이 있다. ④ 고농도: 유선 실질 내에 지방의 혼재가 거의 없으며, 병변 검출률이 낮고, 이른바 dense breast이다.

# 유선(여성) 맘모그래피 MLO

## 독영의 요점

- 독영에서는 MLO, CC 둘 다 우선 전체를 보고, 처음에 좌우의 비대칭성, 종류의 유무, 횡축의 흐트러짐을 검토한다.
- 미묘한 좌우 차, 횡축의 흐트러짐을 찾기 위해서는 좌우 비교를 세밀하게 시행한다.
- 또한, 석회화는 굉장히 적기 때문에 필름 진단에서 확대경, 모니터 진단에서는 확대표시가 필요하다.

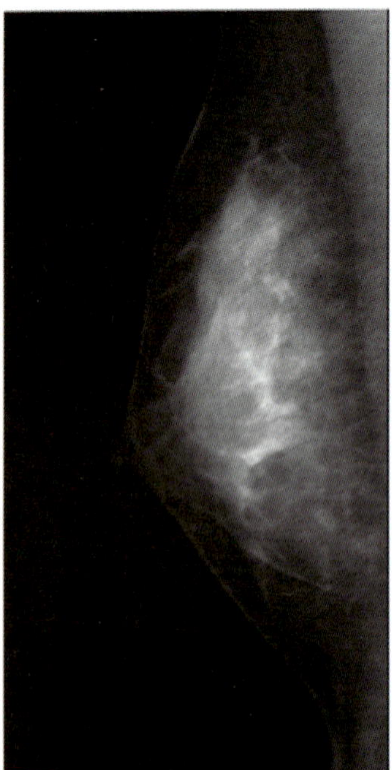

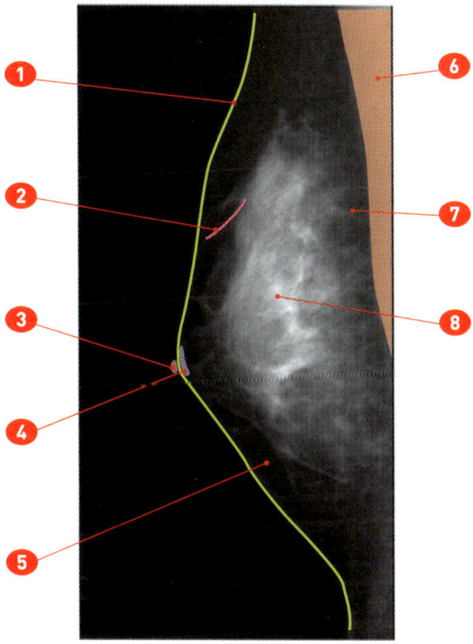


❶ 피부 skin
❷ 쿠퍼인대 ligament of Cooper
❸ 유두 nipple
❹ 유륜 areola
❺ 피하지방 fatty tissue
❻ 대흉근 pectoralis major muscle
❼ 유선후극 retromammary space
❽ 유선 mammary gland

### 유선의 조직학적 해부

유방은 15~25개의 유관이 유두에 열려있다. 유관은 말초를 향하여 분기를 반복하며 종말유관을 경과하여 유선 상피가 된다. 종말 유관과 유방 상피를 합쳐 TDLU(terminal duct lobular unit)라고 하며, 유방과 그 부근의 종말 유관을 합쳐 소엽이라고 한다. TDLU가 대부분의 유방암 발생모지로 알려져 있으며, 유관에서 발생하는 것이 유관암, 선방 상피에서 발생하는 것이 소엽암이다.

# 찾아보기

## 한글 찾아보기

## ㄷ



## ㄹ

## ㅇ

## ㅈ

## ㅊ



## ㅋ-ㅍ

# 영문 찾아보기

## C



## D



## E

## F



## G



## H



## I

## J - K



## L

## M

## N



## O



## P

## Q



## R

## S

## T

## U



## V



## W - Z



## 기 타